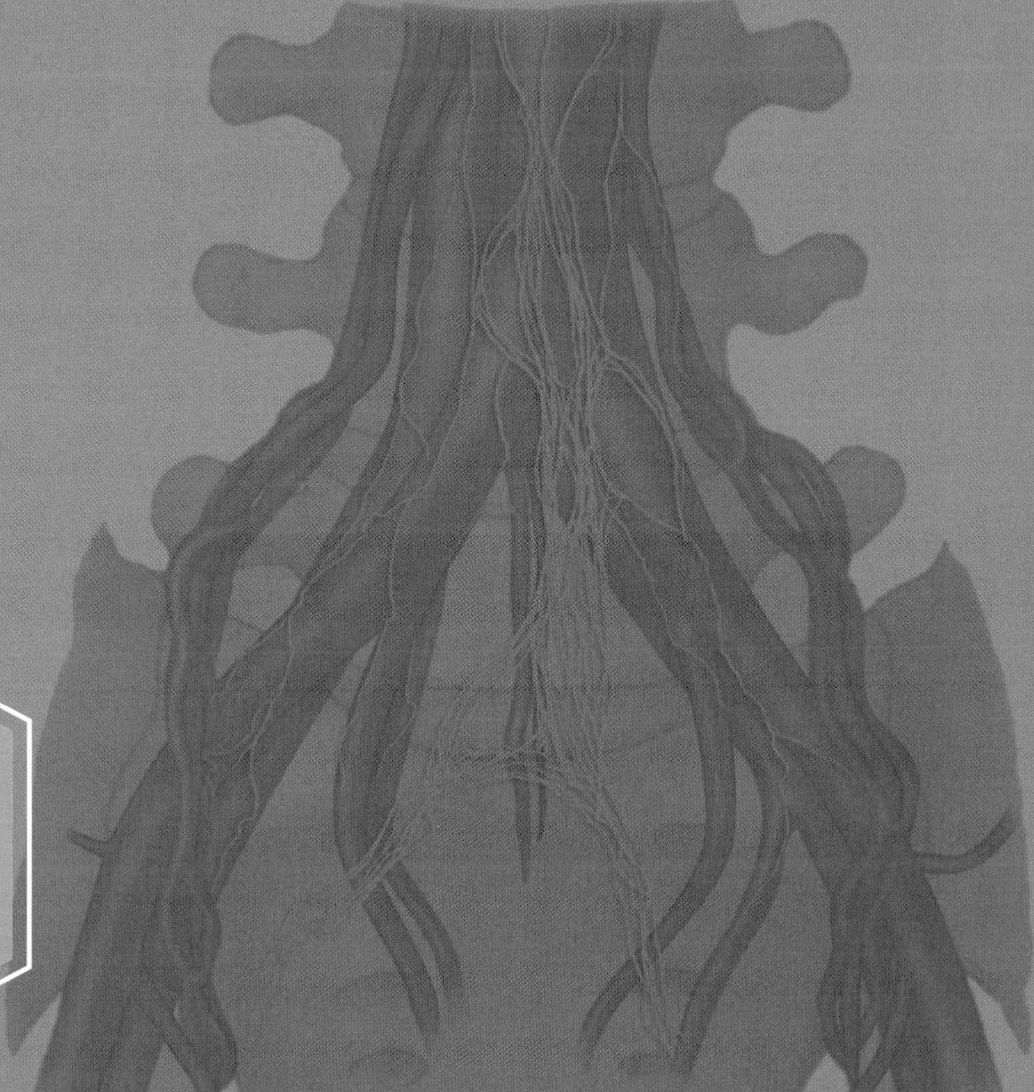

SBOT Série Ortopedia Cirúrgica

COLUNA

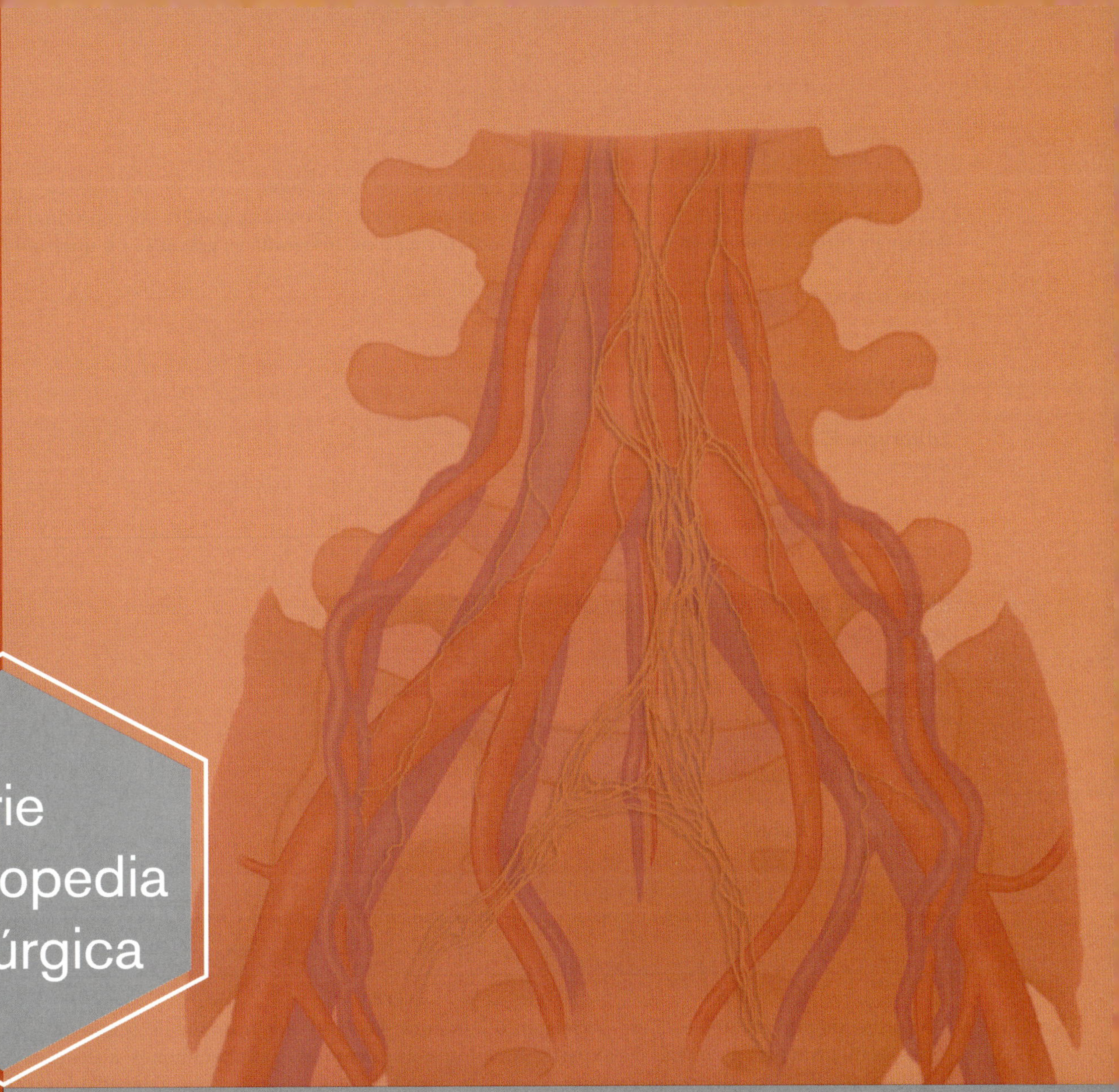

SBOT Série Ortopedia Cirúrgica

COLUNA

EDITORES DA SÉRIE
João Maurício Barretto
Alexandre Fogaça Cristante

EDITORES ASSOCIADOS
Alexandre Fogaça Cristante
Tarcisio Eloy Pessoa de Barros Filho

ELSEVIER

SBOT
SOCIEDADE BRASILEIRA DE ORTOPEDIA E TRAUMATOLOGIA

ISBN: 978-85-352-5439-6

Capa
Folio Design

Editoração Eletrônica
Futura

Elsevier Editora Ltda.
Conhecimento sem Fronteiras

Rua Sete de Setembro, nº 111 – 16º andar
20050-006 – Centro – Rio de Janeiro – RJ

Rua Quintana, nº 753 – 8º andar
04569-011 – Brooklin – São Paulo – SP

Serviço de Atendimento ao Cliente
0800 026 53 40
sac@elsevier.com.br

Consulte também nosso catálogo completo, os últimos lançamentos e os serviços exclusivos no site www.elsevier.com.br

NOTA

O conhecimento médico está em permanente mudança. Os cuidados normais de segurança devem ser seguidos, mas, como as novas pesquisas e a experiência clínica ampliam nosso conhecimento, alterações no tratamento e terapia à base de fármacos podem ser necessárias ou apropriadas. Os leitores são aconselhados a checar informações mais atuais dos produtos, fornecidas pelos fabricantes de cada fármaco a ser administrado, para verificar a dose recomendada, o método e a duração da administração e as contraindicações. É responsabilidade do médico, com base na experiência e contando com o conhecimento do paciente, determinar as dosagens e o melhor tratamento para cada um individualmente. Nem o editor nem o autor assumem qualquer responsabilidade por eventual dano ou perda a pessoas ou a propriedade originada por esta publicação.

O Editor

CIP-BRASIL. CATALOGAÇÃO-NA-FONTE
SINDICATO NACIONAL DOS EDITORES DE LIVROS, RJ

C715

Coluna / editores Alexandre Fogaça Cristante, Tarcísio Eloy Pessoa de Barros Filho. - Rio de Janeiro : Elsevier, 2012.
266p. : il. ; 28 cm. (Ortopedia cirúrgica)

Inclui bibliografia e índice
ISBN 978-85-352-5439-6

1. Coluna vertebral - Cirurgia. I. Cristante, Alexandre Fogaça. II. Barros Filho, Tarcísio Eloy Pessoa de. III. Série.

12-7040 CDD: 617.56059
CDU: 617.547

SBOT Série Ortopedia Cirúrgica

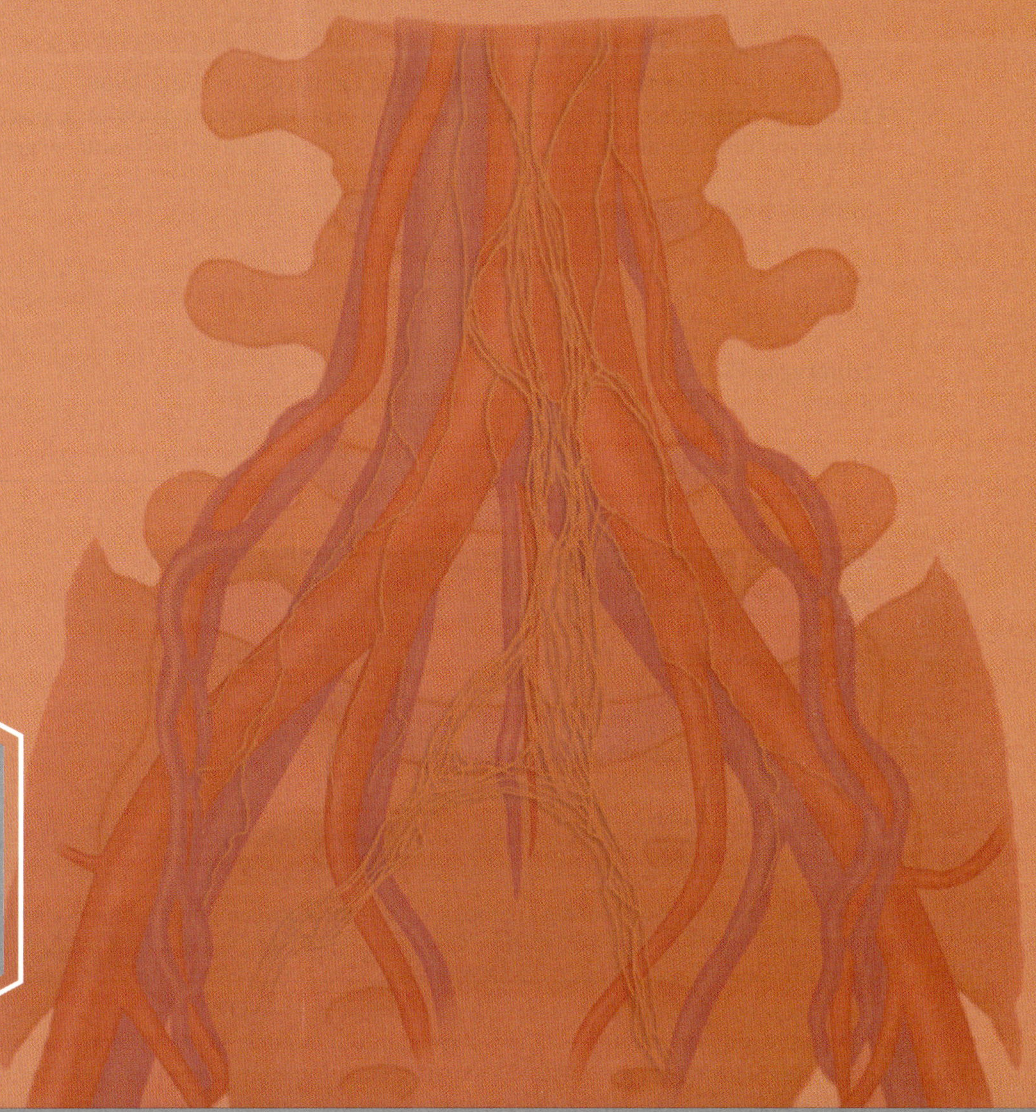

COLUNA

EDITORES DA SÉRIE

João Maurício Barretto

Alexandre Fogaça Cristante

EDITORES ASSOCIADOS

Alexandre Fogaça Cristante

Tarcisio Eloy Pessoa de Barros Filho

ELSEVIER

SBOT SOCIEDADE BRASILEIRA DE ORTOPEDIA E TRAUMATOLOGIA

ISBN: 978-85-352-5439-6

Capa
Folio Design

Editoração Eletrônica
Futura

Elsevier Editora Ltda.
Conhecimento sem Fronteiras

Rua Sete de Setembro, nº 111 – 16º andar
20050-006 – Centro – Rio de Janeiro – RJ

Rua Quintana, nº 753 – 8º andar
04569-011 – Brooklin – São Paulo – SP

Serviço de Atendimento ao Cliente
0800 026 53 40
sac@elsevier.com.br

Consulte também nosso catálogo completo, os últimos lançamentos e os serviços exclusivos no site www.elsevier.com.br

NOTA

O conhecimento médico está em permanente mudança. Os cuidados normais de segurança devem ser seguidos, mas, como as novas pesquisas e a experiência clínica ampliam nosso conhecimento, alterações no tratamento e terapia à base de fármacos podem ser necessárias ou apropriadas. Os leitores são aconselhados a checar informações mais atuais dos produtos, fornecidas pelos fabricantes de cada fármaco a ser administrado, para verificar a dose recomendada, o método e a duração da administração e as contraindicações. É responsabilidade do médico, com base na experiência e contando com o conhecimento do paciente, determinar as dosagens e o melhor tratamento para cada um individualmente. Nem o editor nem o autor assumem qualquer responsabilidade por eventual dano ou perda a pessoas ou a propriedade originada por esta publicação.

O Editor

CIP-BRASIL. CATALOGAÇÃO-NA-FONTE
SINDICATO NACIONAL DOS EDITORES DE LIVROS, RJ

C715

Coluna / editores Alexandre Fogaça Cristante, Tarcísio Eloy Pessoa de Barros Filho. - Rio de Janeiro : Elsevier, 2012.
266p. : il. ; 28 cm. (Ortopedia cirúrgica)

Inclui bibliografia e índice
ISBN 978-85-352-5439-6

1. Coluna vertebral - Cirurgia. I. Cristante, Alexandre Fogaça. II. Barros Filho, Tarcísio Eloy Pessoa de. III. Série.

12-7040 CDD: 617.56059
CDU: 617.547

SÉRIE ORTOPEDIA CIRÚRGICA

Editores da Série

João Maurício Barretto
Mestre em Ortopedia e Traumatologia pela UFRJ
Doutor em Ortopedia e Traumatologia pela USP
Chefe do Serviço de Ortopedia da Santa Casa da Misericórdia do Rio de Janeiro

Alexandre Fogaça Cristante
Professor Associado da Faculdade de Medicina da Universidade de São Paulo
Livre Docente
Chefe do Grupo de Coluna e Trauma Raquimedular do Instituto de Ortopedia e Traumatologia do Hospital das Clínicas da Faculdade de Medicina da Universidade de São Paulo

Editores Associados

Alexandre Fogaça Cristante
Professor Associado da Faculdade de Medicina da Universidade de São Paulo
Livre Docente
Chefe do Grupo de Coluna e Trauma Raquimedular do Instituto de Ortopedia e Traumatologia do Hospital das Clínicas da Faculdade de Medicina da Universidade de São Paulo

Tarcisio Eloy Pessoa de Barros Filho
Professor Titular do Instituto de Ortopedia e Traumatologia da Universidade de São Paulo

Colaboradores

Alderico Girão Campos de Barros
Médico Ortopedista
Médico do Instituto Nacional de Traumatologia e Ortopedia (INTO)
Membro Titular da SBOT

Alex Pereira Alves
Membro Titular da SBOT
Membro do Corpo Clínico do Hospital e Maternidade MadreCor de Uberlândia

Alexandre Sadão Iutaka
Médico Assistente do Grupo de Coluna do DOT/HCFMUSP

André Luiz Passos Cardoso
Médico assistente do grupo de coluna do Departamento de Ortopedia da Universidade Federal de Goiás (DOT-FM-UFG)

Asdrubal Falavigna
Neurocirurgião
Mestre e Doutor em Medicina pela Escola Paulista de Medicina da Universidade Federal de São Paulo
Coordenador do Curso de Medicina e professor do Departamento de Neurocirurgia da Universidade de Caxias do Sul/RS

Carlos Fernando P. S. Herrero
Médico Assistente do Departamento de Biomecânica, Medicina e Reabilitação do Aparelho Locomotor da Faculdade de Medicina de Ribeirão Preto/USP

Carlos Tucci Neto
Responsável pelo Serviço de Cirurgia da Coluna da PUC-Campinas

Cristiano Magalhães Menezes
Cirurgião e Preceptor da Especialização em Coluna do Departamento de Coluna do Hospital Lifecenter/Ortopédico de Belo Horizonte/MG
Chefe do Serviço de Cirurgia da Coluna e Coordenador do Programa de Residência em Ortopedia e Traumatologia do Hospital São Francisco de Assis de Belo Horizonte/MG
Vice-presidente do Comitê de Cirurgia Minimamente Invasiva da Sociedade Brasileira de Coluna

Daniel Ferreira Ghedini
Médico assistente do Ambulatório de Cirurgia da Coluna do Serviço de Ortopedia do HC-UFMG/Biocor Instituto

Délio Eulálio Martins
Médico
Mestre em Ciências do Grupo da Coluna Vertebral do Departamento de Ortopedia e Traumatologia da Escola Paulista de Medicina (UNIFESP) – São Paulo/SP

Douglas Kenji Narazaki
Médico Assistente do Grupo de Coluna do ICESP-HCFMUSP

Eduardo Barros Puertas
Professor Doutor pela Escola Paulista de Medicina da UNIFESP

Emiliano Vialle
Mestre em Cirurgia de Coluna do Serviço de ortopedia do Hospital Universitário Cajurú – Curitiba/PR

Érica Godinho Menezes
Docente na Faculdade de Medicina de Belo Horizonte da UNIFENAS
Mestre em Gastroenterologia pela Universidade Federal de Minas Gerais (UFMG)

Felicio Frange
Ortopedista e cirurgião de coluna do Hospital Vera Cruz, membro do Centro Mineiro de Cirurgia da Coluna

Fernando Antonio Mendes Façanha
Professor Doutor pela Faculdade de Medicina da Universidade Federal do Ceará

Fernando Simonsen
Especialização em Cirurgia da Coluna Vertebral na Universidade Estadual de Campinas

Helton L. A Defino
Professor Titular do Departamento de Biomecânica, Medicina e Reabilitação do Aparelho Locomotor da Faculdade de Medicina de Ribeirão Preto/USP

Henrique Haidar Jorge
Médico em Complementação Especializada em Cirurgia de Coluna do IOT-HC-FMUSP

Ivan Dias da Rocha
Médico Assistente do Grupo de Coluna do Hospital das Clínicas

Jefferson Soares Leal
Professor do Departamento do Aparelho Locomotor da Faculdade de Medicina da UFMG
Médico assistente do Ambulatório de Cirurgia da Coluna do Serviço de Ortopedia do HC-UFMG/Biocor Instituto

José Carlos Rodrigues Junior
Preceptor do Serviço de Neurocirurgia do Hospital Heliópolis – SUS de São Paulo/SP

Juliano Tozzo Lhamby
Médico Ortopedista do HGUSA
Residência de Ortopedia e Traumatologia – Grupo Hospitalar Conceição Porto Alegre/RS
Especialização em Cirurgia de Coluna no Texas Back Institute – Dallas Texas – EUA
Especialização em cirurgia da Escoliose no Children's Hospital de San Diego e no San Diego Center for Spinal Disorders – San Diego/Califórnia – EUA

Leonardo Franco Pinheiro Gaia
Ortopedista e Traumatologista
Residente do Grupo de Coluna do Instituto de Ortopedia e Traumatologia do Hospital das Clínicas da Faculdade de Medicina da Universidade de São Paulo

Luis Eduardo Carelli Teixeira da Silva
Mestre em Ortopedia pela Universidade Federal do Rio de Janeiro (UFRJ)
Chefe do Centro de Trauma Raquimedular do INTO
Chefe Substituto do Centro de Doenças da Coluna do INTO

Luiz Claudio M. França
Ortopedista e Cirurgião de Coluna do Hospital Mater Dei e Luxemburgo
Membro do Centro Mineiro de Cirurgia da Coluna

Luiz Roberto Gomes Vialle
Professor Doutor pela PUC-Curitiba/PR

Marcelo Ferraz de Campos
Mestre em Ciências e Preceptor do Serviço de Neurocirurgia do Hospital Heliópolis – SUS – São Paulo/SP

Marcelo Wajchenberg
Doutor em Ciências pela Universidade Federal de São Paulo (UNIFESP/EPM)
Professor Afiliado da Universidade Federal de São Paulo (UNIFESP/EPM)
Membro do Grupo de Coluna Vertebral do Departamento de Ortopedia e Traumatologia da Universidade Federal de São Paulo (UNIFESP/EPM)

Marcos Antonio Ferreira Júnior
Cirurgião de Coluna dos Hospitais Ortopédico e Lifecenter de Belo Horizonte/MG
Membro Titular da SBOT e SBC

Marcos Antonio Tebet
Doutor em Ciências Médicas pela Faculdade de Medicina da Universidade de São Paulo
Professor Adjunto da Disciplina de Ortopedia e Traumatologia da Faculdade de Medicina de Jundiaí

Maria Fernanda Silber Caffaro
Médica assistente do Grupo de Coluna do Departamento de Ortopedia e Traumatologia da Santa Casa de São Paulo
Doutora em medicina
Professora Assistente da Faculdade de Ciências Médicas da Santa Casa de São Paulo

Mauricio P. Calais Oliveira
Ortopedista e Cirurgião de Coluna do Hospital Vera Cruz e Socor
Coordenador do Centro Mineiro de Cirurgia da Coluna

Murilo Tavares Daher
Professor do Departamento de Ortopedia da Faculdade de Medicina da Universidade Federal de Goiás (DOT-FM-UFG)
Chefe do grupo de coluna do Centro de Reabilitação e Readaptação Dr. Henrique Santillo (CRER)

Orlando Righesso Neto
Ortopedista e Traumatologista com Especialização em Coluna no Pavilhão Fernandinho Simonsen da Santa Casa de São Paulo
Mestre e Doutor em Medicina pela Santa Casa de São Paulo

Pedro Nabuco
Médico do Serviço de Cirurgia Torácica do ICESP-HCFMUSP

Pil Sun Choi
Coordenador de Grupo de Estudo de Cirurgia Minimamente Invasiva do Instituto de Ortopedia e Traumatologia de Hospital das Clínicas da Faculdade de Medicina da Universidade de São Paulo (IOT-HC-FMUSP)

Rafael Bellucci Kohlmann
Médico em Complementação Especializada em Cirurgia de Coluna do IOT-HC-FMUSP

Rafael G. Duarte
Ortopedista e Cirurgião de Coluna do Hospital Mater Dei e Luxemburgo
Membro do Centro Mineiro de Cirurgia da Coluna

Raphael Martus Marcon
Médico Ortopedista e Traumatogista
Médico do Corpo Clínico (Grupo de Coluna) da Associação de Assistência à Criança Deficiente (AACD)
Especialista em Cirurgia da Coluna Vertebral
Mestre e Doutor em Ciências pela Faculdade de Medicina da Universidade de São Paulo
Chefe do Grupo de Coluna Lombar e Deformidades do Instituto de Ortopedia e Traumatologia do Hospital das Clínicas da Universidade de São Paulo

Ricardo Terra
Médico Coordenador do Serviço de Cirurgia Torácica do ICESP-HCFMUSP
Professor Colaborador da Disciplina de Cirurgia Torácica da FMUSP

Robert Meves
Chefe do Grupo de Coluna da Santa Casa de São Paulo

Roberto Sakamoto Falcon
Ex-presidente da Sociedade Brasileira de Coluna
Chefe do Serviço de Coluna do Hospital Lifecenter/Ortopédico de Belo Horizonte/ MG

Rogério Lúcio Chaves de Resende
Coordenador da Cirurgia da Coluna do Hospital Universitário Rizoleta Tolentino Neves
Médico Assistente do Ambulatório de Cirurgia da Coluna do Serviço de Ortopedia do HC-UFMG/Biocor Instituto

Romero Pinto de Oliveira Bilhar
Ortopedista e Traumatologista
Residente do Grupo de Coluna do Instituto de Ortopedia e Traumatologia do Hospital das Clínicas da Faculdade de Medicina da Universidade de São Paulo

Sérgio Daher
Professor do Departamento de Ortopedia da Faculdade de Medicina da Universidade Federal de Goiás (DOT-FM-UFG)
Chefe do Grupo de Coluna do DOT-FM-UFG

Thiago Leonardi Azuaga
Residência de Ortopedia na Santa Casa de Misericórdia de São Paulo

Wagner Paqualini
Mestre em Medicina pela UNICAMP
Professor Colaborador do Grupo de Coluna da UNICAMP

Waldemar de Souza Junior
Preceptor e Chefe do Serviço de Ortopedia e Traumatologia do Hospital Governador Celso Ramos/Florianópolis/SC
Chefe do Setor de Cirurgia da Coluna do Hospital Governador Celso Ramos – Florianópolis/SC

William Gemio Jacobsen Teixeira
Médico Assistente do Instituto do Câncer do Estado de São Paulo

Prefácio

Caros colegas cirurgiões de coluna e residentes,

Esta obra nasceu da integração da Comissão de Educação Continuada (CEC); da Comissão de Ensino e Treinamento (CET), ambas da Sociedade Brasileira de Ortopedia e Traumatologia (SBOT); e da Sociedade Brasileira de Coluna.

Demonstra que a integração é possível, mais que necessária, e sempre renderá bons frutos.

Tem por finalidade ajudar nossos residentes e cirurgiões de coluna a desafiar seus conhecimentos e oferecer sugestões de leitura para áreas de nosso interesse, dentro de nossa tão vasta especialidade médica.

Esperamos que possa ser usada na enorme responsabilidade que é formar e atualizar nossos médicos, interessados em cirurgia de coluna, razão maior de nossa sociedade, se traduzindo em uma melhor assistência aos nossos pacientes, razão maior de ser médico.

Alexandre Fogaça Cristante
Professor Associado da Faculdade de Medicina
da Universidade de São Paulo
Livre Docente
Chefe do Grupo de Coluna e Trauma Raquimedular do Instituto de Ortopedia e
Traumatologia do Hospital das Clínicas da Faculdade de Medicina da
Universidade de São Paulo

Tarcisio Eloy Pessoa de Barros Filho
Professor Titular do Instituto de Ortopedia e Traumatologia
da Universidade de São Paulo

Agradecimento

Aos presidentes da Sociedade Brasileira de Ortopedia e Traumatologia: Dr. Osvandré Lech e Geraldo Motta, que apoiaram e viabilizaram a confecção desta obra.

Apresentação da série

Caros colegas,

É com enorme satisfação que nós, da Comissão de Educação Continuada (CEC) da SBOT, apresentamos a série Ortopedia Cirúrgica. Estes livros, produzidos por grandes nomes de nossa especialidade, têm como objetivo principal ser parceiro do ortopedista no aprendizado e ganho de expertise no tratamento cirúrgico especializado de lesões ortopédicas e traumáticas do sistema musculoesquelético.

Para tal, demos ênfase na questão visual, através de vídeos e figuras ilustradas, a fim de facilitar a compreensão e assimilação das técnicas cirúrgicas demonstradas que, acreditamos, será de grande valia para a melhoria do tratamento de nossos pacientes.

Trata-se de livro moderno, todo voltado para o uso da internet, permitindo assim futuras atualizações.

Esperamos que gostem desta nova ferramenta de educação médica em nossa especialidade.

João Maurício Barretto
Presidente da Comissão de Educação Continuada da
Sociedade Brasileira de Ortopedia e Traumatologia

Sumário

Siglas

ACIF - Artrodese Cervical Interssomática Anterior
ALIF - Artrodese Anterior Interssomática Lombar
AMERT - Afecções Musculoesqueléticas Relacionadas com o Trabalho
APL - Artrodese Posterolateral
ASIA - American Spine Injury Association
ATLS - Advanced Trauma Life Support
C3 - Terceira Vértebra Cervical
C5 - Quinta Vértebra Cervical
C6 - Sexta Vértebra Cervical
C7 - Sétima Vértebra Cervical
CMICV - Cirurgia Minimamente Invasiva da Coluna
DDD - Doença Degenerativa Discal
EEB - Encefalite Espongiforme Bovina
EIA - Escoliose Idiopática do Adolescente
EVA - Escala Visual Analógica
HDL - Hérnia de Disco Lombar
IDET - Terapia Eletrotérmica Intradiscal
L4 - Quarta Vértebra Lombar
L5 - Quinta Vértebra Lombar
LBP - Lombalgia Inespecífica
PEM - Vias Eferentes Motoras
PI - Incidência pélvica
PLIF - Artrodese Posterolateral e Fusão Interssomática
PT - Tilt Pélvico
RDI - Ruptura Discal Interna
rhBMP-2 - Proteína Morfogênica do Osso
RM - Ressonância Magnética
S1 - Primeira Vértebra do Sacro
SS - Slope Sacral
SSEP - Potencial Evocado Somatosensorial
TCP - Trifosfato de Cálcio
TLIF – Transforaminal Lumbar Interbody Fusion
TLSO - Órtese tóraco-lombo-sacra
VA – Via Anterior
VP – Via Posterior
XLIF - Extreme Lateral Interbody Fusion
ZAI - Zona de Alta Intensidade

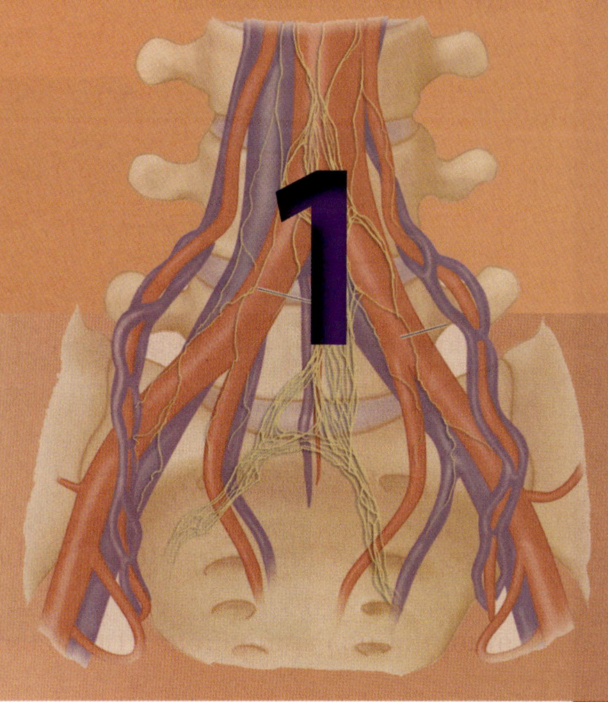

1

Fraturas do processo odontoide

Alexandre Sadao Lutaka

INTRODUÇÃO

As fraturas do odontoide correspondem a 9% a 15% das fraturas cervicais da população adulta. É a fratura cervical mais comum entre pessoas com mais de 70 anos.

Nos idosos são decorrentes de traumatismos de baixa energia por quedas da própria altura. Na população mais jovem, a fratura de odontoide é resultado de traumatismos de maior energia, como acidentes automobilísticos. A fratura de odontoide está associada ao movimento de flexoextensão exagerado. A associação de lesões neurológicas varia de 2% a 27%, sendo de alta gravidade ou até mesmo fatal quando presente.

DIAGNÓSTICO

As radiografias simples, nas incidências de frente, perfil e transoral, são importantes instrumentos para o diagnóstico. Nas lesões crônicas, as radiografias dinâmicas podem ser utilizadas para avaliar a mobilidade dos fragmentos. A tomografia computadorizada (TC) auxilia nos casos em que a radiografia é duvidosa. Além disso, ela é capaz de prover informações importantes sobre as características da fratura. As reconstruções nos planos sagital (Figura 1-1) e coronal auxiliam na escolha do tratamento e da técnica cirúrgica quando a cirurgia for indicada. Outra vantagem da TC em relação à radiografia é que auxilia de maneira mais precisa na exclusão de lesões associadas.

A ressonância magnética (RM) é recomendada na presença de déficit neurológico para avaliar a presença de lesão ligamentar ou da medula. Vale lembrar que, na presença de

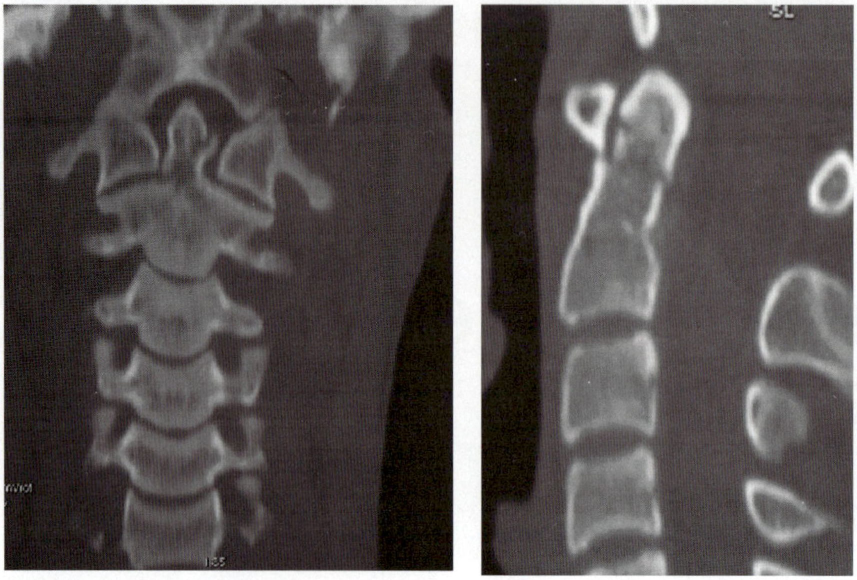

A B

FIGURA 1-1 • A e B. TC com reconstruções coronal e sagital mostrando fratura com traço desfavorável para uma fixação direta pela da fratura (fratura multifragmentária).

qualquer lesão cervical, o restante da coluna deve ser examinado na busca de lesões associadas, haja vista que existe um risco de cerca de 34% de lesões da coluna não contíguas.

CLASSIFICAÇÃO

A classificação de Anderson e D'Alonzo (Figura 1-2), proposta em 1970, é a mais aceita e difundida. A fratura é dividida em três tipos:

- I – perto do topo (A);
- II – junto à base (B);
- III – envolvendo o corpo de C2 (C).

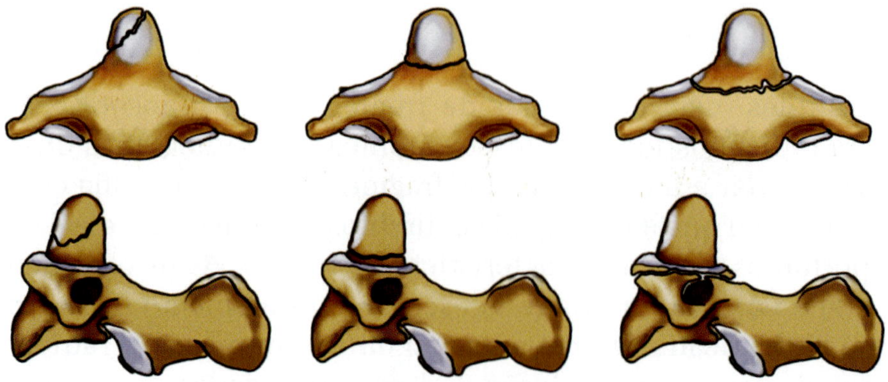

A B C

FIGURA 1-2 • Classificação de Anderson e D'Alonzo. (Cortesia do Dr. Ivan Dias Rocha).

As fraturas do tipo I, perto do topo do odontoide, ocorrem acima do ligamento transverso. Geralmente são causadas por avulsão ligamentar pelo ligamento apical ou alar. São lesões infrequentes e possuem uma estabilidade considerável. Porém também podem estar presentes em luxações craniocervicais, as quais são lesões altamente instáveis.

O tipo II de fraturas é o mais comum, ocorrendo entre o ligamento transverso e o corpo do áxis, sem extensão para as facetas articulares de C2. Essas fraturas são relativamente instáveis, ocorrem numa região de menor vascularização, e estão associadas a maior risco de pseudartrose.

A fratura de odontoide do tipo III da classificação de Anderson e D'Alonzo apresenta um traço de fratura que se estende pelo corpo de C2. É mais estável do que as fraturas do tipo II e possui um bom aporte sanguíneo. Na maior parte dos casos, as fraturas do tipo III podem ser tratadas por imobilização externa.

TRATAMENTO

O tratamento das fraturas do tipo II pode ser feito de forma conservadora ou cirúrgica. Além do padrão da fratura, é importante considerar as condições clínicas do doente para a decisão da terapêutica mais adequada.

O tratamento conservador pode ser feito por imobilização externa com órtese cervicotorácica rígida, gesso do tipo minerva ou halo-colete. Com o tratamento conservador, o risco de pseudartrose varia de 26% a 80% na literatura. Esse risco elevado de pseudartrose é atribuído a uma instabilidade da fratura. Os fatores de risco para pseudartrose são desvio inicial maior do que 4 mm a 6 mm, angulação maior do que 10°, retardo no diagnóstico e idade acima de 40 a 65 anos. Os doentes com fatores de risco significativos para pseudartrose podem ser tratados com maior segurança de forma cirúrgica.

Hadley *et al.* propuseram a inclusão do subtipo IIA na classificação de Anderson e D'Alonso. Este subtipo refere-se a uma fratura em que há um fragmento cominuto anterior ou posterior. Esta cominuição está presente em 5% dos casos. Esse padrão de fratura está associado a risco elevado de pseudartrose e, portanto, o tratamento cirúrgico é recomendado.

Indicação

Como opção, nos doentes com traço de fratura favorável, pode-se fazer a osteossíntese com o uso de parafuso interfragmentário pela via anterior (Figura 1-3). Essa técnica permite a preservação da rotação entre C1 e C2 e, se o ligamento transverso for competente, não há necessidade de o arco posterior de C1 estar intacto, como nas técnicas que utilizam amarrilhos posteriores para artrodesar C1 e C2. A via de acesso anterior é mais anatômica e essa técnica dispensa a necessidade de enxerto de crista ilíaca, o que reduz a morbidade pós-operatória.

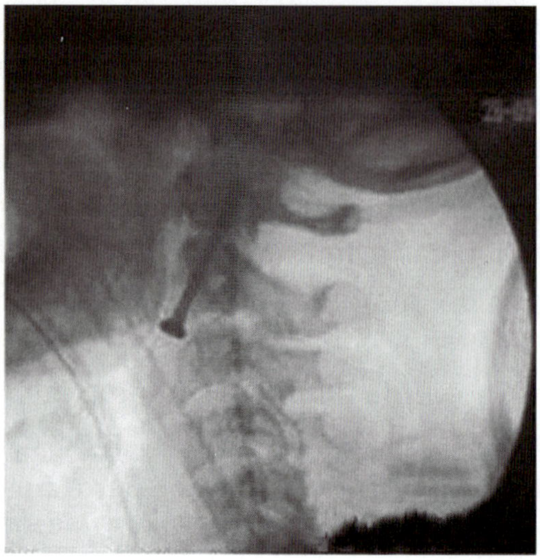

FIGURA 1-3 • Fixação com um parafuso.

Abordagem

Para a realização da fixação da fratura deve-se realizar uma abordagem anterior na altura de C5-C6. O intervalo é desenvolvido até que o espaço entre C2 e C3 esteja acessível. O ponto de entrada do parafuso se situa na porção anteroinferior do áxis e é vital para o sucesso da técnica. O controle radioscópico biplanar é fundamental. Estudos biomecânicos e resultados clínicos não mostraram diferenças entre a utilização de um parafuso único ou dois. Dessa forma, a maioria dos cirurgiões recomenda o uso de um parafuso. Os resultados referentes à consolidação da fratura com o uso do parafuso interfragmentário variam de 83% a 100%.

No intuito de guiar a indicação desta técnica, Grauer *et al.* dividiram as fraturas do tipo II em três subtipos, conforme a morfologia do traço de fratura. O tipo IIA refere-se às fraturas sem desvio. O tipo IIB corresponde à fratura com desvio que corre de anterossuperior para posteroinferior ou uma fratura transversa. Este subtipo é considerado favorável e permite o uso do parafuso interfragmentário pela via anterior. O tipo IIC desta classificação corresponde a um traço de fratura que vai de anteroinferior para posterossuperior ou existe cominuição significativa. Este tipo não pode ser tratado de forma satisfatória por osteossíntese (Figura 1-4).

Contraindicação

Esta técnica não é indicada para fraturas irredutíveis por métodos fechados e lesões crônicas. Idosos com osteoporose e fraturas patológicas também constituem contraindicações. Em alguns casos, a osteossíntese não é tecnicamente possível pelas características do traço de fratura.

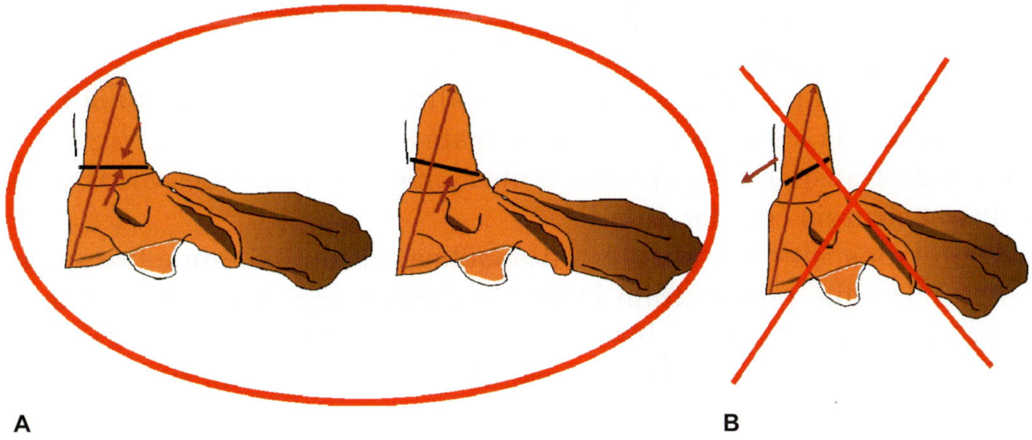

FIGURA 1-4 • A. Traços favoráveis circundados (IIa e IIb). B. Traço desfavorável (IIc). (Cortesia do Dr. Ivan Dias Rocha).

TÉCNICA CIRÚRGICA

Fixação direta do odontoide

Na fixação direta do odontoide, são muito importantes o posicionamento dos equipamentos auxiliares na sala operatória (Figura 1-5) e também alguns detalhes técnicos relacionados com anestesia, avaliação da redução intraoperatória e sítio de entrada do parafuso.

A anestesia pode ser realizada com intubação naso ou orotraqueal, de preferência com a utilização de broncoscopia, para evitar a manipulação da coluna cervical. A prioridade é para as cânulas não aramadas e todas as sondas voltadas para o lado esquerdo, para

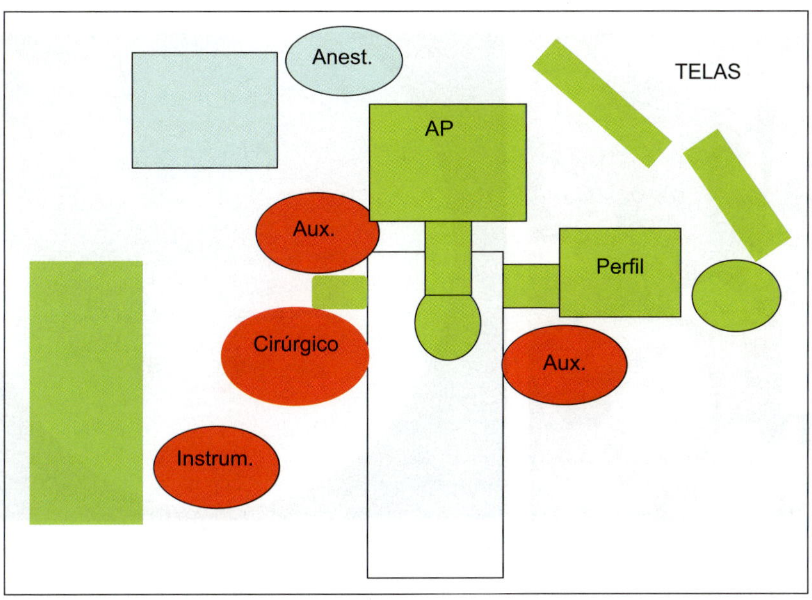

FIGURA 1-5 • Posicionamento de radioscópios, telas e equipe para a cirurgia.

deixar todo o lado direito livre, para cirurgiões destros (Figura 1-6). Manter a boca aberta com gazes ou dispositivo próprio.

O acesso cirúrgico é um clássico anterior, na altura de C5, chegando até a coluna e, depois, pela linha média, com dissecção romba, até a base de C2.

Afastadores radiotransparentes ajudam o afastamento e são necessários dois auxiliares para realizar a cirurgia com facilidade.

Parafusos canulados, autobrocantes e automacheantes de 3,5 mm e fios-guias rosqueados facilitam a cirurgia, pois retiram etapas e mantêm a redução da fratura, além de evitar a migração do guia durante a inserção do parafuso. O uso de uma chave com eixo cardã também facilita a cirurgia, pois chaves retas muitas vezes ficam difíceis de manipular por causa do osso esterno (manúbrio). Se forem utilizados parafusos canulados comuns, deve-se lembrar de que se trata de um parafuso de tração e este deve respeitar as mesmas regras de um parafuso utilizado em trauma (a rosca deve passar o traço de fratura, a preparação da brocagem deve ser maior no início, até o traço de fratura), para termos compressão do foco de fratura.

O ponto de entrada do parafuso deve ser preferencialmente localizado na cortical inferior do platô de C2 (mais espessa), evitando utilizar a cortical anterior (mais frágil). O ponto de entrada do diâmetro da alma do parafuso é pequeno e circular. Na cortical anterior, o furo inicial tem formato de calha e este ponto fica enfraquecido, favorecendo a soltura do implante (Figura 1-7).

Nos casos em que a osteossíntese não é recomendada (Grauer IIC, traço desfavorável, fratura cominutiva ou osteoporose severa), a fratura pode ser tratada com artrodese entre C1 e C2 pela via posterior, com a desvantagem da perda de grande parte da rotação. Há diversas opções para a artrodese que incluem o amarrilho com fio de aço em associação ou não a imobilização com halo, parafusos transarticulares e parafusos de massa lateral em C1 e de lâmina em C2. Essas técnicas já foram discutidas anteriormente (Magerl, Harms e Wright).

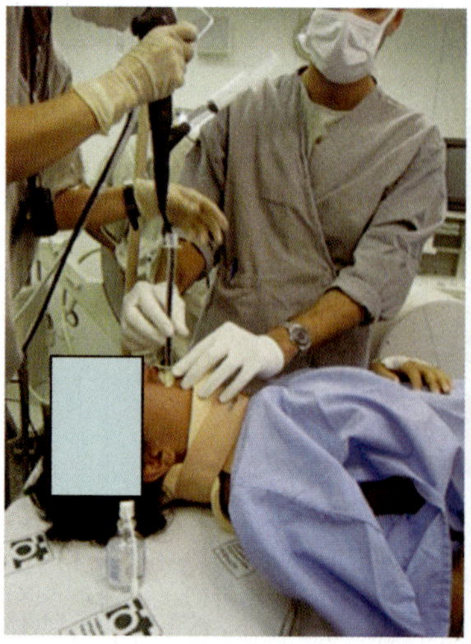

A

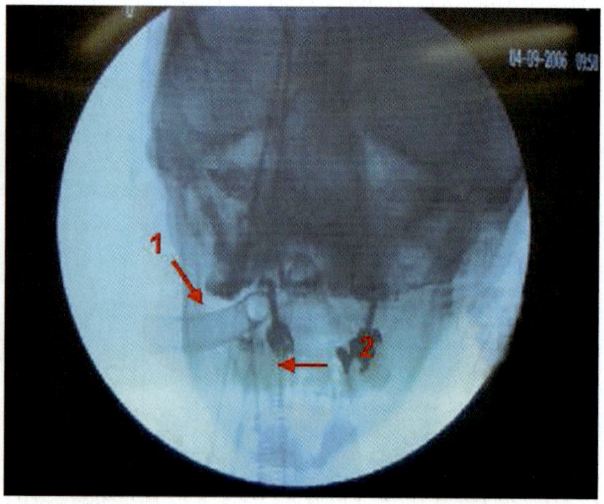

B

FIGURA 1-6 • A e B. Intubação orotraqueal com broncoscopia e erros no planejamento (cânula aramada, tubo saindo para a direita nas setas vermelhas 1 e 2).

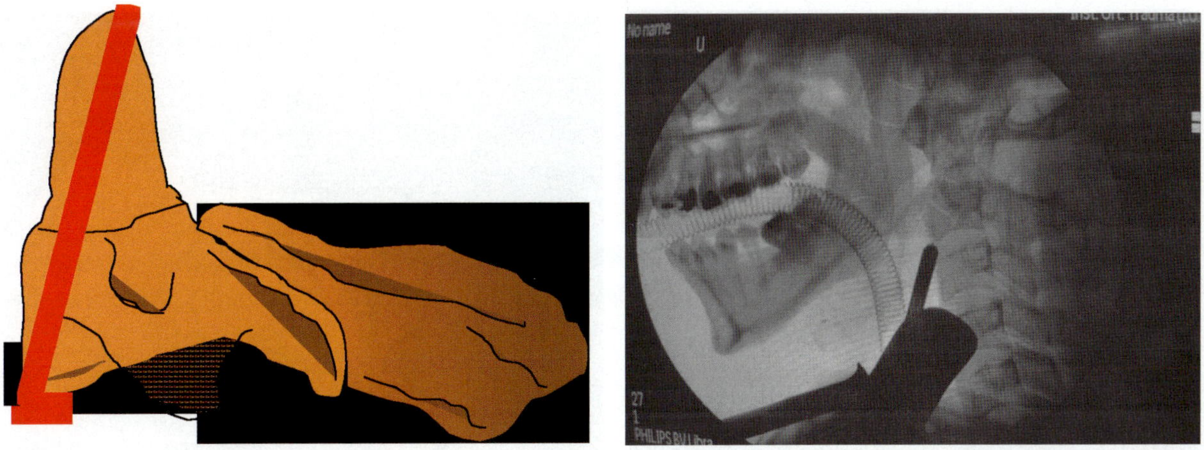

A B

FIGURA 1-7 • A. Entrada correta do parafuso na cortical inferior (em vermelho), devendo ser evitada a cortical anterior (em preto). B. Detalhe do ponto de entrada no intraoperatório. (Cortesia do Dr. Ivan Dias Rocha).

A pseudartrose estável das fraturas do tipo II é de tratamento controverso. Nos pacientes jovens, o tratamento cirúrgico pode evitar complicações catastróficas e parece ser a opção mais razoável. Nos idosos, o tratamento cirúrgico está associado a complicações inerentes ao procedimento e a decisão terapêutica deve ser analisada cuidadosamente.

Artrodese C1-C2

Existem diversas técnicas cirúrgicas para se obter uma fusão entre C1 e C2. Elas podem envolver um amarrilho entre C1 e C2, parafusos transarticulares, parafusos pediculares e de massa lateral. O uso do enxerto consiste em uma etapa comum a todas as técnicas.

Os amarrilhos com fios de aço são técnicas tradicionais e seguras. A técnica de Gallie consiste em uma alça prendendo o arco posterior de C1 e passando pelo espinhoso de C2. Na técnica de Brooks e Jenkins, dois fios duplos são passados tanto pelo arco de C1 quanto pelo de C2. Entretanto as taxas de pseudartrose chegam a 25%, independentemente do método de imobilização externa associado à técnica de amarrilho. Além disso, a técnica com amarrilho não é indicada quando há lesão do arco posterior, pois ele está desconectado do restante da vértebra.

Magerl foi o primeiro a descrever uma técnica usando parafusos transarticulares (Figura 1-9A). Os parafusos transarticulares proporcionam uma estabilidade muito superior à técnica com amarrilho, além de dispensar a integridade do arco posterior. As taxas de sucesso nas artrodeses chegam próximo a 100%. Entretanto o posicionamento do parafuso é muito preocupante. O próprio Magerl adverte que é uma técnica de difícil execução, pois o ponto de entrada e a trajetória são críticos. O ponto de entrada deve ser feito entre os terços medial e central do processo articular do áxis. É passado um fio-guia com 15° de angulação medial para evitar a artéria vertebral e atingir uma área segura da massa la-

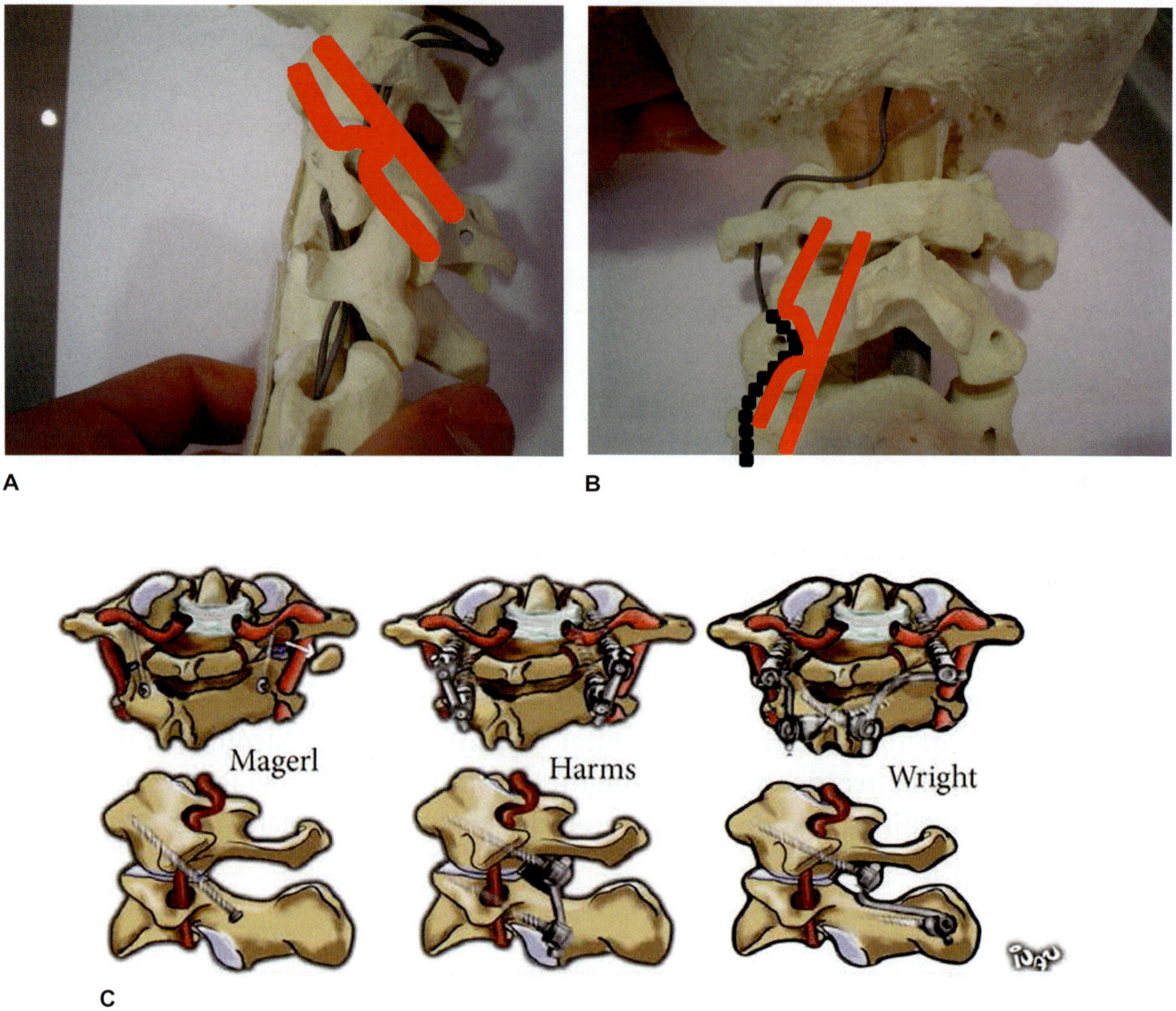

FIGURA 1-8 • A e B. Pontos de risco para a lesão da artéria vertebral em C2, para a técnica de Magerl e Harms. C. A avaliação pré-operatória com TC é fundamental, pois estes locais são intraósseos e não são visíveis durante a cirurgia. (Cortesia do Dr. Ivan Dias Rocha).

teral de C1. Esta fase da cirurgia é realizada com dissecção do espaço C1-C2 e visualização da passagem do parafuso na articulação, permitindo também a retirada da cartilagem local. Isto também permite a proteção do lado interno com um afastador tipo Penfield ou similar junto ao canal vertebral, evitando o risco de penetração e lesão do saco dural. Sangramentos significativos podem ocorrer nesta área, pois há um grande plexo venoso local. Para diminuir este sangramento, uma técnica subperiosteal cuidadosa associada ao uso de agente hemostático (Surgicel® ou similar) ajudará a agilizar o procedimento. A utilização de radioscopia é importante para determinar a angulação no plano sagital. Além disso, a TC da coluna cervical é imprescindível para a avaliação de possíveis variações anatômicas e para o planejamento cirúrgico correto.

A redução entre C1 e C2 deve ser anatômica. As variações anatômicas devem ser excluídas, como uma artéria vertebral mais medial ou mais superior (*high riding*). Estas variações levam a um estreitamento inferior e lateral da *pars* de C2, respectivamente, podendo chegar a 20% dos casos em algumas séries (Figura 1-8). Desta forma, as regi-

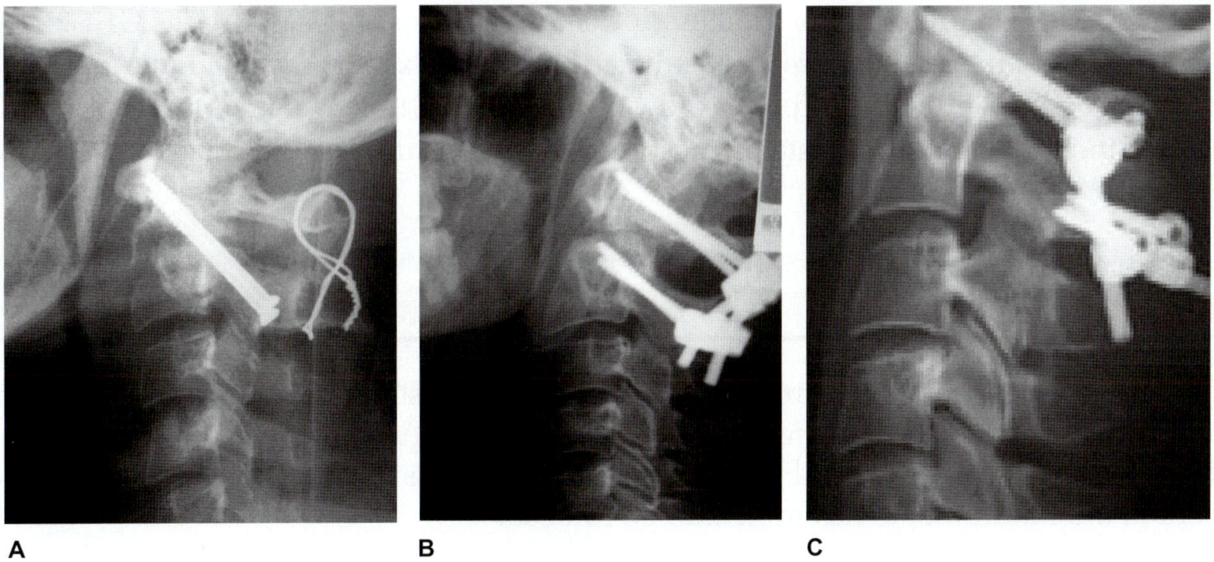

FIGURA 1-9 • Técnicas de fixação C1-C2. A. Magerl. B. Harms. C. Wright.

ões superior e medial da *pars* de C2 é a mais segura para inserção deste parafuso nesta técnica de Magerl. Alguns estudos mostraram taxas próximas a 6% de lesão da artéria vertebral. Outras dificuldades desta técnica acontecem quando há uma cifose torácica rígida e acentuada devido ao ângulo de inserção dos parafusos e instrumentais. Além disso, luxação ou subluxação rígida impedem a passagem do parafuso. A via de acesso também é maior do que nas outras técnicas ou há a necessidade de abertura distal, próximo ao processo espinhoso de C7, para a passagem percutânea das brocas até a região exposta de C1-C2.

Outra maneira de se obter estabilidade entre C1 e C2 é a utilização de parafusos nas massas laterais de C1 e no pedículo em C2 (Figura 1-9B). Essa técnica vem ganhando popularidade por ser mais versátil do que a transarticular, mais segura e com resultados clínicos e biomecânicos semelhantes aos parafusos transarticulares. Além disso, é uma técnica particularmente útil em pacientes com cifose cervical exagerada, obesos ou com variações anatômicas da artéria vertebral, condições que dificultam ou impossibilitam a utilização de parafusos transarticulares. A exposição das massas laterais de C1 deve ser cuidadosa e estritamente subperiosteal para evitar danos à artéria vertebral.

Mesmo sendo mais versátil, esta técnica ainda é arriscada nos pacientes com variações anatômicas da artéria vertebral. Outra opção, descrita por Wright em 2005 (Figura 1-9C), utiliza parafusos nas massas laterais de C1 associados a parafusos intralaminares em C2, permite a passagem de parafusos em quase todos os pacientes e elimina o risco de lesão da artéria vertebral em C2, descartando a necessidade de estudos mais complexos para avaliá-la. Sua desvantagem acontece nos casos em que há necessidade de expansão da artrodese para níveis caudais, pois em C2 o parafuso ficará desalinhado com os parafusos de massa lateral ou de pedículos cervicais (Figura 1-9). No posicionamento dos parafusos, note que eles não ficam absolutamente simétricos, pois devem ser colocados superiormente de um lado e inferiormente no outro. Se o primeiro parafuso for inserido no meio da lâmina, haverá dificuldade para inserção do segundo parafuso.

Técnicas de estabilização por via anterior com parafusos transarticulares C1-C2 foram descritas, porém não há como realizar uma artrodese utilizando-se a via anterior isolada, já que não há possibilidade de preparo dos platôs entre C1 e C2 e enxertia do local. Esta técnica funciona como uma estabilização provisória ou deve ser associada a artrodese posterior.

Pós-operatório

Os pacientes submetidos à artrodese C1-C2 com parafusos necessitam apenas de uma imobilização para conforto e limitação de grandes amplitudes de movimento, como um colar tipo Philadelfia. Em geral a artrodese leva cerca de três meses para acontecer e é esperada uma diminuição na amplitude de rotação.

COMPLICAÇÕES

As complicações relacionadas com a artrodese C1-C2 podem ser catastróficas, principalmente se ocorrerem lesões intraoperatórias da artéria vertebral. A conduta neste caso é tentar controlar o sangramento, não tentar a inserção de parafusos no outro lado se a lesão ocorrer no primeiro parafuso e, no pós-operatório, realizar arteriografia e embolização, caso necessário. Outra complicação frequente é o sangramento do plexo venoso entre C1 e C2, que pode ser mais bem controlado com maior experiência e uso correto de hemostáticos no intraoperatório.

RESUMO

Em geral, cirurgias nesta região da coluna cervical dependem de um grande conhecimento anatômico e da capacidade de estudar o trajeto da artéria vertebral previamente para evitar complicações intraoperatórias. As novas técnicas de fixação melhoram os resultados clínicos, mas cobram uma necessidade de mais estudos e riscos para sua realização.

Referências

Aebi M, Etter C, Coscia M. Fractures of the odontoid process. Treatment with anterior screw fixation. Spine. 1989; 14: 1065-70.

Anderson LD, D`Alonzo RT. Fractures of the odontoid process of the axis. J Bone Joint Surg Am. 1974; 56: 1663-74.

Anderson LD, D`Alonzo RT. Fractures of the odontoid process of the axis. J Bone Joint Surg Am. 1974; 56: 1663-74.

Apuzzo ML, Heiden JS,Weiss MH, et al. Acute fractures of the odontoid process. An analysis of 45 cases. J Neurosurg. 1978; 48: 85-91.

Bohler J. Anterior stabilization for acute fractures and nonunions of the dens. J Bone Joint Surg Am. 1982; 64: 18-27.

Brooks AL, Jenkins EB. Atlanto-axial arthrodesis by the wedge compression method. J Bone Joint Surg Am. 1978; 60: 279-284.

Castillo M, Mukherji SK. Vertical fractures of the dens. AJNR Am J Neuroradiol. 1996; 17: 1627-30.

Clark CR, White AA III. Fractures of the dens. A multicenter study. J Bone Joint Surg Am. 1985; 67: 1340-8.

Dunn ME, Seljieskog EL. Experience in the management of odontoid process injuries .An analysis of 128 cases. Neurosurgery. 1986; 18: 306-10.

Ekong CE, Schwartz ML, Tator CH, et al. Odontoid fracture: management with early mobilization using the halo device. Neurosurgery. 1981; 9: 631-7.

Esses SI, Bednar DA. Screw fixation of odontoid fractures and nonunions. Spine. 1991; 16: S483-5.

Fujii E, Kobayashi K, Hirabayashi K. Treatment in fractures of the odontoid process. Spine. 1988; 13: 604-9.

Gallie WE. Fractures and dislocations of the cervical spine. Am J Surg. 1939;46:494-499.

Geisler FH, Cheng C, Poka A, et al. Anterior screw fixation of posteriorly displaced type II odontoid fractures. Neurosurgery. 1989; 25: 30-7.

Govender S, Maharaj JF, Haffajee MR. Fractures of the odontoid process. J Bone Joint Surg Br. 2000; 82: 1143-7.

Grauer JN Shafi B, Hilibrand AS, et al. Proposal of a modified treatment oriented classification of odontoid fractures. Spine J. 2005; 5: 123-9.

Green RA, Saifuddin A. Whole spine MRI in the assessment of acute vertebral body trauma. Skeletal Radiology. 2004; 33: 129-135.

Hadley MN, Dickman CA, Browner CM, et al. Acute axis fractures. A review of 229 cases.J Neurosurg. 1989; 71: 642-7.

Hadlley MN, Browner CM, Liu SS, et al. New subtype of acute odontoid fractures (type IIA). Neurosurgery. 1988; 22: 67-71.

Hajek PD, Lipka J, Hartline P, et al. Biomechanical study of C1-C2 posterior arthrodesis techniques. Spine. 1993; 18: 173-177.

Hanssen AD, Cabanela ME. Fractures of the dens in adult patients. J Trauma. 1987; 27: 928-34.

Harms J, Melcher RP. Posterior C1-C2 fusion with polyaxial screw and rod fixation. Spine. 2001; 26: 2467-2471.

Jenkins JD, Coric D, Branch CL Jr. A clinical comparison of one – and two-screw odontoid fixation. J Neurosurg. 1998; 89: 366-70.

Keats TE, Dalinka MK, Alazraki N, et al. Cervical spine trauma. American College of Radiology. ACR Appropriateness Criteria. Radiology. 2000; 215(suppl): 243-6.

Lee PC, Chun SY, Leong JC. Experience of posterior surgery in atlanto-axial instability. Spine. 1984; 9: 231-9.

Magerl FSCS. Stable posterior fusion of the atlas and axis by transarticular screw fixation. In: Kehr PW, Weidner A (eds.). Cervical spine. Berlin: Springer-Verlag, 1986. p. 322-327.

Maiman DJ, Larson SJ. Management of odontoid fracture. Neurosurgery. 1982; 11: 471-6.

Pasquale M, Fabian TC. Practice management guidelines for trauma from the Eastern Association for the Surgery of Trauma. J Trauma. 1998; 44: 941-56.

Pepin JW, Bourne RB, Hawkins RJ. Odontoid fractures, with special reference to the elderly pacient. Clin Orthop Relat Res. 1985; 193: 178-83.

Sasso R, Doherty BJ, Crawford MJ, et al. Biomechanics of odontoid fracture fixation. Comparison of the one and two-screw rechnique. Spine. 1993; 18: 1950-3.

Schweigel JF. Management of the fractured odontoid with halo-thoracic bracing. Spine. 1987; 12: 838-9.

Subach BR, Morone MA, Haid RW Jr, et al. Management of acute odontoid fractures witch single-screw anterior fixation. Neurosurgery. 1999; 45: 812-9.

Vaccaro AR, Madigan L, Ehrler DM. Contemporary management of adult cervical odontoid fractures. Orthopedics. 2000; 23: 1109-13.

Wright NM. Posterior C2 fixation using bilateral, crossing c2 laminar screws: Case series and technical note. J Spinal Disord Tech. 2004; 17: 158-162.

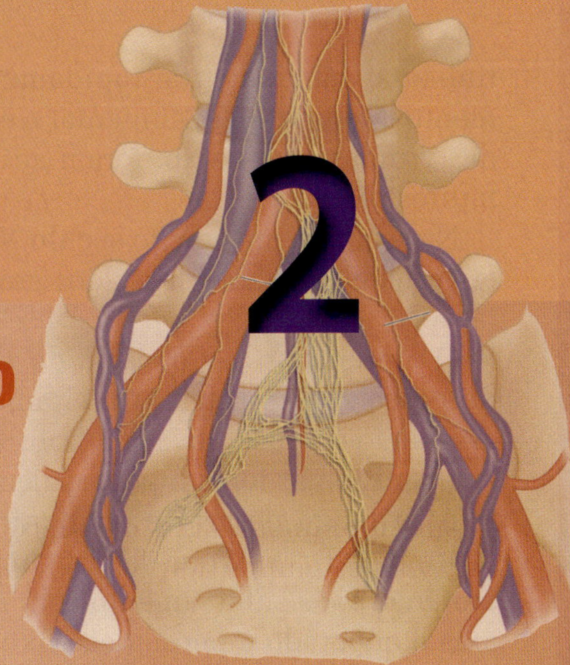

2

Fratura do enforcado

Luis Eduardo Carelli Teixeira da Silva
Alderico Girão Campos de Barros

INTRODUÇÃO

O enforcamento é utilizado como forma de condenação pela justiça desde o Império Romano e até hoje em alguns países árabes do Oriente Médio (Figura 2-1). Inicialmente, o laço da corda era passado ao redor do pescoço e o indivíduo, elevado do solo. A morte era lenta e ocorria por asfixia. Em alguns casos, a morte não ocorria e os familiares

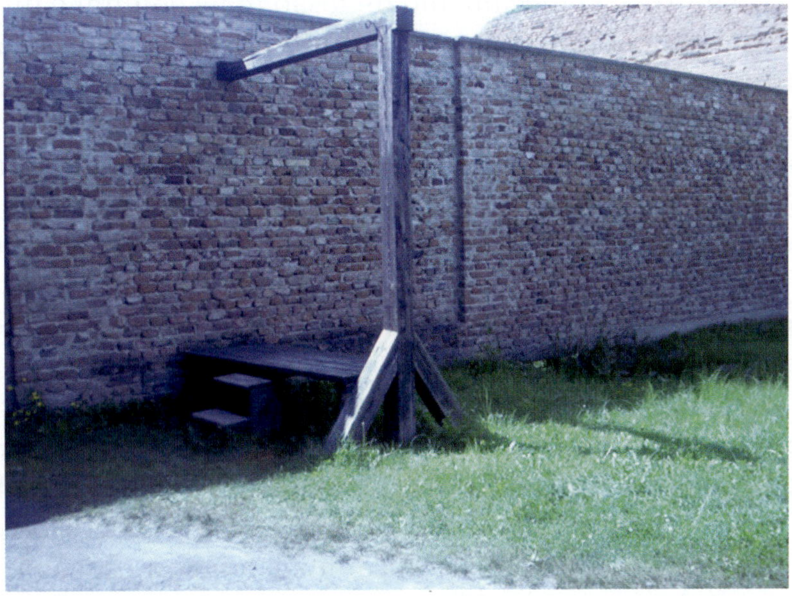

FIGURA 2-1 • Prisão de Terezin. Praga, República Tcheca. (Arquivo pessoal do autor.)

tinham o hábito de tirar rapidamente o laço do pescoço da vítima, na tentativa de salvamento. Medidas para aumentar a eficácia deste método, como pesos extras e puxar os pés das vítimas para baixo, foram adicionadas ao longo dos anos, e assim ocorreu durante muitos séculos.

Na segunda metade do século XVIII surgiu a "longa queda", porém, como a altura não era estabelecida, os resultados eram variáveis e infelizmente ocorriam casos de decapitação.

O mecanismo e a eficácia do enforcamento variam de acordo com a posição do nó no pescoço da vítima. Primeiramente, o nó era deixado no ângulo da mandíbula, que, associado à queda, levava à fratura da base do crânio. Foi observado que nó em posição submandibular força o pescoço em hiperextensão, causando a fratura do áxis.

A primeira descrição anatômica da fratura do enforcado foi na revista *Lancet*, em 1913, pelo Dr. F. Wood-Jones, com relato de cinco prisioneiros que sofreram morte instantânea após enforcamento com nó em posição submentoniana: "... O arco posterior do áxis é quebrado e permanece fixo à terceira vértebra enquanto que o atlas e odontoide continuam fixos no crânio...". Grogono, em 1954, publicou a primeira radiografia mostrando uma fratura do arco posterior de C2 após acidente automobilístico, com a mesma lesão descrita por Wood-Jones 40 anos antes. Dez anos depois de Grogono, Garber publicou uma série de oito pacientes com fratura dos pedículos do áxis e desvio do corpo após acidente automobilístico, utilizando pela primeira vez na literatura o termo espondilolistese traumática do áxis (ETA). O termo fratura do enforcado (FE) só surgiu em 1965, com Schneider *et al.* Desde então, os termos FE e ETA são usados para descrever o mesmo padrão de lesão.

EPIDEMIOLOGIA, CLÍNICA E MECANISMO DE LESÃO

As principais causas de ETA são acidentes automobilísticos. Outras causas são quedas, mergulhos e prática esportiva. O mecanismo de lesão mais comum é uma hiperextensão associada à carga axial, com a situação usual sendo o trauma da cabeça contra o para-brisa do carro. Estima-se que 20% a 40% dos pacientes morram no local do acidente e que os que sobrevivem têm uma incidência de 7% a 30% de lesões associadas, a maioria localizada na coluna cervical superior. Esses pacientes muitas vezes têm lesões associadas de crânio, tórax, extremidades e, principalmente, face. Como essa fratura leva a uma descompressão aguda do canal medular ao nível de C2, geralmente não há déficit neurológico.

O mecanismo proposto por Schneider em 1965 continua válido até hoje. As forças de hiperextensão e compressão axial levariam o crânio a transmitir a energia para as massas laterais do atlas e, a seguir, para o áxis, que funciona como uma vértebra de transição. Este vetor de força divide-se no áxis em três porções. Uma porção anterior, no corpo vertebral, e duas porções posterolaterais, nas articulações facetárias. O ligamento longitudinal anterior e o disco intervertebral são forçados com a hiperextensão. A força nas facetas leva ao rompimento do áxis em seu local mais frágil, a *pars interarticularis*.

Esta mesma lesão pode ser produzida por um mecanismo de flexão e compressão axial. Na verdade, a fratura da *pars* ocorre pelo vetor de compressão, que pode ser acompanhado por flexão ou extensão, levando a angulação ou desvio, respectivamente. A principal diferença entre os mecanismos de flexão e extensão é que o ligamento longitudinal posterior estará rompido com relativa preservação do suporte anterior na primeira variante.

CLASSIFICAÇÃO

Há três principais sistemas de classificação descritos na literatura. Effendi *et al.* levaram em conta o desvio e a angulação da fratura:

- Tipo I: desvio anterior e angulação mínima;
- Tipo II: desvio ou angulação evidente, seja em extensão ou flexão;
- Tipo III: luxação facetária bilateral com desvio anterior em flexão.

Em sua série de 124 pacientes, os autores encontraram a seguinte distribuição: 65% tipo I, 28% tipo II (15% listese, 8% flexão e 5% extensão), 7% tipo III.

Levine e Edwards, em 1985, modificaram a classificação de Effendi *et al.* propondo quatro tipos de lesão (Figura 2-2):

- Tipo I: desvio < 3 mm e não há angulação, ocorre por hiperextensão e carga axial;
- Tipo II: acontece devido a hiperextensão inicial seguida de flexão e compressão axial. O desvio é > 3 mm e há angulação significativa;
- Tipo IIa: hiperflexão e distração levam a um padrão de fratura com angulação significativa, porém o desvio é < 3 mm;
- Tipo III: flexão e compressão levam à luxação facetária bilateral.

Em sua série de 52 pacientes, 15 tipos I, 32 tipos II (sendo três do tipo IIa) e cinco do tipo III.

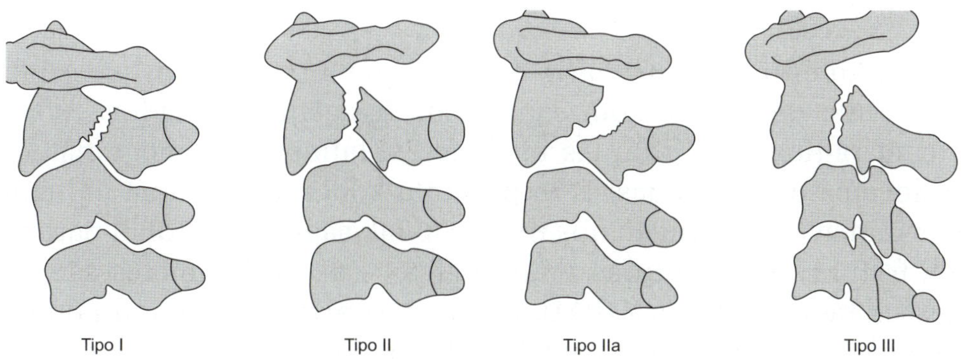

FIGURA 2-2 • Classificação de Levine e Edwards.

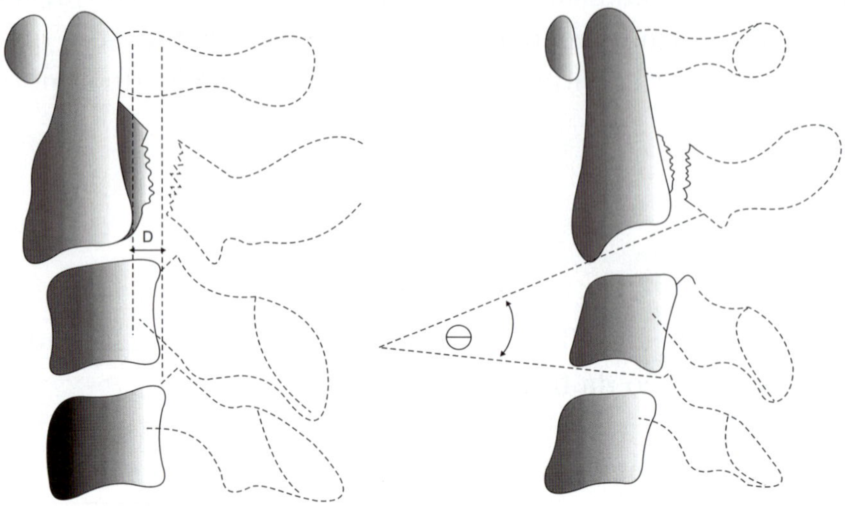

FIGURA 2-3 • Classificação de Francis. Avalia a angulação e a translação pela radiografia em perfil.

Em 1993, Starr e Eismont subclassificaram o tipo Ia como fraturas obliquamente deslocadas surgidas por hiperextensão associada à flexão lateral.

Com base nos parâmetros de instabilidade cervical definidos por White e Panjabi, Francis *et al.* publicaram, em 1981, uma classificação que permite expressar a magnitude das lesões ligamentares, dividindo as fraturas em cinco graus (Figura 2-3):

- Grau I: translação < 3,5 mm e angulação < 11°;
- Grau II: translação < 3,5 mm, mas cifose > 11°;
- Grau III: deslocamento translacional > 3,5 mm, mas cifose < 11°;
- Grau IV: invariavelmente instáveis, com translação > 3,5 mm e angulação > 11°;
- Grau V: ruptura do disco, raramente encontrada.

DIAGNÓSTICO

Uma vez realizado o atendimento primário e desde que o paciente esteja estabilizado, devemos obter o estudo da fratura com exames de imagem adequados. Avaliação da anatomia óssea com radiografias simples e, preferencialmente, tomografias computadorizadas (TCs) devem ser realizadas. É importante solicitarmos uma TC com cortes finos, de 2 mm a 3 mm, e reconstrução nos planos axial, sagital e coronal para avaliação da morfologia da fratura. As estruturas neurológicas e as partes moles são mais bem avaliadas pela ressonância magnética (RM). Estudos da artéria vertebral podem ser necessários em algumas ocasiões, já que casos de dissecção e trombose desse vaso estão descritos na literatura. Não recomendamos a realização de radiografias dinâmicas de rotina (Figura 2-4).

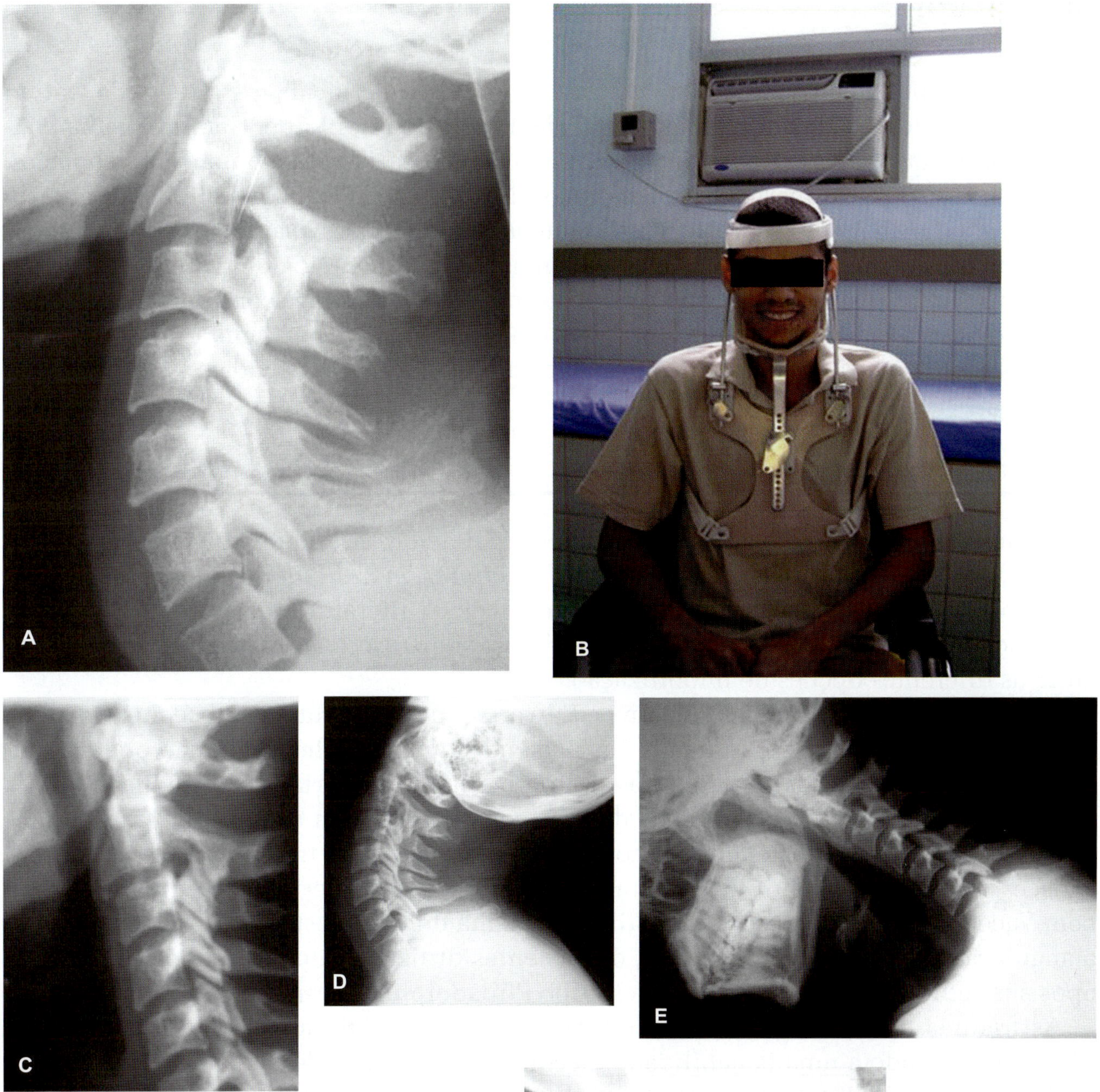

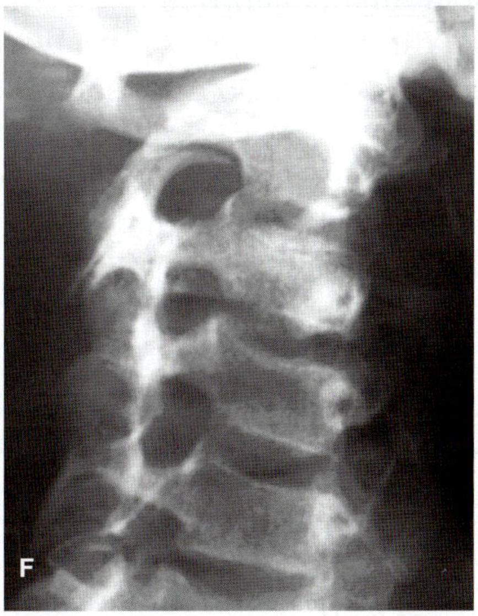

FIGURA 2-4 • A. Radiografia em perfil da coluna cervical evidenciando FE tipo I de Levine e Edwards. B. Fotografia de paciente tratado de maneira conservadora com órtese do tipo SOMI. Após três meses usando órtese, houve consolidação da fratura. C. Radiografia em perfil da coluna cervical. D. Radiografia dinâmica em extensão. E. Radiografia dinâmica em flexão. F. Radiografia em incidência oblíqua da coluna cervical mostrando consolidação da *pars interarticularis*.

TRATAMENTO

A ETA corresponde de 15% a 20% de todas as fraturas cervicais e é a segunda fratura mais comum do áxis, ficando atrás apenas da fratura do odontoide. Geralmente há consolidação adequada e a redução anatômica não é necessária para a obtenção de bons resultados. Em 2002, a American Association of Neurological Surgeons publicou um protocolo para o manejo de lesões cervicais agudas. Os autores revisaram a literatura sobre FE e concluíram que a maioria desses pacientes podia ser tratada de maneira conservadora com ótimos resultados. O tratamento das fraturas deslocadas continua controverso. Além do desvio da fratura, outras variáveis devem ser levadas em conta, como filosofia de tratamento do cirurgião, estado geral do paciente e lesões associadas.

Tratamento conservador

As fraturas tipo I de Levine e Edwards podem ser tratadas de maneira conservadora com imobilização cervical, órtese do tipo *sternal, occipital, mandibular immobilizer* (SOMI) ou halo-veste por um período de 10 a 12 semanas. A literatura mostra que não existe diferença no tempo de consolidação, taxa de pseudartrose e amplitude de movimento entre as diferentes opções de imobilização cervical.

É nas fraturas tipos II e IIa de Levine e Edwards que a conduta é mais controversa na literatura. Cirurgia deve ser indicada aos pacientes que não toleram ou não podem usar halo-veste (p. ex., idosos e portadores de trauma facial importante). A redução é feita com tração e halo craniano ou pinça de Gardner-Wells, porém o tempo de tração antes da colocação do halo-veste ainda é controverso, variando de três dias a oito semanas. É necessário o exame neurológico e radiográfico sob tração periodicamente. De acordo com Vaccaro *et al.*, o fator mais sugestivo para falha do halo-veste após a tração inicial é a angulação sagital > 11,5º. Em geral, os pacientes utilizam halo-veste por três meses e, após sua retirada, é colocada uma órtese tipo Philadelphia durante quatro semanas.

As fraturas tipo IIa de Levine e Edwards ocorrem por mecanismo de hiperflexão e distração, levando a uma instabilidade discoligamentar circunferencial severa. Por este motivo tração axial direta deve ser evitada devido à possibilidade de lesões neurológicas graves. O vetor de força da tração deve ser aplicado em extensão para evitar distração da fratura.

Embora tenha sido relatado tratamento conservador com sucesso em alguns casos na literatura em fraturas tipo III de Levine e Edwards, a cirurgia é necessária devido à instabilidade e ao potencial de complicações catastróficas neste tipo de lesão.

Tratamento cirúrgico

Fraturas tipos II, IIa e III de Levine e Edwards são consideradas instáveis. Seu tratamento continua controverso. Estes tipos de lesões ocorrem combinadas à lesão do disco intervertebral C2-C3 e do ligamento longitudinal anterior. Pseudoartrose, desvio anterior, angulação de C2 sobre C3 e dor axial crônica são encontrados em até 60% das fraturas instáveis que foram tratadas de maneira conservadora. Isso justifica por que muitos autores adotam a cirurgia como primeira opção de tratamento para a FE instável. Outra indicação para a cirurgia é o encurtamento do tempo de tratamento.

A estabilização cirúrgica é descrita por via anterior e/ou posterior. Dentro das diferentes opções pela via posterior podem ser realizadas osteossíntese da *pars interarticularis* de C2 com parafusos, amarrias de C1-C3 com fios e artrodese C2-C3 com parafusos pediculares ou de massa lateral.

A cirurgia pelo acesso anterior consiste em fusão intersomática C2-C3 com placa e parafusos. Tem a vantagem de ser uma via familiar ao cirurgião e fusionar um segmento curto da coluna, porém não estabiliza o arco neural de C2.

Entre as abordagens posteriores, a osteossíntese do áxis com parafusos tem a vantagem de preservar o arco de movimento, porém não restabelece a estabilidade do disco. Esta técnica pode ser utilizada nos casos em que a lesão no disco C2-C3 é mínima ou ausente. A artrodese C1-C3 com fios de amarria foi muito utilizada no passado, mas atualmente caiu em desuso devido à perda importante de mobilidade e à necessidade de imobilização pós-operatória. As técnicas de instrumentação e artrodese posterior de C2-C3 com barras e parafusos proporcionam restabelecimento estrutural do arco de C2 e relativa estabilidade ao imobilizar o disco C2-C3.

Duggal *et al.* realizaram estudo biomecânico comparando as técnicas de estabilização para a FE. A artrodese posterior C2-C3 com barras e parafusos mostrou ser mais efetiva que a osteossíntese da *pars* de C2 e a artrodese anterior C2-C3. A artrodese posterior C2-C3 com parafusos restaura e estabiliza os elementos posteriores do áxis, atua similar à banda de tensão nos movimentos de flexão, flexão lateral e rotação axial e não há necessidade de imobilização pós-operatória.

Compartilhamos o pensamento que, embora os resultados biomecânicos sejam superiores com instrumentação posterior com parafusos, a relevância clínica ainda é incerta. Há fatores que devem ser levados em consideração, como um leito de fusão menos receptivo que o anterior, a possibilidade de não obter reparo da *pars* devido ao padrão de algumas fraturas, o potencial de complicações vasculares e neurológicas e a dificuldade técnica de realização da cirurgia pela via posterior em relação à via anterior, que mostrou ser clinicamente adequada na maioria das situações.

Anatomia relacionada

O áxis é uma vértebra de transição. Compõe a coluna cervical superior, que é formada por base do crânio, atlas, processo odontoide e corpo do áxis. A separação das facetas articulares em C2 divide o arco neural em três segmentos: o pedículo, a *pars interarticularis* e a lâmina. É importante entendermos que os termos pedículo e *pars interarticularis*, ou *isthmus*, correspondem a diferentes partes do áxis. O pedículo é formado por uma extensão posterolateral do corpo vertebral que conecta o corpo à faceta articular superior. A *pars interarticularis* é um segmento estreito que une a faceta articular superior à inferior.

A literatura é confusa ao definir a estrutura anatômica exata que está rompida na FE. Esta fratura vem sendo descrita como ocorrendo no arco neural, pedículo, *pars*, lâmina ou corpo. A definição mais utilizada é que ela envolve as duas *pars interarticularis*, com ou sem acometimento de outras estruturas vertebrais, embora raramente seja simétrica devido ao componente rotacional envolvido na maioria dos casos. O termo "fratura do enforcado atípica" é utilizado quando o traço de fratura ocorre no aspecto posterior do corpo vertebral estendendo-se, uni ou bilateralmente, para o córtex posterior ou pedículos.

Técnicas cirúrgicas

Abordagem anterior (Smith-Robinson): paciente em decúbito dorsal e coxim sobre os ombros para produzir leve extensão da coluna cervical. O lado é escolhido levando-se em conta o padrão da fratura e a preferência do cirurgião. O nível da incisão é marcado com intensificador de imagens. O osso hioide é uma referência anatômica para o nível C3. A pele pode ser aberta de maneira transversal ou longitudinal, de acordo com a preferência do cirurgião. Optamos pela abertura em sentido longitudinal devido à facilidade de uma possível extensão para melhor visualização. O platisma é divido no mesmo sentido, sendo demonstrada a fáscia cervical superficial, que é aberta longitudinalmente ao longo da borda anterior do músculo esternocleidomastóideo (ECM). Bainha carotídea e ECM são afastados lateralmente e os músculos da laringe, traqueia e esôfago, medialmente.

O ventre superior do músculo omo-hióideo cursa transversalmente através do campo operatório. Ele pode ser afastado ou dividido. Sob o músculo omo-hióideo, a camada média da fáscia cervical é apresentada e aberta. Nesse momento, as vértebras cervicais podem ser palpadas. Na fáscia cervical média, a veia tireóidea média e o ramo transverso da alça cervical profunda são encontrados e podem ser ligados. É necessário identificar a posição da artéria tireóidea superior, a artéria lingual e o nervo hipoglosso.

São colocados afastadores autoestáticos específicos, identificados na segunda e terceira vértebras e o disco intervertebral C2-C3. Realizar retirada do disco. Descompressão, apenas se necessário. Colocação de Cage com enxerto autólogo. Instrumentação com placa e parafusos respeitando-se a lordose cervical. O fechamento é feito de acordo com os planos anatômicos, sempre utilizando dreno de sucção.

Osteossíntese da *pars interarticulares* de C2: paciente em decúbito ventral, com a cabeça devidamente apoiada. É necessária tricotomia extensa do dorso e do pescoço. A derme e o tecido celular subcutâneo podem ser infiltrados com epinefrina para facilitar a hemostasia. A incisão da pele é feita na linha média, na topografia da primeira e segunda vértebra. O ligamento nucal é dividido na linha média e incisionado até as pontas dos processos espinhosos. É realizada dissecção subperiosteal até limite lateral de 1,5 cm para evitar lesão das artérias vertebrais. Os grandes plexos venosos de

C1 e C2 são mais laterais e a dissecção não deve se estender além ou entre os limites das articulações zigoapofisárias para evitar sangramento dessas veias. A margem superior da lâmina de C2 é a referência para a penetração do parafuso em C2. O ponto de entrada do parafuso de C2 é o quadrante superior e medial do *isthmus* de C2. Para confirmar a colocação correta do parafuso em C2 pode-se passar uma espátula curva delicada dentro do canal medular, ao longo da borda superior da lâmina, na superfície superomedial do pedículo de C2. A angulação para inserção do parafuso de C2 é de, aproximadamente, 20° para medial e 25° para superior. Para compressão do foco de fratura pelo parafuso de C2, o orifício do osso proximal deve ser alargado com *drill* até atingir um diâmetro maior que o do parafuso. A compressão durante a colocação do parafuso reduz a fratura. O diâmetro do parafuso deve ser de 3,5-4 mm e o comprimento, de 26-30 mm. Após o controle radiográfico, o fechamento é feito por planos, sempre deixando um dreno de sucção.

Instrumentação posterior C2-C3 com parafusos: com o paciente em decúbito ventral e a cabeça devidamente apoiada, a coluna cervical superior é exposta da maneira usual. As margens das *pars interarticularis* de C2 e as massa laterais de C3 são cuidadosamente identificadas. A margem superior da lâmina de C2 é a referência para a penetração do parafuso em C2. O ponto de entrada do parafuso de C2 é o quadrante superior e medial do *isthmus* de C2. Para confirmar colocação correta do parafuso em C2 pode-se passar uma espátula curva delicada dentro do canal medular, ao longo da borda superior da lâmina, na superfície superomedial do pedículo de C2. Os ângulos de inserção do parafuso de C2 são, aproximadamente, 20° para medial e 25° para superior. Tomografia computadorizada pré-operatória deve ser estudada para avaliar a trajetória correta. Para criar o efeito compressivo do foco de fratura pelo parafuso de C2, o orifício do osso proximal deve ser alargado com o *drill* até atingir um diâmetro maior que o do parafuso. A subluxação é reduzida durante a colocação do parafuso. O diâmetro do parafuso deve ser de 3,5-4 mm e o comprimento, de 26-30 mm. O ponto de entrada para o parafuso pedicular de C3 é ligeiramente lateral ao centro da massa articular e próximo à margem do processo articular inferior da vértebra cranial adjacente. O ângulo de inserção do parafuso pedicular é de 35° a 45° mediais à linha média no plano transverso. São utilizados parafusos de 3,5 mm a 4 mm de diâmetro e 18 mm a 26 mm de comprimento, após palpação do orifício pedicular. Se optar-se pela colocação de parafusos de massa lateral, utiliza-se o método de Roy-Camille ou Magerl, conforme preferência do cirurgião. As barras devem ser modeladas antes da colocação devido aos diferentes ângulos dos parafusos de C2 e C3. Realizar decorticação do arco de C2 e C3 com colocação de enxerto autólogo retirado da crista ilíaca.

Não há consenso de quando utilizar parafusos pediculares ou de massa lateral em C3. Em algumas situações, o uso de parafusos pediculares em C3 se torna impossível pela existência de pedículos pequenos, deformados ou mesmo por dificuldade técnica. Nesses casos a instrumentação tende à falha, por isso opta-se pelos parafusos de massa lateral (Figuras 2-5 a 2-9).

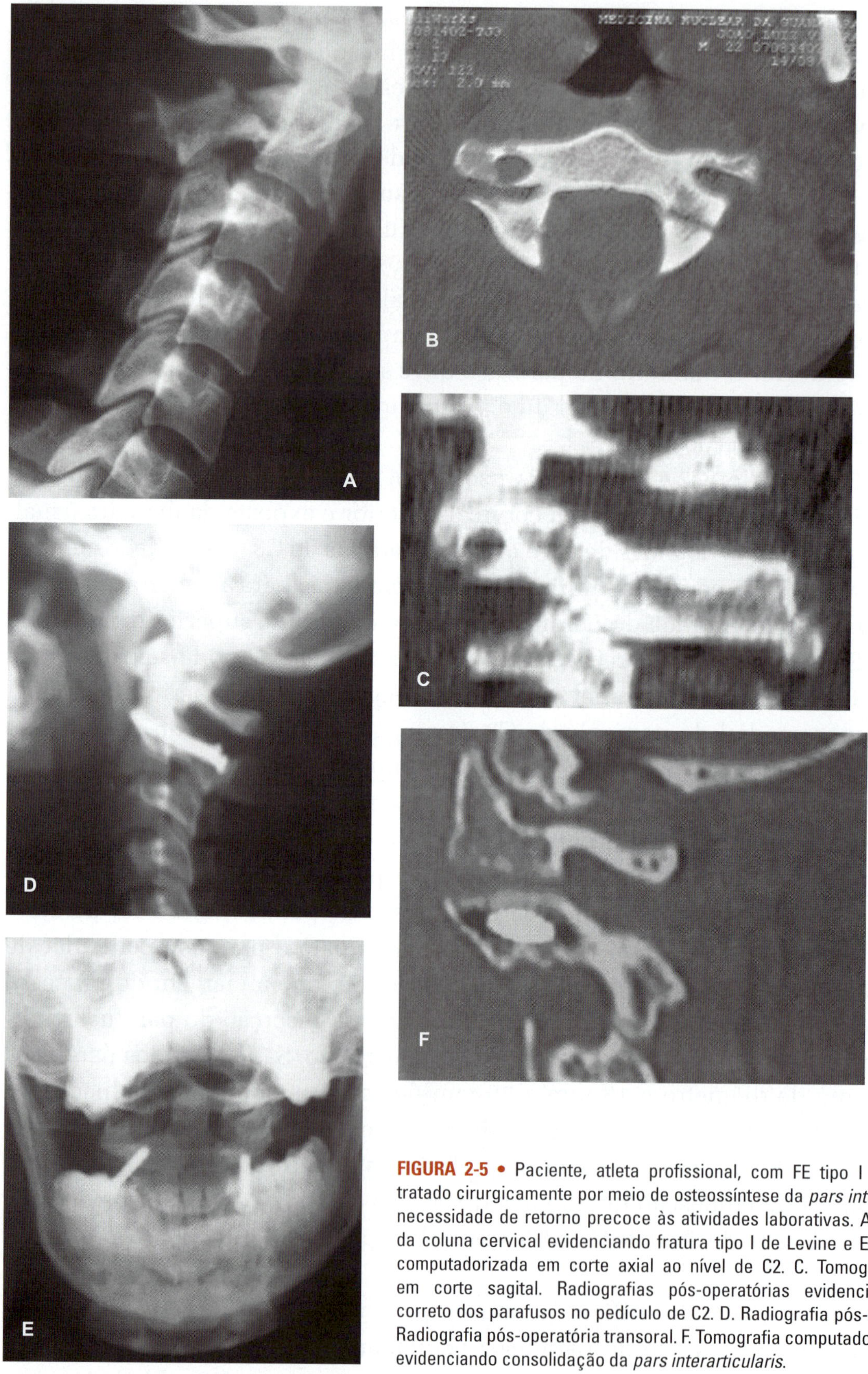

FIGURA 2-5 • Paciente, atleta profissional, com FE tipo I de Levine e Edwards tratado cirurgicamente por meio de osteossíntese da *pars interarticularis* de C2 pela necessidade de retorno precoce às atividades laborativas. A. Radiografia em perfil da coluna cervical evidenciando fratura tipo I de Levine e Edwards. B. Tomografia computadorizada em corte axial ao nível de C2. C. Tomografia computadorizada em corte sagital. Radiografias pós-operatórias evidenciando posicionamento correto dos parafusos no pedículo de C2. D. Radiografia pós-operatória em perfil. E. Radiografia pós-operatória transoral. F. Tomografia computadorizada em corte sagital evidenciando consolidação da *pars interarticularis*.

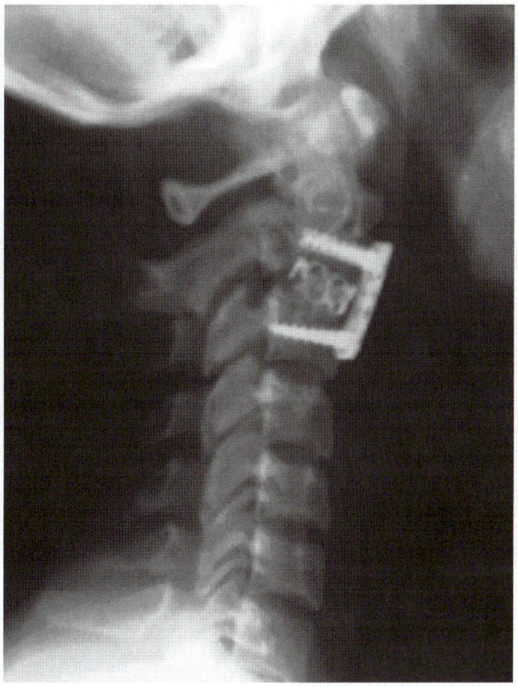

FIGURA 2-6 • FE tratada por artrodese anterior C2-C3.

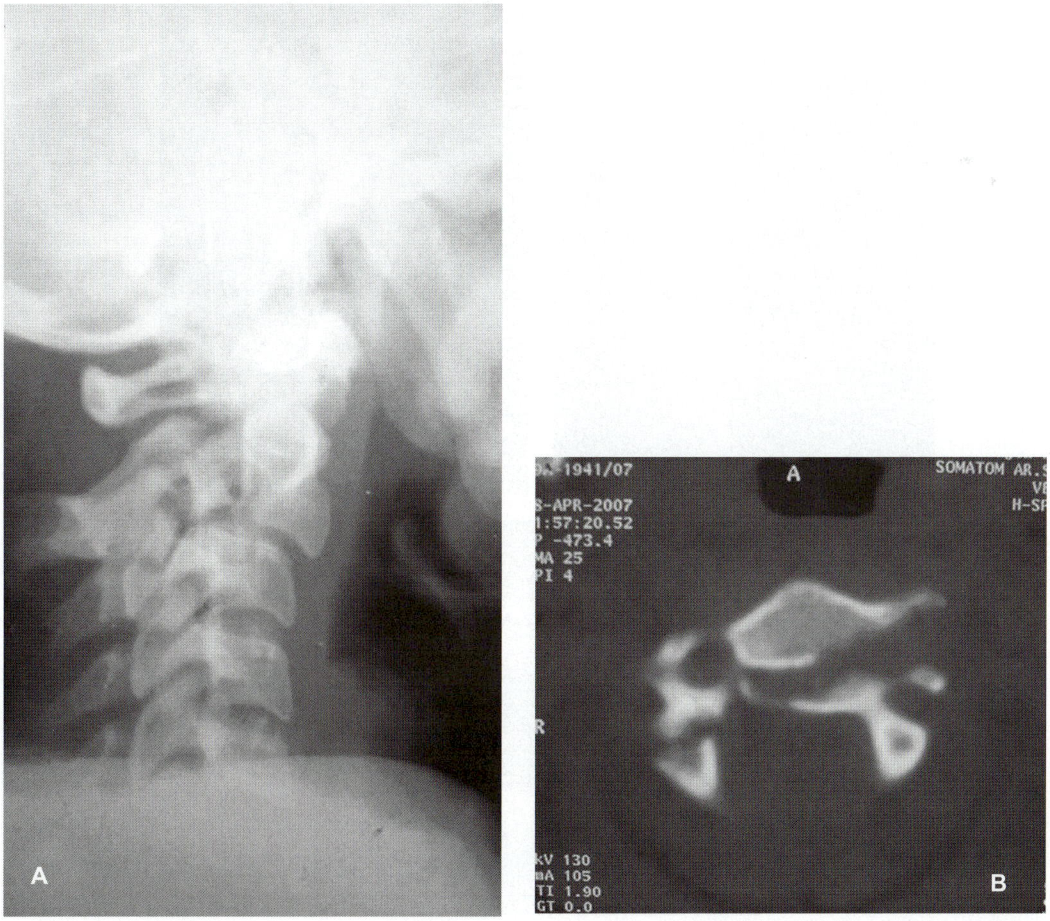

FIGURA 2-7 • Fratura do enforcado atípica. A. Radiografia em perfil da coluna cervical. B. Tomografia computadorizada em corte axial mostrando padrão atípico.

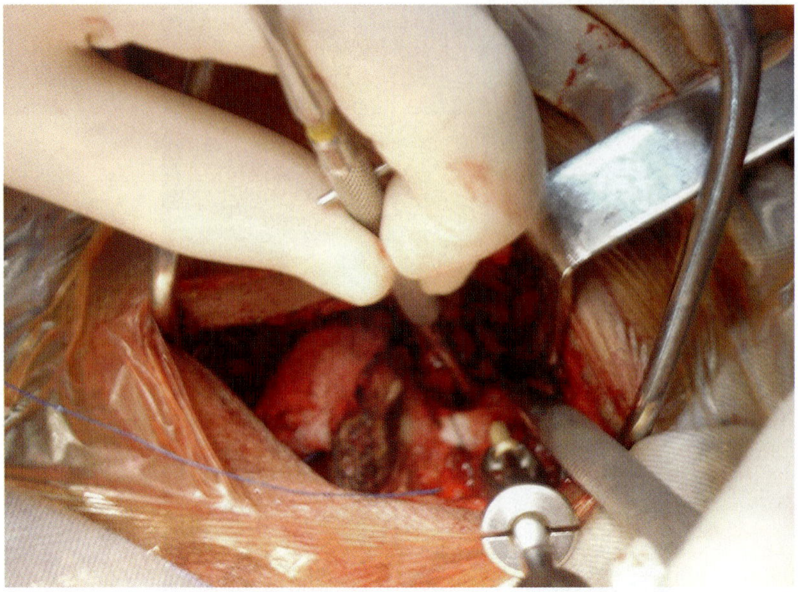

FIGURA 2-8 • Fotografia intraoperatória de paciente submetido à osteossíntese da *pars interarticularis*.

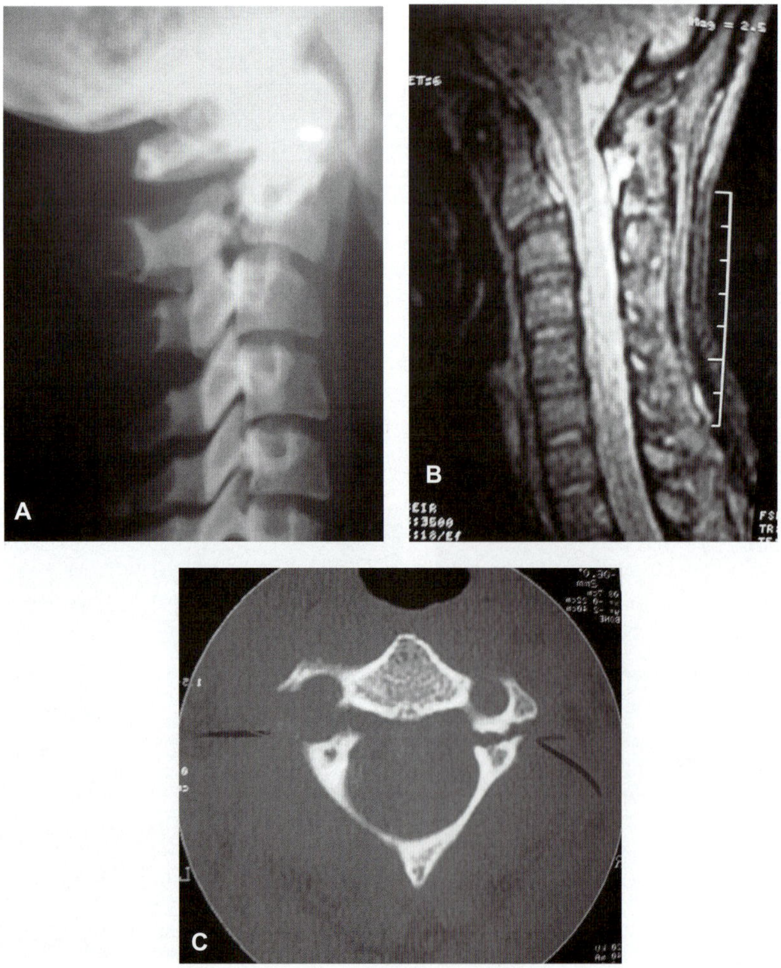

FIGURA 2-9 • A. Radiografia em perfil da coluna cervical. B. Ressonância magnética em T2, corte sagital. C. Tomografia computadorizada em corte axial mostrando fratura ao nível das *pars interarticularis*.

Caso clínico

Paciente do sexo feminino, 32 anos, vítima de acidente automobilístico há cinco dias chega ao nosso serviço transferida de outro hospital após serem excluídas outras lesões. Exame neurológico normal.

Diagnóstico

Espondilolistese traumática do áxis.

Classificação

Tipo II de Levine e Edwards.

Tratamento

Tração gravitacional com halo craniano seguida de halo-veste por três meses (Figura 2-10).

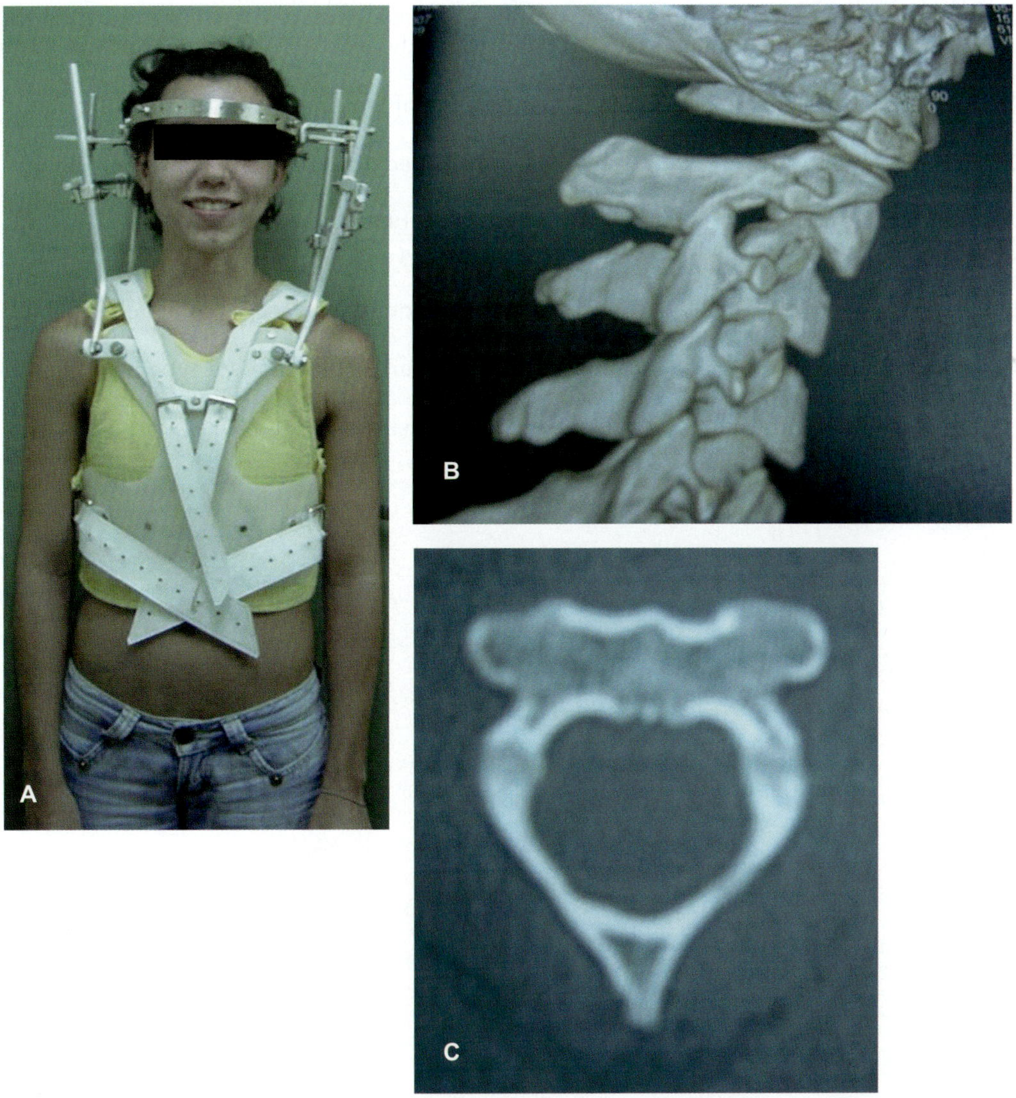

FIGURA 2-10 • A. Fotografia da paciente usando halo-veste. B. Reconstrução em 3D mostrando fratura consolidada com alongamento da *pars interarticularis*. C. Tomografia computadorizada em corte axial confirmando consolidação da fratura.

Referências

Alan ML, Alan D. Traumatic spondylolisthesis of the axis: Hangman's fracture. In: Charles RC (ed.). The Cervical Spine. 4th ed. Philadelphia, PA: Lippincott Williams & Wilkins, 2005. p. 629-49.

Borne GM, Bedou GL, Pinaudeau M. Treatment of pedicular fractures of the axis: a clinical study and screw fixation technique. J Neurosurg. 1984; 60: 88-93.

Bristol R, Henn JS, Dickman CA. Pars screw fixation of a Hangman's fracture: technical case report. Neurosurgery. 2005; 56: E204.

Coric D, Wilson JA, Kelley DL Jr. Treatment of traumatic spondylolisthesis of the axis with nonrigid immobilization: a review of 6 cases. J Neurosurg. 1996; 85: 550-4.

Delfino, HLA. Lesões traumáticas da coluna. São Paulo: Bevilacqua Editora; 2005.

Duggal N, Chamberlain RH, Perez-Garza LE, et al. Hangman's fracture: a biomechanical comparison of stabilization techniques.Spine. 2007; 32: 182-7.

Ebraheim NA, Fow J, Xu R, et al. The location of the pedicle and *pars interarticularis* in the axis. Spine. 2001; 26: E34-7.

Effendi B, Roy D, Cornish B, et al. Fractures of the ring of the axis: a classification based on the analysis of 131 cases. J Bone Joint Surg Br. 1981; 63: 319-27.

Francis WR, Fielding JW. Traumatic spondylolisthesis of the axis. Orthop Clin North Am. 1978; 9: 1011-27.

Garber JN. Abnormalities of the atlas and axis vertebra: congenital and traumatic. J bone Joint Surg Am. 1964; 46: 1782-1791.

Grogono B. Injuries of the atlas and axis. J Bone Joint Surg Br. 1954; 36: 397-410.

Kim AH, Ludwig SC, Vaccaro AR, Chang, JC. Atlas of Spine Trauma, adult and pediatric. In: Paul Klimo Jr, Ron I. Riesenburger, Meic H. Schmidt,Traumatic spondilolistesis of the axis. Philadelphia: Sauders Elsevier, 2008. p. 209-218.

Li XF, Dai LY, Lu H, et al. A systematic review of the management of hangman's fractures. Eur Spine J. 2006; 15: 257-69.

Scheneider RC, livingstone KE, Cave AJ, Hamilton G. Hangman's fracture of the cervical spine. J neurosurg. 1965; 22: 141-154,.

Starr JK, Eismont FJ. Atypical hangman's fracture. Spine.1993; 18: 1954-7.

Tuite GF, Papadopoulos SM, Sonntag VK. Caspar plate fixation for the treatment of complex Hangman's fractures. Neurosurgery. 1992; 30: 761-4.

Vaccaro AR, Madigan L, Bauerle WB, et al. Early halo immobilization of displaced traumatic spondylolisthesis of the axis. Spine. 2002; 27: 2229-33.

Verheggen R, Jansen J. Hangman's fracture: arguments in favor of surgical therapy for type II and III according to Edwards and Levine. Surg Neurol. 1998; 49: 253-61.

Wood-Jones F. The ideal lesion produced by judicial hanging. Lancet. 1913; 1: 53-54.

3

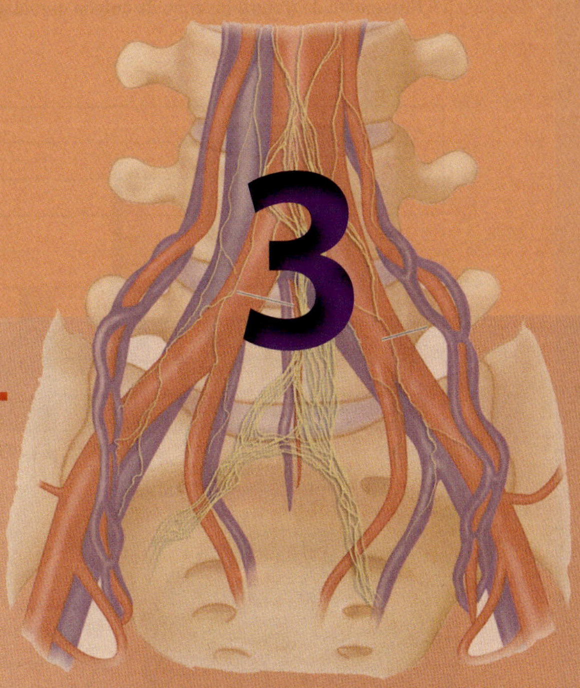

Tratamento da fratura-luxação da coluna cervical por via anterior

Emiliano Neves Vialle
Luiz Roberto Vialle

INTRODUÇÃO

As fraturas da coluna cervical respondem por um terço das fraturas de coluna. Neste grupo, as luxações e fraturas-luxações representam um quinto das lesões cervicais, mas agrupando a maior incidência de lesão medular entre todas as lesões da coluna.

A grande mobilidade do segmento cervical baixo (C3 a C7), associada a um espaço limitado para a medula espinhal no canal vertebral, contribui para a elevada incidência de trauma raquimedular associado.

MECANISMO DE TRAUMA

Movimentos de flexão e rotação são os principais causadores das luxações cervicais, podendo estar associados a compressão, gerando as fraturas-luxação. As principais causas desta lesão são acidentes automobilísticos, mergulho em água rasa e queda de nível (Figura 3-1).

EXAME FÍSICO

Todo paciente com suspeita de lesão na coluna deve ser imobilizado adequadamente, seguindo as normas do Suporte Avançado de Vida no Trauma (ATLS), e principalmente

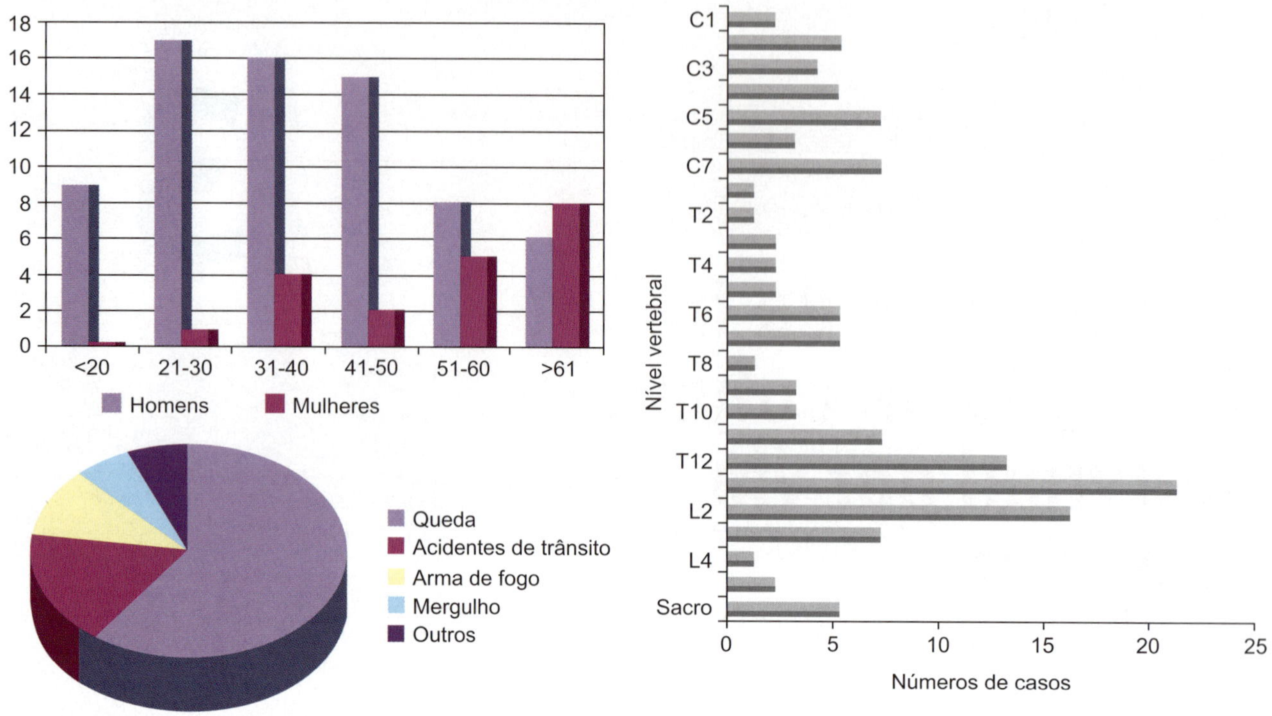

FIGURA 3-1 • Epidemiologia das fraturas de coluna de acordo com A. Idade e sexo; B. Mecanismo de trauma; C. Localização (Hospital Universitário Cajuru).

TABELA 3-1 Etapas do atendimento do ATLS em relação à avaliação da coluna vertebral

Algoritmo do ATLS	Avaliação do risco para trauma de coluna
A = via aérea pérvia e proteção da coluna cervical	Nível de consciência rebaixado
B = respiração e ventilação	Lesões do tórax (arcos costais, equimoses)
C = circulação e controle de sangramento	Lesões abdominais (retroperitônio, pelve)
D = avaliação de incapacidades	Exame neurológico (sensibilidade, motricidade, esfíncteres, reflexos)
E = exposição corporal	Mobilização em bloco, exame da coluna (lesão dos processos espinhosos, dor à palpação da linha média, equimose)
	Só liberar as precauções de coluna no paciente alerta

respeitando a sequência de atendimento, em que para cada etapa (conhecidas como A, B, C do atendimento) há uma correlação com o trauma cervical (Tabela 3-1).

No atendimento pré-hospitalar, quatro regras devem ser enfatizadas:

1. Remover o paciente da tábua de transporte o mais rápido possível, reduzindo o índice de lesões de pele.
2. Não depender da estabilidade do colar cervical para intubação do paciente; o mais adequado é realizar tração cervical manual buscando realinhar a coluna sem estendê-la.

3. Transportar pacientes para centros de manejo definitivo dentro de 24 horas após o trauma.
4. Treinamento da equipe de emergência para liberar com mais habilidade casos sem lesão e manter a imobilização de casos suspeitos.

Em pacientes com alteração do nível de consciência, as precauções de imobilização devem ser mantidas até que o exame físico seja possível ou que exames de imagem descartem instabilidade da coluna cervical. Se o paciente colabora com o exame, este deve seguir os padrões da American Spine Injury Association (ASIA), definindo a presença de uma lesão neurológica, sua extensão e gravidade (Figura 3-2).

DIAGNÓSTICO

Existem dois protocolos para indicação de radiografias no trauma cervical: O *National Emergency X-Radiography Utilization Study* (NEXUS) e o *Canadian Cervical Spine Rule* (CSR). Ambos visam otimizar a avaliação do politraumatizado, chamando atenção para casos específicos em que há maior chance de lesão cervical, ou nos quais a lesão cervical apresenta maior chance de passar despercebida pelo atendimento inicial (Tabela 3-2).

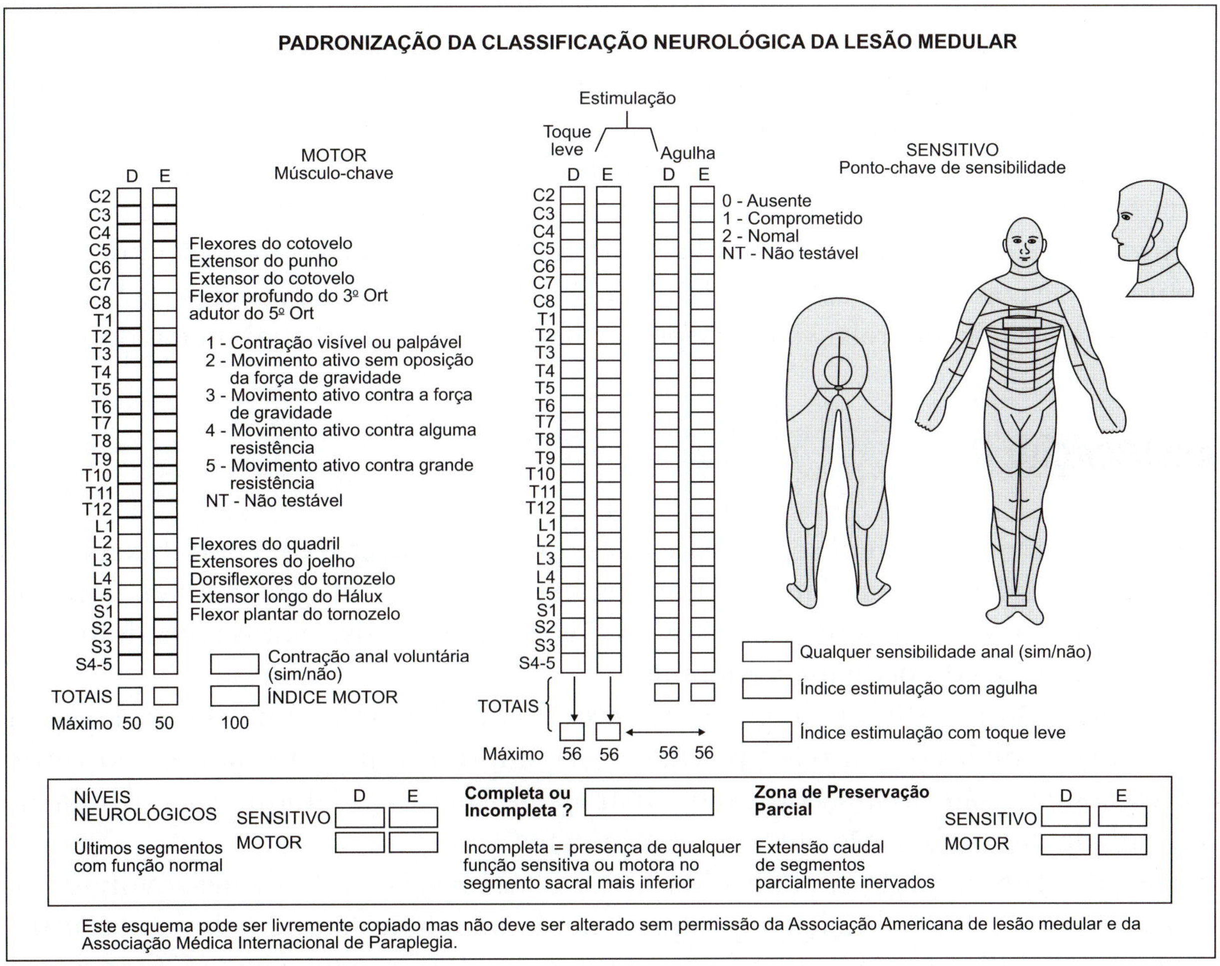

FIGURA 3-2 • Gráfico de avaliação padronizada do trauma raquimedular.

TABELA 3-2 Resumo dos critérios para avaliação inicial e solicitação de exames de coluna ao paciente politraumatizado

Protocolo americano (Nexus) Critérios para exclusão de necessidade de radiografias	Protocolo canadense (*C-Spine Rule*) Critérios para realização de radiografias
Ausência de dor cervical	Pacientes acima de 65 anos
Ausência de déficit neurológico	Parestesias nas extremidades
Nível de alerta normal	Mecanismo de risco envolvido (queda de mais de um metro, trauma axial sobre a cabeça, acidente automobilístico acima de 100 km/hora, capotamento, ejeção do veículo)
Sem evidência de intoxicação	
Ausência de outra dor importante que possa distrair o paciente de uma lesão na coluna	

Ainda, o Colégio Americano de Radiologia fornece algoritmos para solicitação de exames de imagem, de acordo com sua utilidade em várias situações clínicas, disponíveis na internet em www.acr.org/ac.

De modo resumido, em pacientes com luxação cervical, sem alteração neurológica, o exame de eleição é a tomografia computadorizada, que permite avaliar a estrutura do corpo vertebral e dos elementos posteriores, além de identificar lesões adjacentes na coluna cervical alta e transição cervicotorácica.

A ressonância magnética tem um papel importante em lesões menores, em que há dúvida sobre a integridade do complexo ligamentar posterior. Em pacientes com déficit neurológico, a ressonância tem valor preditivo quanto ao tipo de lesão por meio da mensuração da compressão sobre a medula, além de identificar a presença de herniações discais e sua posição em relação ao corpo vertebral (migração cranial ou caudal).

CLASSIFICAÇÃO

As luxações cervicais podem ser classificadas, de modo descritivo, como luxações bifacetárias, luxação facetária unilateral e fraturas-luxação. Estas últimas incluem fraturas do corpo vertebral associadas à luxação e lesões dos elementos posteriores como fraturas das facetas articulares e do pedículo vertebral.

A classificação de Allen e Ferguson descreve as lesões da coluna cervical, segundo seu mecanismo de lesão, em seis tipos básicos: compressão-flexão, compressão-vertical, compressão-extensão, distração-flexão, distração-extensão e lateroflexão. Ainda há a possibilidade de combinação entre os mecanismos.

A classificação de Magerl, conhecida como classificação AO, foi desenvolvida para fraturas da coluna toracolombar e posteriormente adaptada para a coluna cervical. As fraturas são classificadas em tipo A (por compressão), B (por distração) e C (por rotação). A Tabela 3-3 compara a classificação de Allen e Ferguson com a de Magerl.

TABELA 3-3 Comparação entre as classificações de Allen e Ferguson e de Magerl

Allen	Magerl	RX
Comp. flexão (5 fases)	Tipo A/B	Gota de lágrima (*tear drop*)
Comp. vertical (3 fases)	Tipo A	Explosão
Comp. extensão	Tipo B	Facetas articulares
Distração-flexão	Tipo B	Luxação bilateral
Distração-extensão	Tipo B	Avulsão do corpo vertebral
Lateroflexão	Tipo A	Acunhamento unilateral
Sem correspondência	Tipo C	Luxação unifacetária

Chama a atenção a ausência de lesões do tipo C, que representariam as luxações facetárias unilaterais na classificação de Allen.

Vaccaro *et al.* descreveram, mais recentemente, outro sistema de avaliação das lesões subaxiais, com uma pontuação que indicaria a gravidade da lesão e guiaria a decisão terapêutica, cuja aceitação ainda é limitada. No protocolo proposto, as luxações cervicais são divididas, após a realização de uma ressonância magnética, em lesões com disco intervertebral no canal e sem disco intervertebral no canal. Concluem que ambas podem ser tratadas por via anterior e que há a opção da via posterior nas lesões sem hérnia discal.

REDUÇÃO E FIXAÇÃO POR VIA ANTERIOR

A redução por via anterior tem como maior defesa a possibilidade de remover o disco intervertebral antes da manobra de redução, diminuindo o risco de deslocamento em direção ao canal vertebral e, consequentemente, o risco de lesão neurológica. Esta abordagem é utilizada rotineiramente pelos autores em lesões com até três semanas de evolução.

Aqueles contrários ao uso da via anterior para redução das luxações cervicais afirmam que a lesão principal é posterior e que o realinhamento das facetas sob visão direta pela abordagem posterior utilizaria manobras menos bruscas, com menor manipulação sobre a medula espinhal.

Os autores utilizam a tração craniana apenas na impossibilidade de redução aberta, seja por condições clínicas do paciente, ou por questões logísticas. A tração permite descompressão parcial da medula espinhal, independentemente de obter a redução das facetas articulares.

Reindl *et al.* avaliaram uma série de casos tratados com tração e redução aberta e concluíram que a única situação na qual a redução por via anterior não é possível é na presença de fratura por meio dos pedículos vertebrais. Nesta situação há uma dissociação entre os elementos anteriores e posteriores, inviabilizando a redução das facetas e tornando a via posterior essencial, mesmo que precedida de uma discectomia por via anterior.

A maioria das lesões reduzidas e fixadas por via anterior não necessita de via posterior complementar. Numa série de casos de luxação cervical, em que a via anterior foi comparada com a via posterior, Brodke *et al.* identificaram que casos nos quais havia fraturas por achatamento do corpo vertebral e fratura bilateral das facetas apresentavam tendência a cifotizar, sendo adequada a fixação circunferencial.

Em relação às facetas, os autores indicam a via posterior complementar sempre que não houver justaposição das facetas após a estabilização por via anterior.

Anatomia relacionada e técnica cirúrgica

Uma vez proposta a abordagem anterior, deve-se ter cuidado para posicionar o paciente em extensão cervical, mas também para permitir maior extensão caso seja necessário para justaposição final das facetas articulares. Geralmente um coxim interescapular é suficiente para estender o pescoço, facilitando o acesso à região anterior e a manipulação cervical visando à redução das facetas.

Classicamente a abordagem anterior é realizada pelo lado esquerdo, por uma menor variação na anatomia do nervo laríngeo recorrente e menor risco de rouquidão no pós-operatório. Esta não é a experiência dos autores, nem da literatura recente, como no estudo de Haller *et al.*, em que a anatomia de nervo laríngeo recorrente foi similar em ambos os lados.

Uma vez determinado o acesso mediante marcação radiográfica, a pele pode ser incisada de modo longitudinal ou transversal, sempre centrando a incisão no bordo interno do músculo esternocleidomastóideo. Se a opção for por uma incisão transversa, recomenda-se dissecar o tecido celular subcutâneo 2 cm proximal e distal à incisão, o que facilita a dissecção do músculo platisma. Este é o próximo plano a ser abordado, e recomenda-se dissecção longitudinal no sentido das fibras deste para uma melhor estética pós-operatória.

A seguir encontra-se o músculo esternocleidomastóideo, e a dissecção é feita de modo rombo através do bordo medial deste. Não é raro que o cirurgião inicie a dissecção dentro da fáscia do músculo, o que inviabiliza a dissecção romba e gera sangramento significativo. A mudança de trajeto é possível e recomendada, pois é deste modo que a bainha carotídea é identificada (Figura 3-3) e, junto a ela, os vasos tireoidianos superiores e inferiores, dependendo do nível abordado. Os autores recomendam ligadura destes vasos em vez de cauterizá-los, pela proximidade da artéria carótida e da veia jugular. Neste ponto a coluna pode ser palpada e a fáscia cervical profunda incisada longitudinalmente, acima e abaixo da luxação.

Neste momento o esôfago é identificado (mais facilmente se o paciente estiver com uma sonda nasogástrica) e protegido por um afastador manual, enquanto o músculo longo do pescoço é dissecado lateralmente. Neste ponto a hemostasia de vasos deste músculo pode ser feita com cautério bipolar ou cera óssea, seguida do posicionamento de afastadores laterais. Apesar da popularização de afastadores autostáticos, os auto-

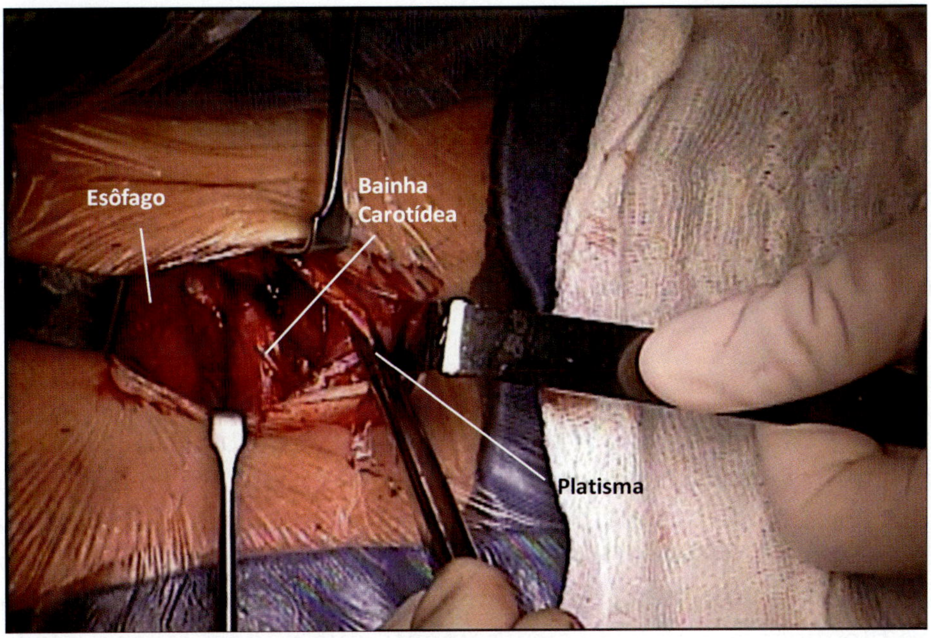

FIGURA 3-3 • Identificação da bainha carotídea durante a abordagem cervical anterior.

res preferem utilizar dois afastadores tipo Homans posicionados lateralmente ao corpo vertebral e sob o músculo longo do pescoço. As vantagens seriam a retração com forças distintas para cada lado, uma vez que a resistência medial (traqueia e esôfago) é maior que a lateral (bainha carotídea), e a possibilidade de reduzir a retração gradualmente, de acordo com o tempo da dissecção. Na experiência dos autores, este método permite uma recuperação pós-operatória com menor incidência de disfonia e disfagia.

Uma vez exposto o segmento a ser operado (disco e vértebras adjacentes), procede-se à discectomia com o mínimo de distração possível, expondo todo o canal vertebral e removendo o ligamento longitudinal posterior roto. É fundamental utilizar um palpador angulado para pesquisar fragmentos discais migrados cranialmente ou caudalmente, e, em caso de dúvida quanto à remoção completa do disco, recomenda-se a ressecção da porção posterior do corpo vertebral para melhor inspeção.

Uma vez removido o disco, os pinos de Caspar são inseridos nos corpos vertebrais, paralelamente à placa vertebral, fazendo que, neste momento, estejam convergindo entre si. A segunda etapa da redução consiste em tração sem correção da cifose local, que pode ser feita manualmente através da cabeça do paciente ou utilizando-se um separador (separador de Blount) no espaço discal. Apenas após o afastamento das facetas é que o afastador de Caspar deve ser posicionado sobre os pinos, alinhando as vértebras e completando a redução. Em alguns casos, pode ser necessário aumentar a cifose local durante a distração a fim de desbloquear as facetas articulares. Uma radiografia confirma o alinhamento correto da coluna neste momento (Figura 3-4).

A última etapa consiste na inserção de enxerto no espaço discal, que deve ser tricortical, autólogo ou homólogo, com atenção para a manutenção da lordose local e principalmente evitando distração excessiva, uma vez que não há restrição dos ligamentos rom-

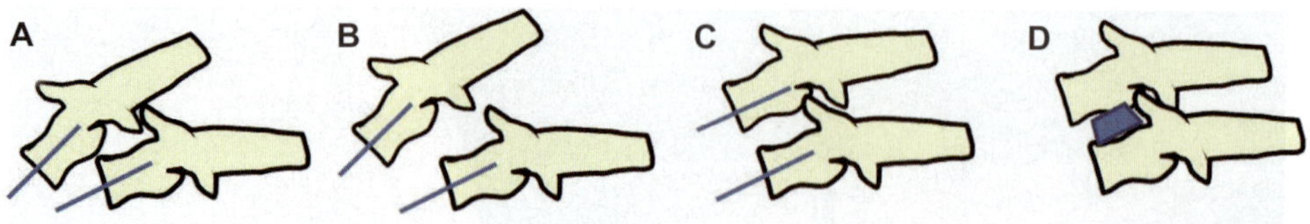

FIGURA 3-4 • Sequência de redução da luxação facetária. A. Posicionamento dos pinos de Caspar paralelamente à placa vertebral de cada vértebra, de modo a ficarem convergentes. B. Distração através do espaço discal, sem correção da cifose. C. Após separação das facetas, a cifose é corrigida pelos pinos de Caspar, que ficam paralelos entre si. D. Liberação da distração, com enxerto posicionado (azul) permitindo justaposição das facetas articulares.

pidos à abertura do espaço discal. A posição das facetas articulares é uma boa maneira de determinar a altura ideal do enxerto. Outra opção é a utilização de dispositivos intersomáticos, com enxerto não estruturado no seu interior. Estes reduziriam a morbidade da retirada de enxerto, além de diminuir o risco de colapso e acomodação do enxerto. Após a estabilização do espaço discal, é essencial a instalação de uma placa cervical com parafusos para bloquear as forças de cisalhamento que podem levar à perda de redução.

A sutura deve incluir a aproximação do platisma e a sutura de tecido celular subcutâneo e pele. A utilização de dreno é uma opção, porém não faz parte da rotina dos autores.

O paciente deve utilizar um colar cervical tipo Filadélfia por dois meses, em média, sendo a liberação final dependente da consolidação radiográfica.

Caso clínico

Paciente do sexo masculino, 65 anos, vítima de acidente automobilístico há duas semanas, com dor cervical cuja intensidade progrediu nos últimos dias e associou-se a braquialgia esquerda. Uma radiografia obtida na data do acidente foi considerada normal.

Ao exame físico o paciente apresentava limitação importante da mobilidade cervical, com piora dos sintomas à extensão cervical.

Apresentava redução de força de supinação e extensão do punho no membro superior esquerdo, reflexos aumentados em bíceps e tríceps à esquerda, assim como os reflexos patelar e aquileu à esquerda. Havia clono leve e sinal de Hofman positivo no membro inferior esquerdo.

Novas radiografias identificaram luxação C5-C6 (Figura 3-5) e uma tomografia identificou fratura da faceta articular esquerda (Figura 3-6). Uma ressonância magnética foi solicitada, em virtude dos sintomas neurológicos do paciente, identificando hérnia extrusa com migração cranial reduzindo o espaço para a medula espinhal de modo significativo. Também havia sinais de mielomalacia na altura do disco C5-C6 (Figura 3-7).

O paciente foi submetido a discectomia seguida de redução por via anterior. Um grande fragmento discal foi removido da porção posterior do corpo de C5 antes da redução. O segmento foi estabilizado com um dispositivo intersomático e uma placa cervical (Figura 3-8).

No pós-operatório imediato houve resolução do quadro álgico e da força muscular, porém a hiper-reflexia esquerda persistiu, sem interferir nas atividades do paciente, que utilizou um colar cervical tipo Filadélfia por dois meses.

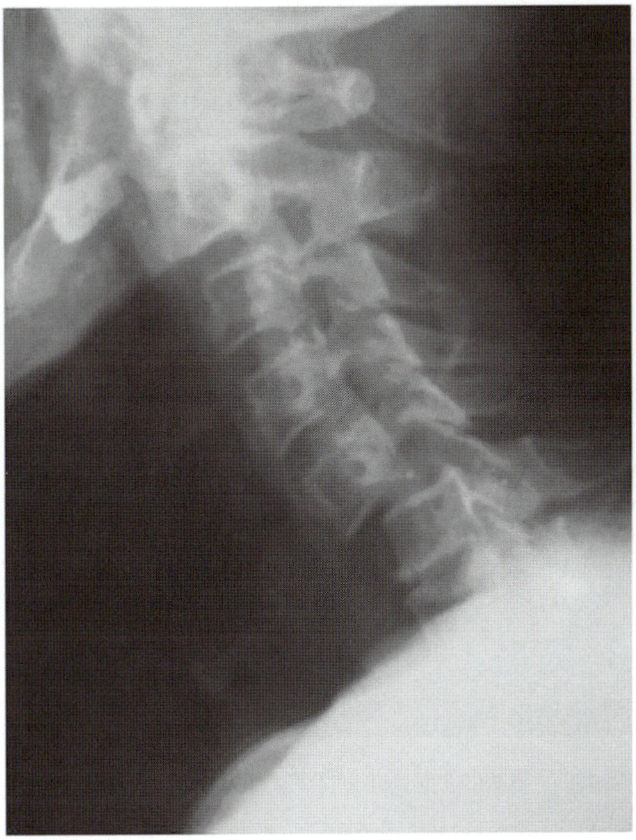

FIGURA 3-5 • Radiografia cervical em perfil identificando luxação cervical C5-C6.

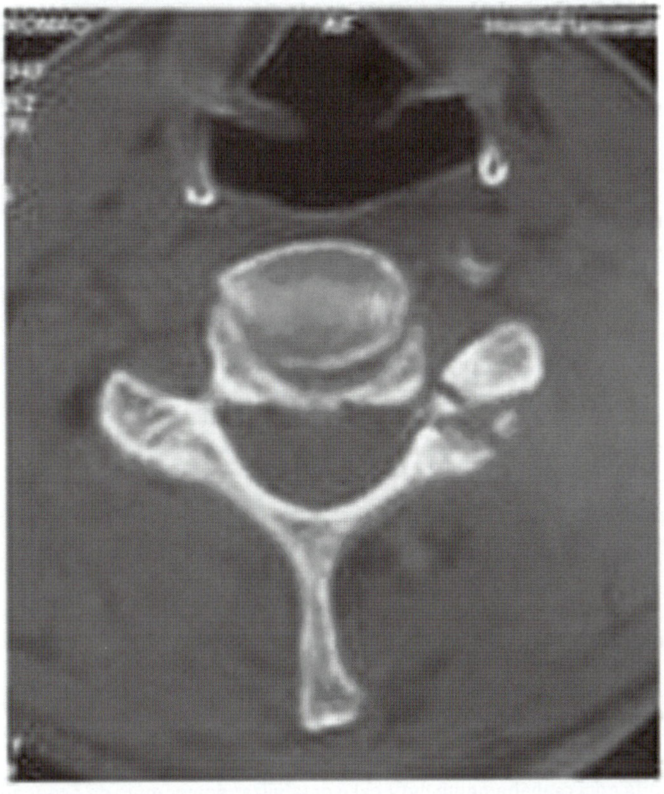

FIGURA 3-6 • Tomografia computadorizada identificando fratura da articulação C5-C6 esquerda.

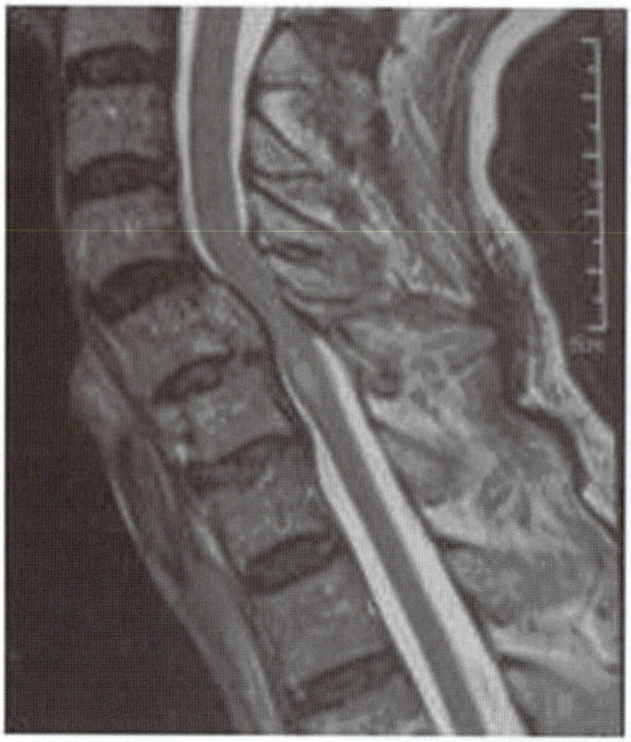

FIGURA 3-7 • Ressonância magnética demonstrando hérnia discal com migração cranial e sinais de mielomalacia.

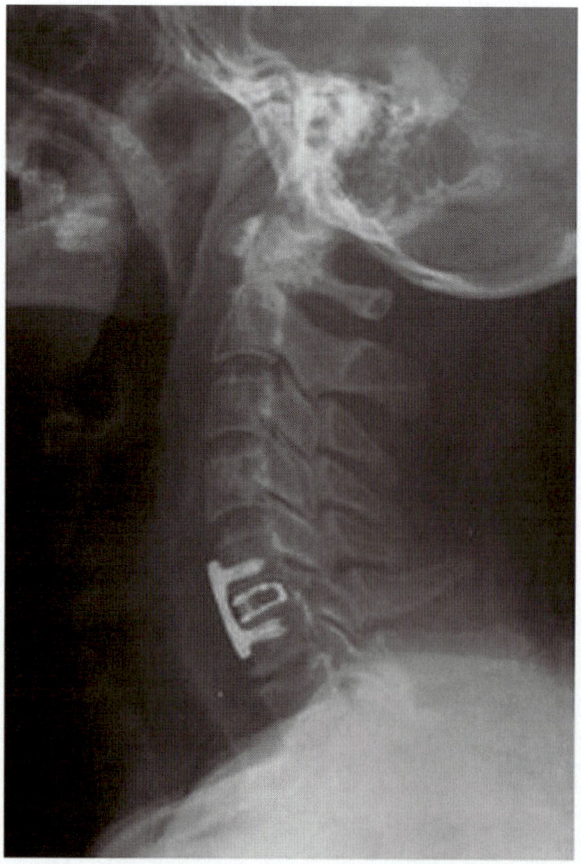

FIGURA 3-8 • Imagem pós-operatória com realinhamento cervical e estabilização por meio de espaçador intersomático e placa cervical anterior.

Referências

Aebi M, Nazarian S. Classification of injuries of the cervical spine. Orthopaed. 1987; 16:27-36.

Ahn H, Singh J, Nathens A, et al. Pre-hospital care management of a potential spinal cord injured patient: a systematic review of the literature and evidence-based guidelinesjournal of Neurotrauma. 2011; 28:1341–1361.

Allen BL, Jr.; Ferguson RL, Lehmann TR, et al. A mechanistic classification of closed, indirect fractures and dislocations of the lower cervical spine. Spine. 1982; 7:1-27.

Baaj AA, Uribe JS, Nichols TA, et al. Health care burden of cervical spine fractures in the United States: analysis of a nationwide database over a 10-year period.J Neurosurg Spine. 2010; 13(1):61-66.

Brodke DS, Anderson PA, Newell DW, et al. Comparison of anterior and posterior approaches in cervical spinal cord injuries. J Spinal Disord Tech. 2003;16:229-35.

Furlan JC, Kailaya-Vasan A, Aarabi B, et al. A novel approach to quantitatively assess posttraumatic cervical spinal canal compromise and spinal cord compression: a multicenter responsiveness study. Spine. 2011; 36(10):784-93.

Haller JM, Iwanik M, Shen FH. Clinically relevant anatomy of recurrent laryngeal nerve. Spine. 2012; 37(2):97-100.

Hoffman JR, Mower WR, Wolfson AB, et al. Validity of a set of clinical criteria to rule out injury to the cervical spine in patients with blunt trauma. National Emergency X-Radiography Utilization Study Group. N Engl J Med. 2000; 343(2):94-99.

Reindl R, Ouellet J, Harvey EJ, et al. Anterior reduction for cervical spine dislocation. Spine. 2006; 31(6):648-652.

Stiell IG, Wells GA, Vandemheen KL, et al. The Canadian C-spine rule for radiography in alert and stable trauma patients. JAMA. 2001; 286(15):1841-8.

Vaccaro AR, Hulbert RJ, Patel AA, et al. The subaxial cervical spine injury classification system: a novel approach to recognize the importance of morphology, neurology, and integrity of the disco-ligamentous complex. Spine. 2007;32:2365-74.

Vialle LRG. Traumatismos raquimedulares. In: Da Cunha CA, Moreira RCR. Emergências médicas: manual para acadêmicos e residentes de medicina. Curitiba; 2000. p. 365-373.

Vialle LR. Fraturas do corpo vertebral cervical. In: Barros TEP. (org.) Clínica Ortopédica. Traumatismos da Coluna Vertebral. 1º ed. Rio de Janeiro: Medsi, 2000, v. 1/4, p. 843-851

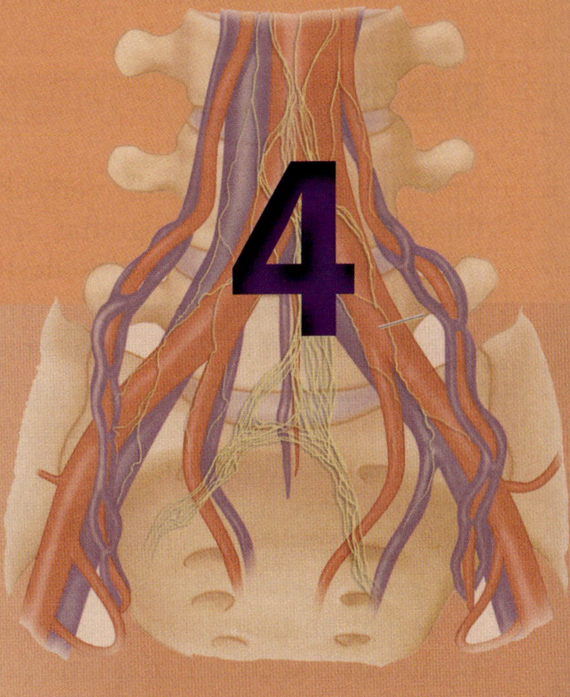

4

Luxação cervical por via posterior

Maria Fernanda Silber Caffaro

INTRODUÇÃO

As lesões traumáticas da coluna cervical baixa envolvendo as vértebras de C3 a C7 têm por características o acometimento de indivíduos jovens, a maior incidência em pacientes do sexo masculino e vítimas de traumas de alta energia que resultam em acometimento osteoligamentar extenso e com risco de repercussões neurológicas em até 20% dos pacientes.

A luxação traumática da coluna cervical é definida como perda do alinhamento da articulação facetária, que, por sua vez, pode envolver uma ou as duas articulações (unifacetária ou bifacetária, respectivamente).

A padronização do atendimento de politraumatizados por meio das normas do suporte avançado de vida no trauma (ATLS) tem contribuído para um diagnóstico mais preciso destas lesões, evitando complicações. O paciente vítima de trauma de alta energia é submetido rotineiramente à imobilização com colar cervical rígido durante o atendimento pré-hospitalar e permanece com a órtese até que a investigação minuciosa da coluna cervical seja efetuada.

O diagnóstico precoce das luxações cervicais tem início com um exame físico detalhado que pode evidenciar dor localizada durante a palpação dos processos espinhosos e até mesmo deformidade, que pode ser notada durante a palpação. O exame neurológico minucioso é imperativo para detectar alterações neurológicas decorrentes do trauma.

O tratamento destas lesões é cirúrgico e tem por objetivo a redução das luxações e a estabilização do segmento vertebral acometido. A reabilitação precoce do paciente evita complicações associadas ao imobilismo, como pneumonia, formações de escaras de decúbito e deformidades articulares nos membros inferiores.

CLASSIFICAÇÃO

Critérios de estabilidade vertebral foram definidos inicialmente por White e Panjabi, identificando em radiografias simples medidas para uma melhor avaliação da instabilidade. Entre estes critérios destacamos: aumento do espaço discal acima de 1,7 mm, abertura entre os processos espinhosos em dois níveis consecutivos maior que 11 graus e desalinhamento dos corpos vertebrais com distância maior que 3,5 mm. Existem algumas classificações descritas para as fraturas da coluna cervical, e, entre elas, a que forneceu maiores elementos para agrupar as lesões de forma mais criteriosa foi a proposta por Allen *et al.*, em 1987, envolvendo o mecanismo da lesão traumática em seus diversos estágios de ocorrência. No entanto a rotação vertebral não foi destacada como um mecanismo principal. Magerl *et al.* descreveram uma classificação alfanumérica baseada nos conceitos das forças de compressão, distração e rotação envolvendo o mecanismo principal de trauma para as fraturas da coluna toracolombar. Em consequência de sua ampla utilização, foi adaptada por Aebi e Nazarian para uso nas lesões da coluna cervical, como demonstrado na Figura 4-1.

Assim, as luxações cervicais são classificadas como lesões do tipo C devido à rotação vertebral associada ao desalinhamento articular, podendo estar associada às fraturas do corpo vertebral concomitantemente.

Lesões de C3-C7

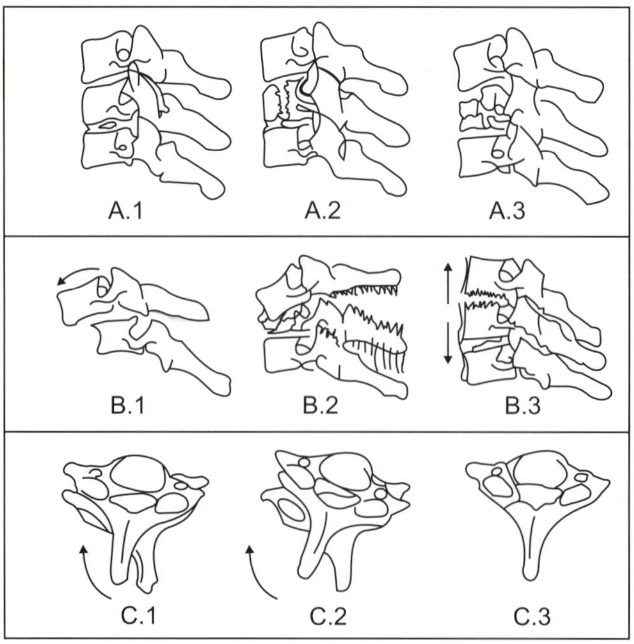

Tipo A – Compressão
- A.1 – impactação
- A.2 – *split* (reparação)
- A.3 – explosão

Tipo B – Distração
- B.1 – Lesão posterior com corpo vertebral integro
- B.2 – Lesão posterior + fratura tipo A
- B.3 – Distração anterior-hiperextensão

Tipo C – Rotação
- C.1 – Fratura-luxação facetária unilateral
- C.2 – Luxação facetária unilateral
- C.3 – Fratura separação do maciço articular (pura + tipo A + tipo B)

FIGURA 4-1 • Classificação AO para fraturas cervicais.

DIAGNÓSTICO

Como já comentado anteriormente, o diagnóstico precoce destas lesões evita complicações como ocorrência de lesão neurológica em indivíduos com exame neurológico inicialmente normal, piora do quadro neurológico de pacientes portadores de lesão neurológica inicial, além da possível piora da deformidade.

As luxações da coluna cervical passam muitas vezes despercebidas no atendimento hospitalar inicial, principalmente nos pacientes sem acometimento neurológico associado, podendo ocorrer atraso de dias até meses para o correto diagnóstico.

O exame físico inicial pode evidenciar sinais sugestivos de lesão e comprometimento cervical, como presença de hematomas na região cervical, escoriações e ocorrência de lesões graves acima da cintura escapular.

A palpação das estruturas cervicais posteriores revela dor na topografia dos processos espinhosos e dos ligamentos interespinhosos. Deformidade pode ser revelada secundária ao desalinhamento vertebral. A mobilização passiva da região cervical também é dolorosa.

O exame neurológico completo e detalhado é imperativo nos pacientes com suspeita de lesão. A aplicação do protocolo de avaliação proposto pela American Spine Injury Association (ASIA) permite pontuar a função neurológica nos domínios força muscular, sensibilidade e reflexos tendinosos. Podemos, assim, classificar a lesão neurológica como incompleta ou completa, quando presente.

A radiografia simples na incidência de perfil englobando todas as vértebras cervicais e incluindo a transição cervicotorácica é o exame inicial de escolha e revela o desalinhamento vertebral decorrente da luxação facetária. É possível notar que as luxações envolvendo apenas uma faceta articular cursam com menor escorregamento vertebral (abaixo de 25% do tamanho do corpo vertebral) (Figura 4-2), ao passo que as luxações bifacetárias, por serem associadas à lesão capsuloligamentar mais grave, cursam com escorregamentos vertebrais acima de 50% (Figura 4-3). Na radiografia na incidência anteroposterior é evidente o desalinhamento dos processos espinhosos resultante da rotação vertebral.

Demais exames complementares incluem a tomografia computadorizada, que fornece informações adicionais sobre a lesão, como a associação a fratura dos elementos vertebrais posteriores e presença de fragmentos ósseos deslocados que possam estar exercendo compressão das estruturas nervosas.

A ressonância magnética é descrita na literatura como o exame de imagem que mais fornece detalhes sobre a lesão e pode contribuir objetivamente para a escolha do tratamento a ser empregado. Mediante suas imagens é possível visualizar claramente as estruturas ligamentares lesadas, avaliar a extensão da lesão de partes moles associada e, mais importante ainda, avaliar o comprometimento associado do disco intervertebral. Uma vez diagnosticada a lesão do disco intervertebral, a abordagem cirúrgica por via de acesso anterior torna-se imperativa para dissectomia, evitando agravamento da lesão neurológica no momento da redução vertebral.

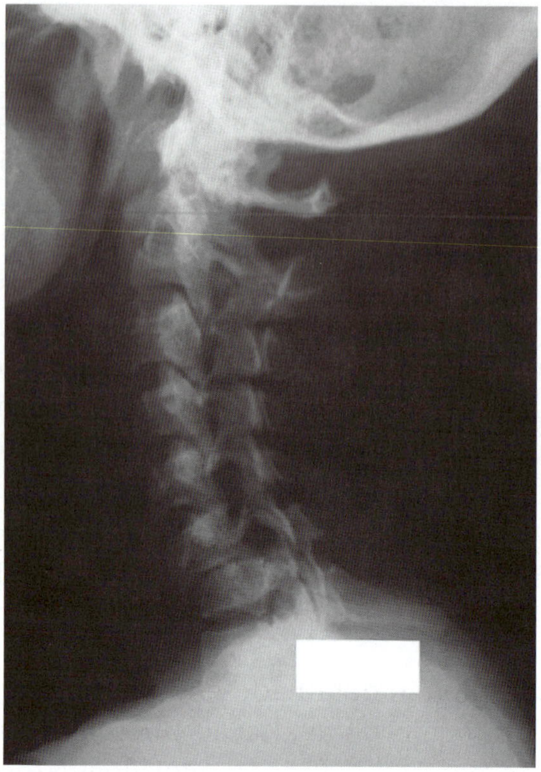

FIGURA 4-2 • Radiografia na incidência de perfil de paciente portador de luxação unifacetária entre a sexta e sétima vértebras cervicais. Nota-se o pequeno escorregamento entre os corpos vertebrais.

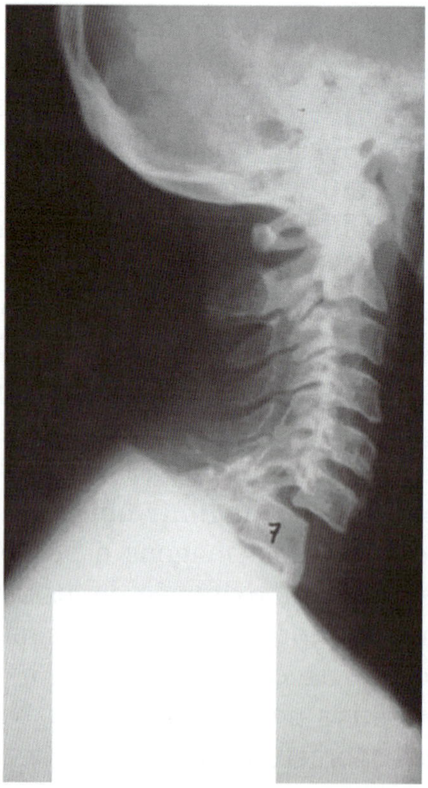

FIGURA 4-3 • Radiografia na incidência de perfil de paciente portador de luxação bifacetária entre a sexta e sétima vértebras cervicais. Nota-se o grande escorregamento entre os corpos vertebrais.

TRATAMENTO

As luxações da coluna cervical baixa são consideradas instáveis no plano rotacional. É consenso que estas lesões devem ser tratadas por redução e estabilização cirúrgica. Os objetivos do procedimento cirúrgico são promover a redução articular e evitar instabilidade residual, dor tardia e aparecimento ou agravamento de uma lesão neurológica. A redução da luxação de forma incruenta geralmente é efetiva, embora em certas situações exista risco de piora da função neurológica, pois durante a tração da região cervical podem deslocar-se fragmentos de disco ou fragmentos ósseos em direção ao canal vertebral. Assim, a instalação de mecanismo de tração é indicada somente aos pacientes que não apresentem lesão do disco intervertebral associada. Este método de redução é atualmente indicado para pacientes sem lesão neurológica associada para promover redução gradativa sob tração, evitando manobras cirúrgicas abruptas que possam contribuir para o dano das estruturas nervosas. A tração por meio da instalação de um halo craniano objetiva evitar o deslocamento adicional e reduzir a luxação da coluna cervical, restabelecendo a congruência articular das facetas vertebrais, o que, por sua vez, facilita o procedimento cirúrgico subsequente.

O tratamento definitivo indicado é a estabilização cirúrgica, seja por via anterior ou posterior. A abordagem por via de acesso posterior tem como vantagens maior facilidade anatômica na via de acesso, abordagem sob visualização direta das articulações facetárias, facilitando o procedimento de redução intraoperatória e leito ósseo extenso para aposição de enxertia óssea para realização de artrodese. As contraindicações para esta abordagem cirúrgica são: hérnias discais traumáticas associadas a luxação vertebral e lesão óssea extensa de elementos posteriores vertebrais que não permitam fixação de implantes necessários para a estabilização do segmento vertebral acometido.

Os implantes utilizados na fixação posterior destas lesões incluem: amarrilho envolvendo os processos espinhosos (Figuras 4-4 e 4-5), amarrilho sublaminar, sistemas com placas e parafusos de massa lateral (Figura 4-6) e sistemas com hastes e parafusos pediculares.

Técnica cirúrgica

1. Posicionar o paciente em pronação (decúbito ventral horizontal).
2. A adaptação da tração craniana pode ser utilizada em pacientes submetidos à redução incruenta prévia, facilitando a imobilização do paciente na mesa cirúrgica.
3. Identificar na palpação os processos espinhosos cervicais para demarcação da incisão cutânea mediana vertical sobre os níveis vertebrais a serem abordados.
4. Após incisar a pele e o tecido celular subcutâneo com eletrocautério realiza-se aprofundamento da incisão junto à linha mediana, evitando secção de tecidos vasculares ou musculares adjacentes.
5. Empregando eletrocautério e levantadores de periósteo, realiza-se a dissecção das inserções ligamentares junto aos processos espinhosos, expondo os elementos posteriores vertebrais subperiostalmente até a extremidade lateral das articulações facetárias que representam o limite lateral da dissecção da incisão.

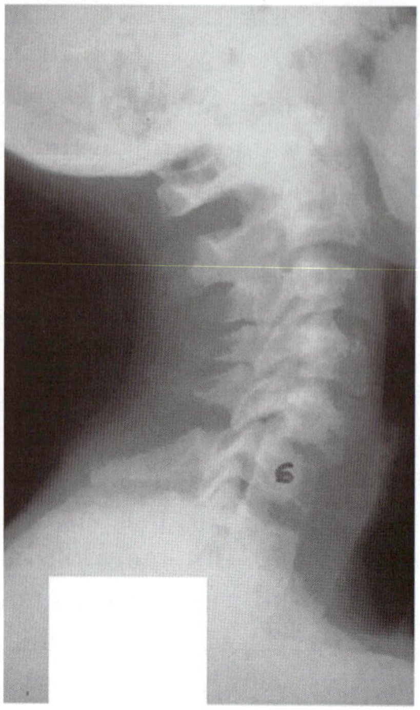

FIGURA 4-4 • Radiografia pré-operatória, na incidência de perfil, de paciente portador de luxação unifacetária entre a quinta e sexta vértebras cervicais.

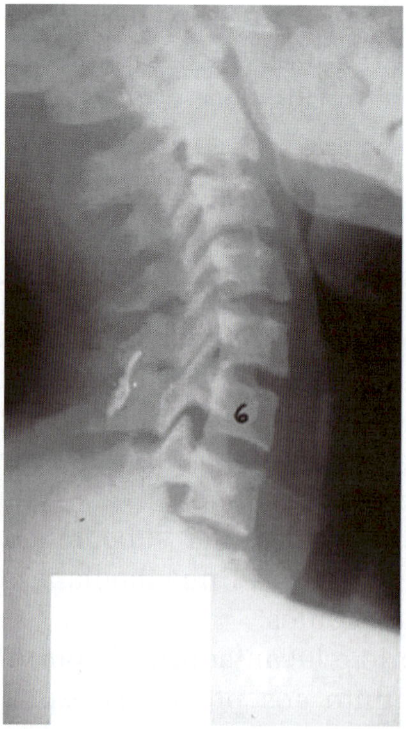

FIGURA 4-5 • Radiografia na incidência de perfil evidenciando resultado pós-operatório da redução da luxação e fixação com técnica de amarria interespinhosa.

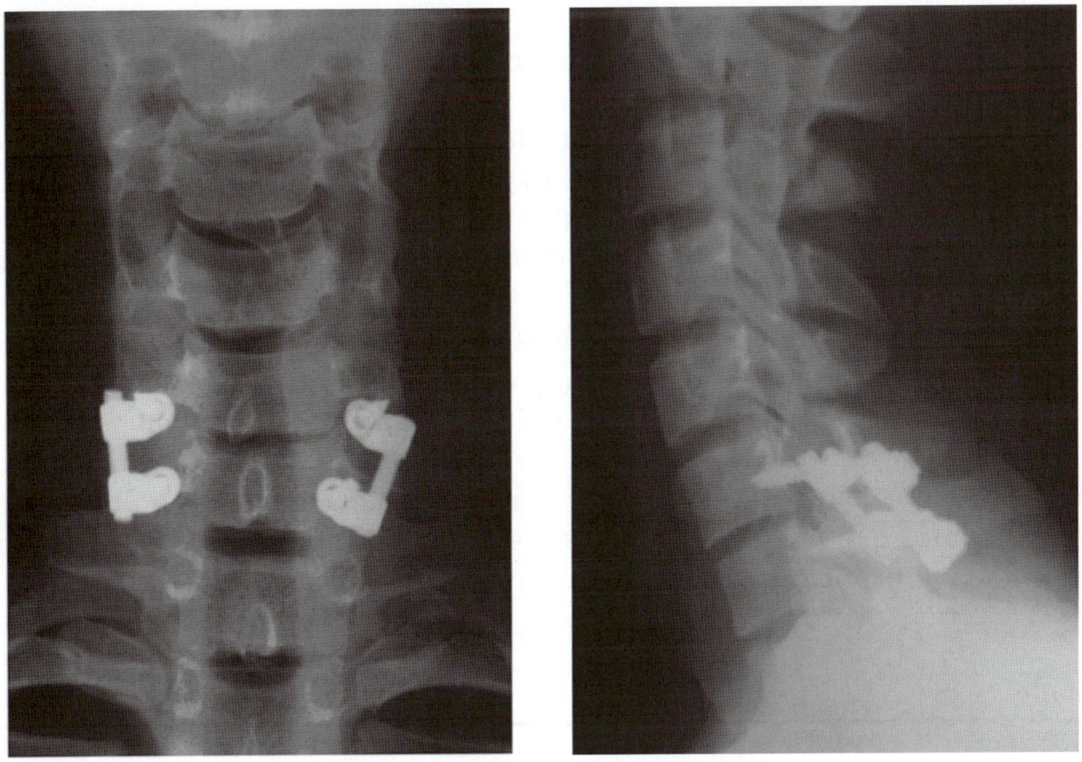

FIGURA 4-6 • Imagens de radiografias da coluna cervical nas incidências anteroposterior e perfil demonstrando fixação da coluna cervical com parafusos de fixação na massa lateral.

6. Realizar a dissecção profunda com exposição do leito ósseo ressecando as estruturas musculares sobre as lâminas com realização de hemostasia dos tecidos.
7. Com o auxílio de curetas realizar a limpeza minuciosa das articulações e lâminas para visualização das estruturas ósseas e, por meio destes instrumentos, realizar a redução das facetas articulares luxadas de forma suave, sem movimentos bruscos, para redução e realinhamento das estruturas vertebrais.
8. O ponto de entrada do parafuso pedicular está na interseção da linha vertical tangencial à borda lateral da articulação superior com a linha horizontal, dividindo o processo transverso da vértebra selecionada.
9. Abrir o pedículo com a punção de abertura. Determinar o tamanho do parafuso com o medidor de profundidade.
10. Com a chave de parafuso, pegar o parafuso e introduzi-lo no pedículo já preparado. Em algumas situações, como na vigência de fratura do pedículo vertebral, a opção de fixação destes sistemas pode ser os ganchos que devem ser inseridos nas lâminas vertebrais.
11. Com o padrão para barras selecionar a barra a ser implantada. Se for necessário moldar a barra, utilizar a pinça de sustentação e o alicate para dobrar barras. Com a pinça de sustentação introduzir a barras. Fixar as barras por meio de porcas.
12. A colocação dos implantes é finalizada coma a adaptação de conector ou barra transversal com o objetivo de evitar forças de cisalhamento no sistema e promover união das barras.

13. Quando as opções de fixação forem os parafusos de massa lateral, os implantes devem ser introduzidos em um ponto 1 mm medial ao centro geométrico do quadrilátero formado pelos bordos superior, inferior, medial e lateral do maciço lateral vertebral, tomando o cuidado de obedecer à angulação de 20 a 30 graus laterais em relação ao plano axial e mantendo 15 graus de inclinação cefálica. Desta forma evita-se lesão tanto da artéria vertebral quanto das raízes nervosas emergentes.
14. A verificação da adequada colocação dos implantes por meio da radioscopia finaliza o procedimento de osteossíntese.
15. A cruentização do leito ósseo das facetas articulares, bem como da superfície das lâminas vertebrais, permite a preparação de um adequado ambiente para aposição de enxerto ósseo esponjoso autólogo retirado da crista ilíaca posterior sob forma de lascas.
16. Cauteloso fechamento da incisão por planos e instalação de dreno de sucção são procedimentos que evitam a formação de hematomas no período pós-operatório, bem como contribuem para a cicatrização da ferida cirúrgica.

Pós-operatório

Quando são empregadas as técnicas de fixação com parafusos pediculares ou de massa lateral, não é necessária a manutenção de imobilização no período pós-operatório.

A utilização do colar cervical tipo Filadelfia é exigida em fixações que conferem menor estabilidade, como o amarrilho interespinhoso, ou quando existem intercorrências durante o ato cirúrgico e o implante empregado não confere a estabilidade planejada.

A consolidação vertebral é observada em radiografias simples nas incidências oblíquas após 16 semanas do procedimento cirúrgico, quando é possível observar a formação da massa de enxerto junto às articulações.

A reabilitação precoce deve ser iniciada no período pós-operatório imediato mediante programas de fisioterapia abordando os pacientes de forma multidisciplinar, especialmente os portadores de lesão neurológica associada. A mobilização precoce do paciente evita complicações como infecções pulmonares, formação de escaras de decúbito e tromboembolismos.

Caso clínico

Paciente do sexo masculino, 27 anos de idade, vítima de acidente automobilístico, que havia sido transportado pelo serviço de resgate do Corpo de Bombeiros da cidade de São Paulo.

O paciente queixava-se de dor cervical associada à diminuição da sensibilidade na região lateral do antebraço esquerdo.

No exame físico da admissão hospitalar o paciente apresentava-se consciente, orientado e, durante sua avaliação primária, observamos em seu exame físico:

- Dor à palpação da região cervical posterior;
- Força muscular preservada em todos os miótomos;
- Hipoestesia no território de C6 à esquerda;
- Reflexos tendinosos profundos normais e simétricos.

Devido ao mecanismo de trauma do paciente e ao seu quadro clínico suspeitamos de lesão na coluna cervical.

De acordo com as normas do ATLS, o paciente foi submetido às avaliações primária e secundária e posteriormente encaminhado para a realização de exames de imagem.

As radiografias da coluna cervical nas incidências anteroposterior e perfil revelaram uma fratura-luxação C5-C6 associada à fratura em gota de lágrima na porção anterior do corpo vertebral de C5 (Figura 4-7).

Foram descartadas demais lesões associadas ao trauma e, em vista do déficit neurológico radicular de C6 observado no exame clínico associado à fratura-luxação instável da coluna cervical, foi indicado tratamento cirúrgico.

O paciente foi submetido à abordagem por via de acesso posterior com redução, fixação e artrodese da coluna cervical envolvendo os níveis C5 e C6 (Figura 4-8).

No período pós-operatório imediato a condição neurológica do paciente estava inalterada e com 48 horas de evolução observamos melhora da alteração da sensibilidade no território de inervação de C6 à esquerda.

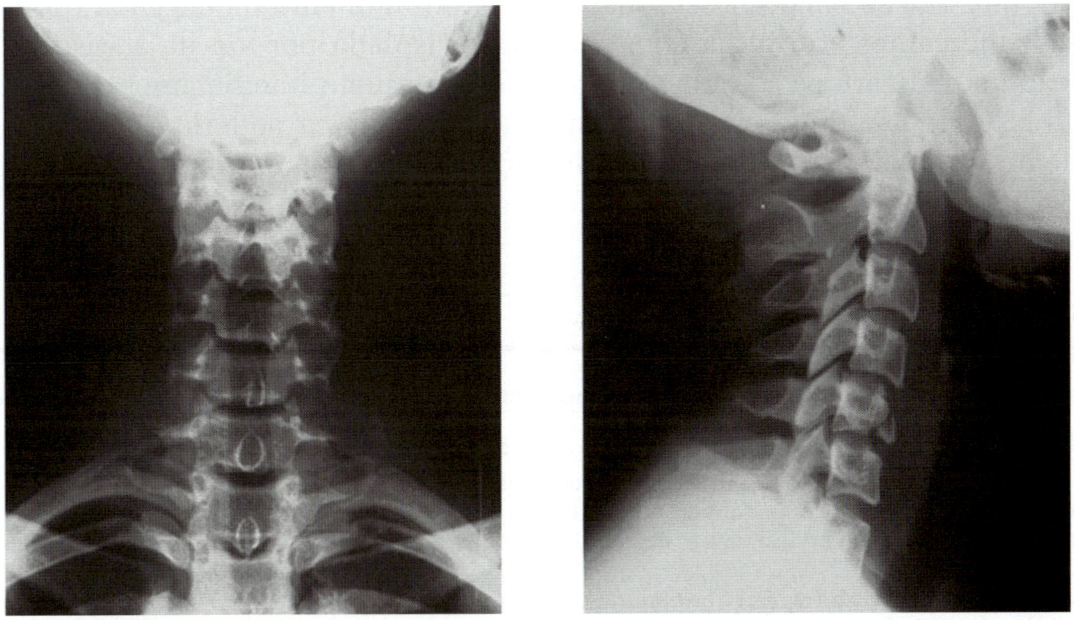

FIGURA 4-7 • Imagens de radiografias da coluna cervical nas incidências anteroposterior e perfil nas quais se observa fratura-luxação envolvendo as vértebras C5 e C6. Observam-se desalinhamento vertebral e traço de fratura na região anterior do corpo vertebral de C5.

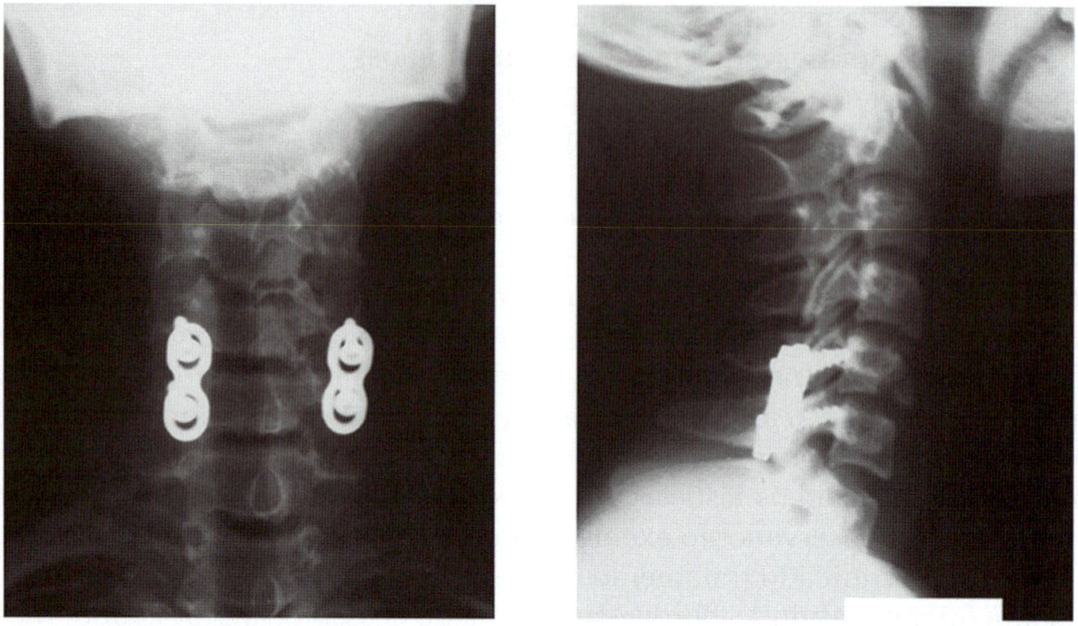

FIGURA 4-8 • Imagens de radiografias da coluna cervical nas incidências anteroposterior e perfil demonstrando fixação da coluna cervical com parafusos de fixação na massa lateral.

Comentário

Este caso ilustra uma situação especial, uma vez que este paciente não foi submetido à realização de demais exames subsidiários (tomografia computadorizada e ressonância magnética), que não se encontravam disponíveis no momento da chegada do paciente no hospital. Indicamos a cirurgia com abordagem isolada por via de acesso posterior na condição de realizarmos o exame neurológico completo imediatamente após o procedimento cirúrgico, já que a piora da condição neurológica poderia estar vinculada a deslocamento do disco intervertebral em direção ao canal medular, fato este que não ocorreu.

Referências

Aebi M, Arlet V, Webb J. AO spine manual – principles and techniques, clinical applications. Stuttgart: Thieme Verlag; 2007.

Aebi M, Nazarian S. Classification of injuries of the cervical spine. Orthopade. 1987 Feb;16(1):27-36.

Allen BL Jr, Ferguson RL, Lehmann TR, O'Brien RP. A mechanistic classification of closed, indirect fractures and dislocations of the lower cervical spine. Spine. 1982;7(1):1-27.

An HS. Internal fixation of the cervical spine: current indications and techniques. J Am Acad Orthop Surg. 1995 Jul;3(4):194-206.

Bohlman HH, Duker TB. Spine and Spinal Cord Injuries. Chapter 33. Rothman-Simeone. The Spine. 4th ed. Philadelphia, Pensylvania: W.B. Saunders Company. Volume II.

Chimutengwende-Gordon M, Sidhu J, Khan WS, Maruthainar N. Advanced trauma life support radiographic trauma series: part 1. The cervical spine radiograph. J Perioper Pract. 2010 Sep;20(9):322-8.

Jonsson M, Tollbäck A, Gonzales H, Borg J. Inter-rater reliability of the 1992 international standards for neurological and functional classification of incomplete spinal cord injury. Spinal Cord. 2000 Nov;38(11):675-9.

Magerl F, Harms J, Gertzbein SD, et al. A New Classification Of Spinal Fractures. Presented at the Societe Internationale Orhipedie Et Traumatologie Meeting, Montreal. Canada, September 9, 1990.

Oliveira AR, Avanzi O. Estudo sobre a mortalidade de pacientes com fratura da coluna cervical durante o período de hospitalização. Rev Bras Ortop. 2002;37(3):89-96.

Rockswold GL, Bergman TA, Ford SE. Halo immobilization and surgical fusion: relative indications and effectiveness in the treatment of 140 cervical spine injuries. J Trauma. 1990;30(7):893-8.

Roy-Camille R, Saillant G, Laville C, Benazet JP. Treatment of lower cervical spinal injuries – C3 to C7. Spine (Phila Pa 1976). 1992 Oct;17(10 Suppl):S442-6.

Vaccaro AR, Cook CM, McCullen G, Garfin SR. Cervical trauma: rationale for selecting the appropriate fusion technique. Orthop Clin North Am. 1998 Oct;29(4):745-54.

White AA, Panjabi MM. Clinical Biomechanics Of The Spine. 4th ed. Philadelphia: JB Lippicott; 1990.

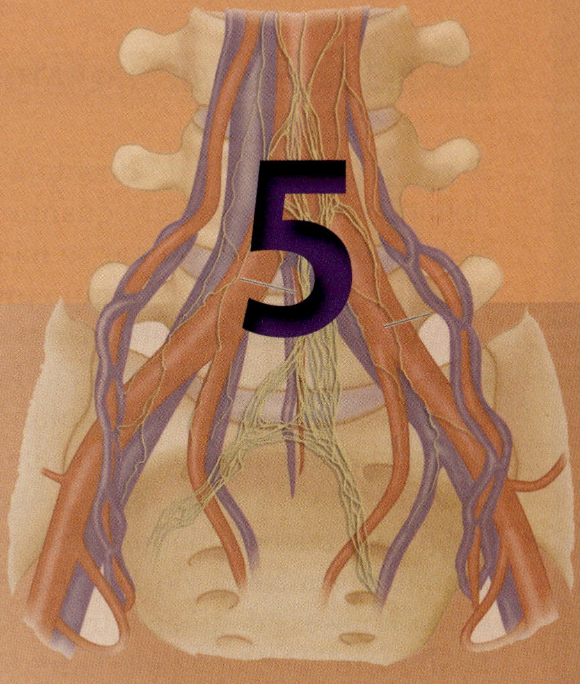

5

Toracotomia

William Gemio Jacobsen Teixeira
Ricardo Terra
Douglas Kenji Narazaki
Pedro Nabuco

INTRODUÇÃO

A toracotomia é uma via de acesso que permite ao cirurgião de coluna uma abordagem adequada às porções anterior e lateral dos corpos vertebrais, discos, raízes torácicas, pedículo e processo transverso. Pode ser indicada para uma grande quantidade de doenças da coluna, como lesões traumáticas, tumores benignos e malignos, deformidade, infecção e doença degenerativa.

Desde a primeira série descrita, por Hodgson e Stock, de acesso anterior à coluna pela toracotomia para tratamento da tuberculose vertebral muitos avanços ocorreram no desenvolvimento de técnicas que reduziram a morbidade e mortalidade do procedimento.

Entre as vantagens da toracotomia como via de acesso estão a possibilidade de visão direta da doença localizada anteriormente na coluna vertebral, o risco menor de infecção, a possibilidade de proteção das estruturas vasculares e viscerais pré-vertebrais e da reconstrução direta da coluna anterior e média. Possibilita também o uso de dispositivos para reconstrução da coluna que permitem uma fixação curta com redução nos segmentos artrodesados.

As desvantagens desta via de acesso estão relacionadas com a morbidade pleuropulmonar em potencial e a incapacidade de acessar os elementos posteriores da coluna vertebral. Quando há necessidade de acessar a região posterior da coluna, uma via combinada pode ser necessária.

PLANEJAMENTO PRÉ-OPERATÓRIO

A seleção adequada do doente é fundamental para reduzir o risco de complicações. O doente deve ser avaliado quanto às funções pulmonar e cardíaca pelo especialista. Assim, é possível determinar se há condições adequadas de o doente tolerar uma ventilação monopulmonar por tempo prolongado.

A toracotomia permite o acesso para a coluna torácica de T2 a L2. Entretanto o planejamento da incisão deve ser cuidadoso, pois a altura da incisão determinará a qualidade do acesso às estruturas da coluna e a dificuldade para a reconstrução. O planejamento pré-operatório deve ser feito com auxílio do cirurgião de acesso para que a extensão e a execução da via sejam feitas adequadamente.

Quanto à lateralidade, o acesso poderá ser feito pelo lado direito ou esquerdo. A coluna torácica baixa, de T9 a L2, é preferencialmente abordada pelo lado esquerdo para evitar a necessidade de retração do fígado. Já a coluna torácica alta, de T2 a T8, é mais facilmente abordada pelo lado direito pela dificuldade adicional trazida pela presença do arco aórtico, da aorta descendente e da artéria subclávia esquerda. Entretanto o fator preponderante para decisão do lado do acesso deve ser a lateralidade da doença a ser tratada. Outros fatores que devem ser levados em consideração para a decisão quanto à via de acesso são presença de toracotomia prévia, pleurodese ou infecção pleuropulmonar. Tais condições estão associadas à formação de aderências pleuropulmonares cuja dissecção gera aumento no tempo cirúrgico e no risco de complicações pós-operatórias, como fístula aérea, sangramento e empiema pleural. Desta forma, a abordagem pelo lado contralateral é desejável, desde que a doença de base permita.

A seleção do espaço intercostal mais adequado para o acesso dependerá do local da doença.

TORACOTOMIA

O doente deve ser posicionado em decúbito lateral sob intubação orotraqueal com cânula que permita ventilação seletiva (Figura 5-1).

É importante ter atenção ao posicionamento adequado dos ombros e quadris, que devem estar perpendiculares ao solo para permitir uma qualidade melhor das imagens transoperatórias obtidas com a radioscopia e facilitar a orientação espacial do cirurgião durante a descompressão e reconstrução da coluna (Figura 5-2).

A escolha do local da via de acesso deve ser feita com auxílio de radioscopia. A incisão deve estar localizada aproximadamente duas costelas acima da região de interesse. É feita com uma curvatura leve, iniciando na área da musculatura paravertebral e acompanhando a inclinação natural do espaço intercostal que será dissecado. São realizadas a dissecção do subcutâneo e a incisão dos músculos grande dorsal e, quando necessário, do serrátil anterior (Figura 5-3).

O descolamento subperiosteal da costela e a desinserção da musculatura intercostal devem ser feitos com cuidado para preservar o feixe neurovascular que passa logo abaixo do arco costal (Figura 5-4). A preservação do feixe é importante, já que o nervo intercos-

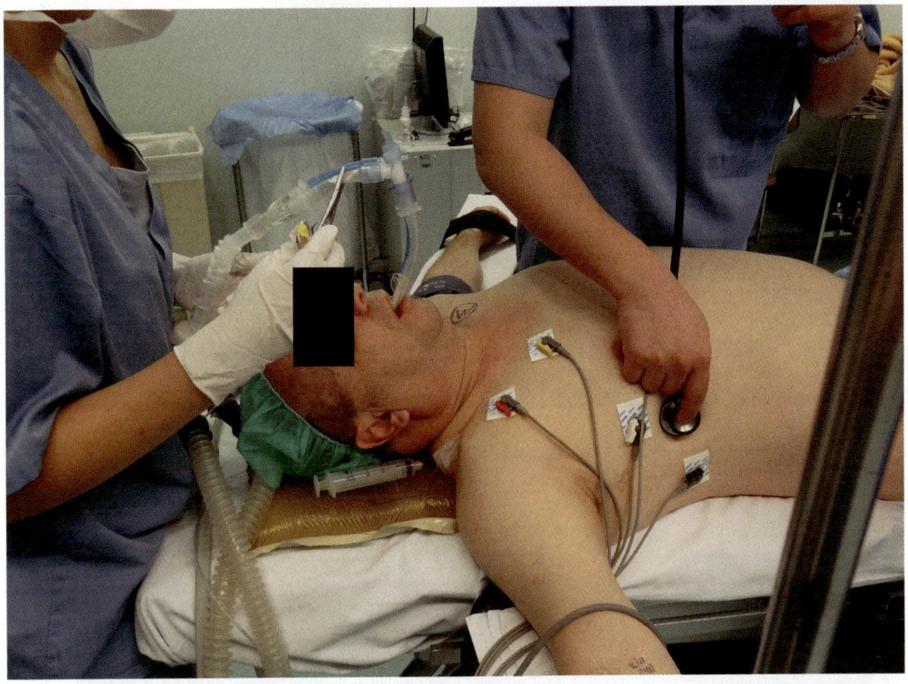

FIGURA 5-1 • Preparo para cirurgia por via anterior com intubação orotraqueal com cânula para ventilação seletiva.

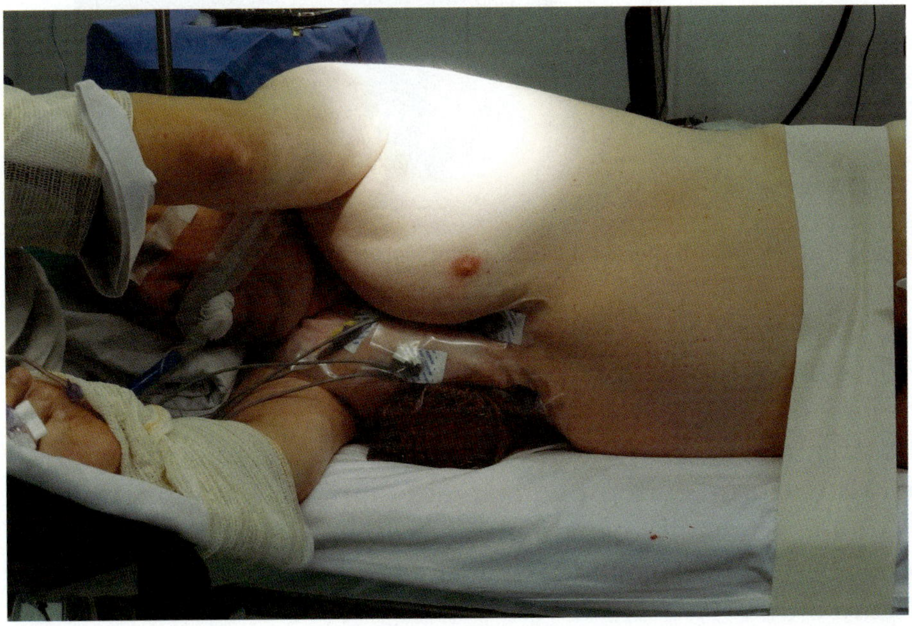

FIGURA 5-2 • Doente posicionado com ombro e quadris perpendiculares ao solo para permitir imagens intraoperatórias adequadas.

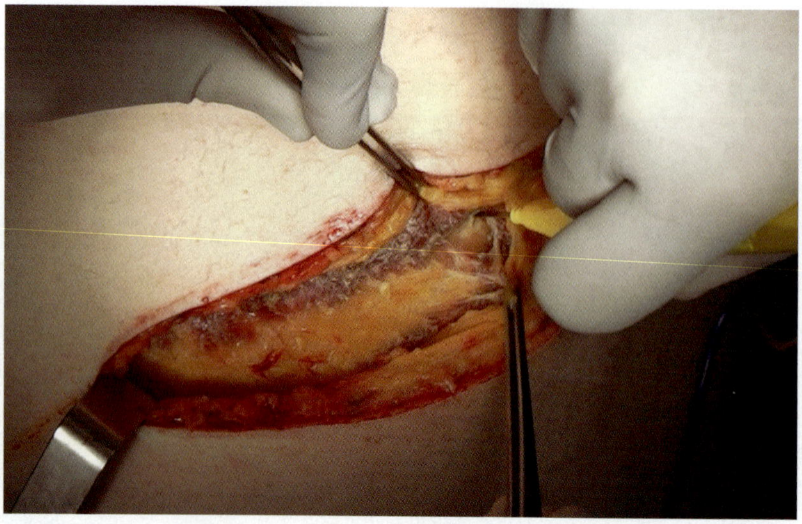

FIGURA 5-3 • Dissecção do subcutâneo e músculos da parede torácica na fase inicial do acesso.

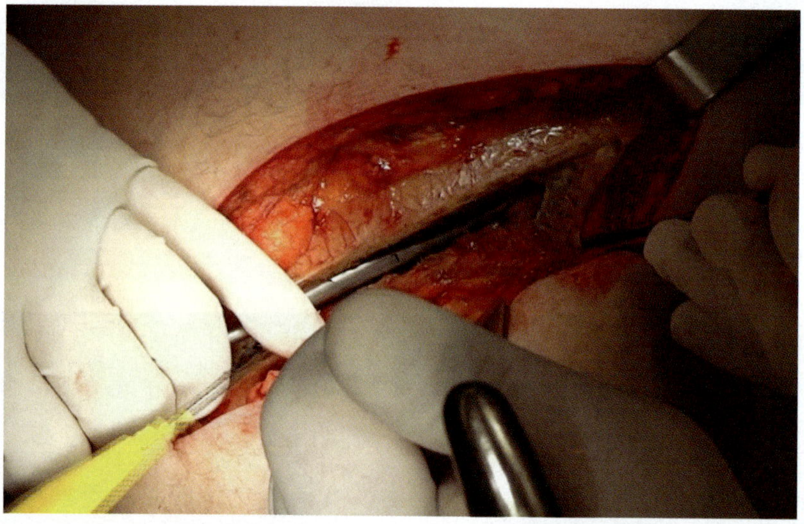

FIGURA 5-4 • Descolamento subperiosteal da costela e desinserção da musculatura intercostal.

tal ajudará o cirurgião a localizar o forame intervertebral e, consequentemente, o limite do canal medular.

A costela no nível do acesso pode ser ressecada e utilizada com enxerto ósseo na fase de reconstrução, de acordo com o planejamento cirúrgico pré-operatório. Após a exposição da caixa torácica, a ventilação do pulmão do lado a ser operado pode ser interrompida. A pleura é aberta e um afastador de Finochietto é utilizado para afastar as costelas adjacentes (Figura 5-5).

Após confirmação do nível da coluna a ser operado, a pleura parietal sobre a vértebra é aberta longitudinalmente. A exposição deve envolver um nível acima e outro abaixo do local para permitir a visualização adequada da coluna.

A dissecção através do espaço discal é mais fácil, já que é uma área relativamente avascular. Ao expor os corpos vertebrais, as artérias e veias segmentares devem ser

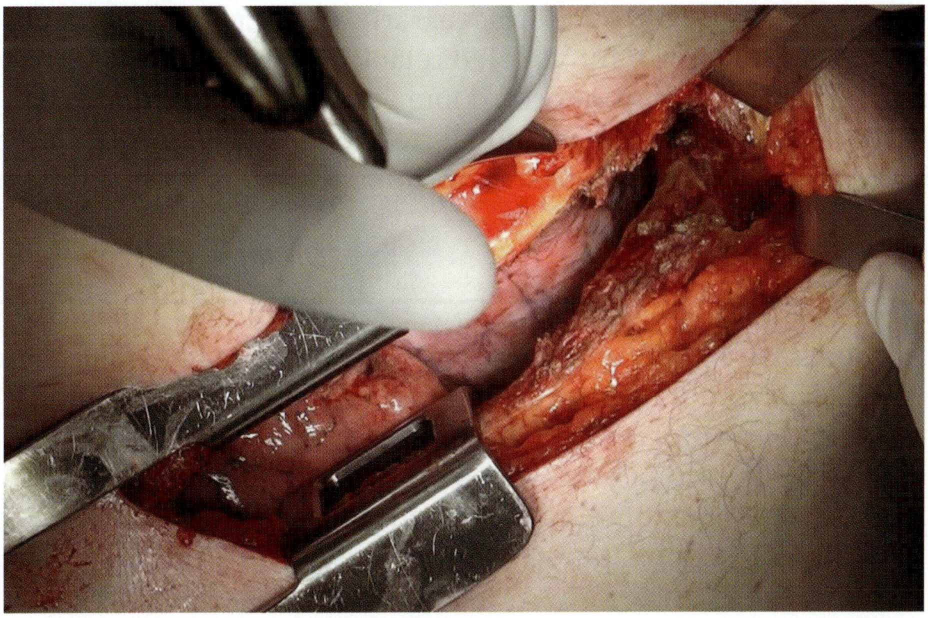

FIGURA 5-5 • Afastamento das costelas com afastador de Finochietto com visualização do pulmão com a ventilação interrompida.

identificadas. Geralmente estão localizadas na metade do corpo vertebral. Os vasos segmentares devem ser ligados conforme o julgamento do cirurgião de coluna. Deve-se ter cuidado para evitar a ligadura das artérias segmentares muito próximo da aorta, já que, caso haja soltura da ligadura, haverá maior dificuldade para controlar rapidamente o sangramento.

A desinserção da cabeça da costela permite o acesso à borda posterolateral do disco e do forame intervertebral. Desta forma, é possível identificar adequadamente o canal medular e, assim, evitar uma lesão medular inadvertida.

Após a execução da cirurgia de coluna, o cirurgião deverá visualizar o pulmão plenamente expandido em todas as áreas. O tórax deverá ser drenado mediante uma segunda incisão, preferencialmente no 9º espaço intercostal. O dreno de tórax deve ser conectado a um selo de água. As costelas inferior e superior na área do acesso são aproximadas com fios para obter um espaço intercostal uniforme.

Pós-operatório

No pós-operatório, o dreno de tórax pode ser removido em 48 a 72 horas, dependendo do aspecto e do volume do líquido drenado e da expansão pulmonar adequada que deve ser checada por meio de radiografia simples.

Complicações

As complicações pós-operatórias mais comuns são as pleuropulmonares. Algumas estão ligadas diretamente ao ato cirúrgico, como derrame e empiema pleurais, hemorragia e hemotórax retido. Nestes casos, pode ser necessária a indicação de uma cirurgia de revisão para resolver a complicação. Outras estão relacionadas indiretamente com a cirurgia, como alterações na dinâmica ventilatória, como atelectasia e pneumonia.

Infecção de ferida cirúrgica, fístula liquórica, fístula esofágica e quilotórax por lesão dos ductos linfáticos no mediastino posterior são outras possíveis complicações.

Caso clínico

Paciente de 46 anos, sexo masculino, queixava-se de dorsalgia há quatro anos com piora há seis meses. A dor passou a irradiar para o membro inferior esquerdo. Há dois meses apresentou déficit de força progressivo.

Fez uma tomografia de coluna e tórax que demonstrou uma lesão tumoral extensa de T5 a T10 com compressão medular grave e extensão para o mediastino (Figura 5-6). Foi submetido a biópsia guiada por tomografia com resultado anatomopatológico de condrossarcoma.

Para o tratamento cirúrgico desta lesão não é possível realizar a cirurgia por uma única via isolada. O componente posterior da lesão necessita de uma via posterior e a dissecção dos grandes vasos e a retirada da lesão necessitam de uma via anterior transtorácica para segurança.

A primeira etapa da cirurgia foi realizada pela via posterior com exposição da área de compressão medular por laminoartrectomia ampla. A descompressão da medula foi obtida por ressecção parcial da lesão com margem intralesional. O tumor também foi dissecado da parede torácica posterior por este acesso e uma osteotomia da parede lateral dos corpos vertebrais foi realizada para liberar o tumor da parede vertebral (Figura 5-7).

No segundo tempo, o doente foi posicionado em decúbito lateral direito para a realização da toracotomia à esquerda. Após incisão da pleura e abertura da caixa torácica, o

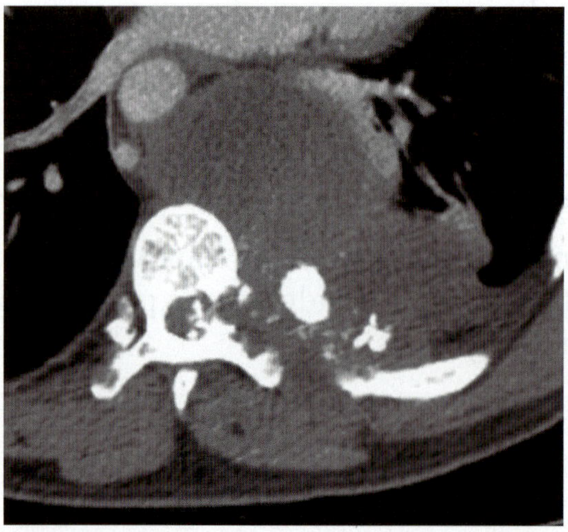

FIGURA 5-6 • Imagem tomográfica com corte axial demonstrando o contato da lesão com grandes vasos, a presença de compressão medular e o comprometimento dos arcos costais.

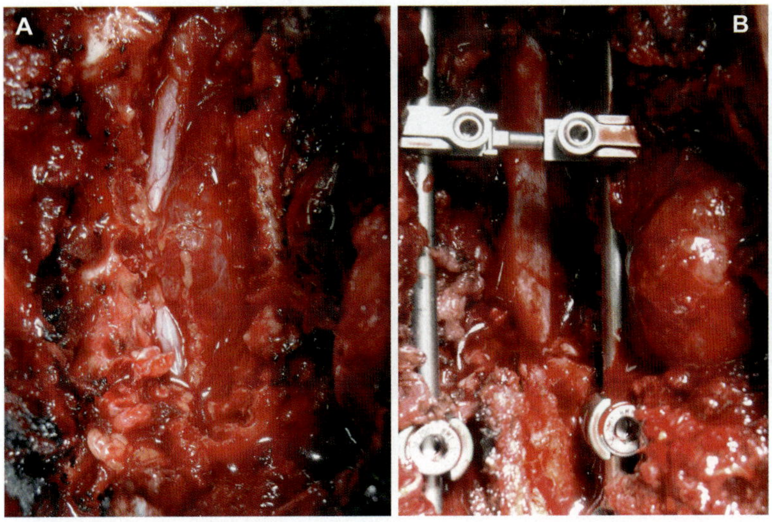

FIGURA 5-7 • Imagem intraoperatória da via posterior. A. Exposição do componente epidural do tumor com compressão medular grave. B. Fixação por via posterior após descompressão do canal e liberação do tumor da porção posterior da parede torácica.

tumor foi rapidamente identificado. A liberação cuidadosa dos grandes vasos foi realizada (Figura 5-8).

Para a retirada da peça foi necessário fazer a costectomia lateral das costelas invadidas e o tumor pode então ser levantado junto com a borda lateral do corpo vertebral nas áreas de osteotomia anteriormente realizada pela via posterior (Figura 5-9).

Após revisão da hemostasia e expansão pulmonar adequada, a caixa torácica foi fechada após drenagem do tórax e reconstrução da parede com tela de marlex (Figura 5-10).

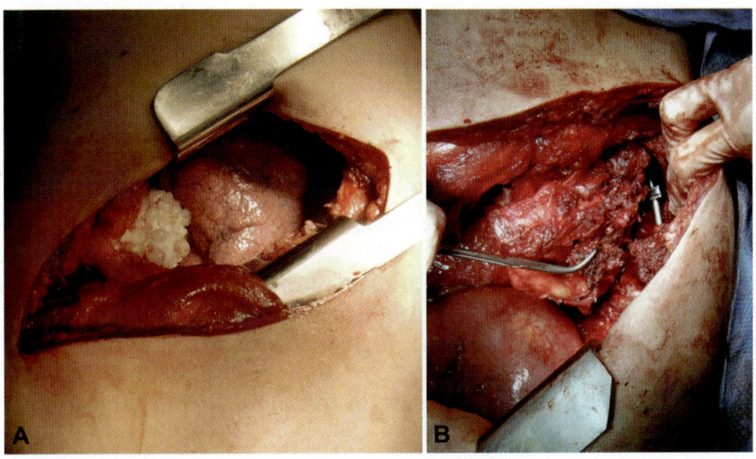

FIGURA 5-8 • A. Exposição do tumor após afastamento dos arcos costais. B. Descolamento da peça.

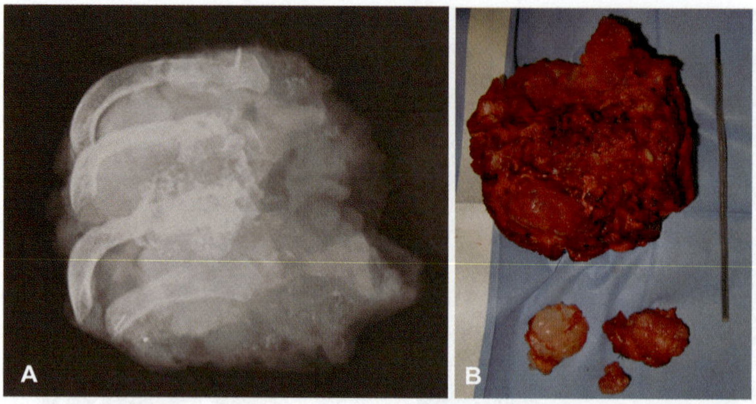

FIGURA 5-9 • A. Radiografia da peça cirúrgica demonstrando as quatro costelas retiradas e parte das vértebras osteotomizadas. B. Macroscopia da peça.

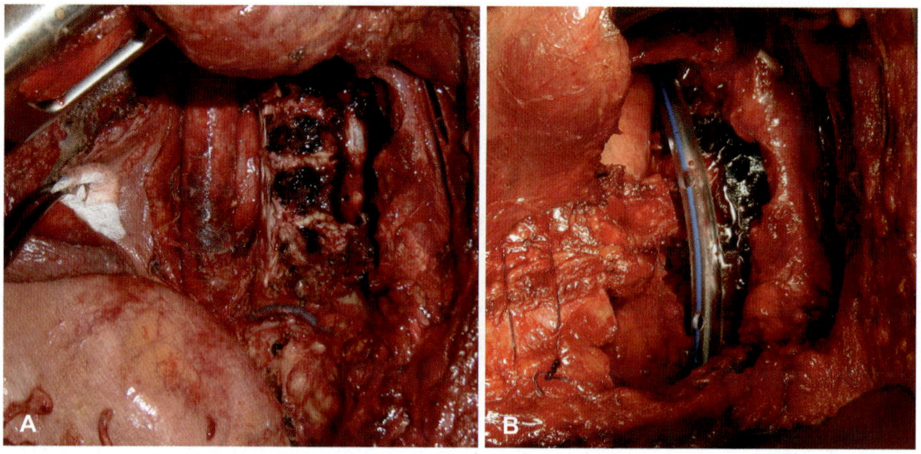

FIGURA 5-10 • A. Imagem da região da toracotomia pela via anterior demonstrando a situação anatômica da aorta à frente da coluna vertebral e a medula adequadamente descomprimida. B. Colocação de dreno de tórax.

Referências

Cheung KMC, Al Ghazi S. Approach-related complications of open versus thoracoscopic anterior exposures of the thoracic spine. Journal of orthopaedic surgery (Hong Kong). 2008;16(3):343-7.

De Giacomo T, Francioni F, Diso D, et al. Anterior approach to the thoracic spine. Interactive cardiovascular and thoracic surgery. 201;12(5):692-5.

Gokaslan ZL, York JE, Walsh GL, et al. Transthoracic vertebrectomy for metastatic spinal tumors. Journal of neurosurgery. 1998;89(4):599-609.

Hodgson AR, Stock FE. Anterior spinal fusion a preliminary communication on the radical treatment of Pott's disease and Pott's paraplegia. The British Journal of Surgery. 1956;44(185):266-75.

Huang T-J, Hsu RW-W, Li Y-Y, et al. Minimal access spinal surgery (MASS) in treating thoracic spine metastasis. Spine [Internet]. 2006;31(16):1860-3.

Ikard RW. Methods and complications of anterior exposure of the thoracic and lumbar spine. Archives of surgery. 2006;141(10):1025-34.

Koller H, Zenner J, Hitzl W, et al. The morbidity of open transthoracic approach for anterior scoliosis correction. Spine. 2010;35(26):E1586-92.

Kopp R, Beisse R, Weidenhagen R, et al. Strategies for prevention and operative treatment of aortic lesions related to spinal interventions. Spine. 2007;32(25):E753-60.

Mack MJ, Regan JJ, McAfee PC, et al. Video-assisted thoracic surgery for the anterior approach to the thoracic spine. The Annals of Thoracic Surgery. 1995; 59(5):1100-6.

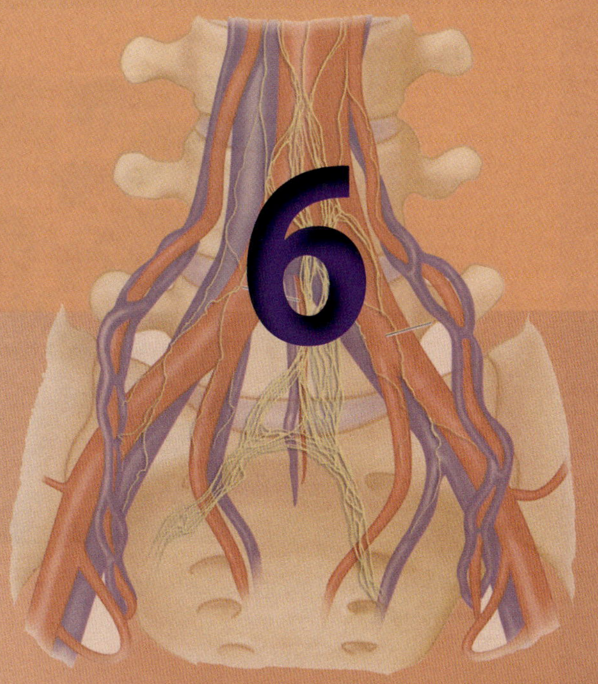

6

Abordagem anterior nas fraturas da coluna toracolombar

Helton Luiz A. Defino
Carlos Fernando P.S. Herrero

INTRODUÇÃO

Müller, em 1906, descreveu na Alemanha a abordagem e a artrodese anterior da coluna vertebral, fato que é pouco conhecido, reprimido que ficou, na época, pela aceitação e impacto que as técnicas descritas por Albee (1911) e Hibbs (1911) provocaram no âmbito da cirurgia da coluna vertebral. A abordagem posterior da coluna vertebral foi o procedimento de escolha até a década de 1930, quando a abordagem anterior começou a ser procedimento aceitável, principalmente para o tratamento do mal de Pott e da espondilolistese.

A técnica para a descompressão anterior do canal vertebral foi descrita por Ito, Tsuchiya e Asami em 1934, que também foram os pioneiros na descrição da abordagem pararretal extraperitoneal. Contrastando com a fixação posterior da coluna vertebral, a utilização de implantes na sua face anterior não teve muita aceitação, apesar da tentativa do desenvolvimento de várias modalidades de implantes. Placas especiais para a estabilização da face anterior da coluna foram desenvolvidas, as placas convencionais de osteossíntese do sistema apendicular foram também utilizadas e sistemas de fixação anterior utilizando parafusos ancorados no corpo vertebral foram desenvolvidos.

A nossa experiência com a utilização de implantes para a instrumentação anterior da coluna vertebral teve início na década de 1990 com a utilização do sistema USIS, que teve a sua origem no sistema desenvolvido por Zielke, em 1974, e denominado *ventral derotation spondylodesis* (VDS). Esse sistema possuía um espectro mais amplo de aplicação e podia ser utilizado na parte anterior ou posterior da coluna vertebral, sendo denominado sistema universal (Figura 6-1). O sistema USIS era utilizado para as fixações

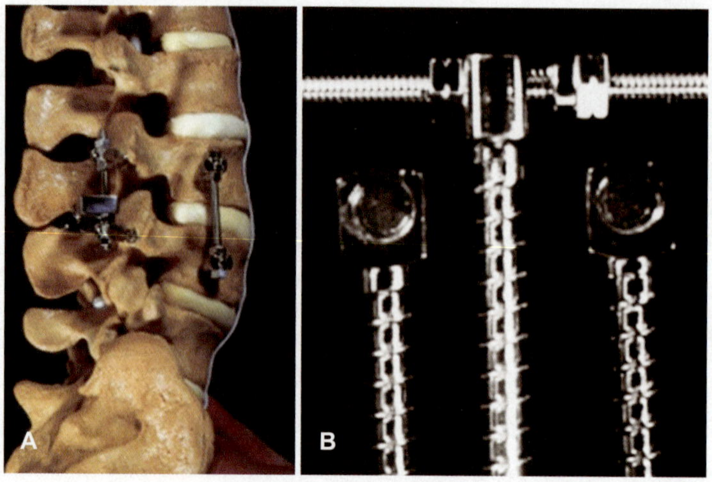

FIGURA 6-1 • A. Fotografia ilustrando o sistema de fixação USIS nas partes anterior e posterior da coluna vertebral. B. Seus componentes.

posterior e anterior das fraturas e permitia a realização de artrodeses curtas e não utilização de imobilização gessada, que representava um grande avanço terapêutico naquela época (Figuras 6-2 e 6-3).

Com o desenvolvimento e aperfeiçoamento dos sistemas de fixação vertebral a abordagem anterior tem sido pouco utilizada no tratamento cirúrgico das fraturas da coluna toracolombar, pois a maioria dos procedimentos cirúrgicos é realizada por meio da abordagem posterior. A abordagem anterior pode ser utilizada isoladamente ou em combinação com a abordagem posterior, e a sua indicação depende do tipo da fratura e da filosofia de tratamento do cirurgião.

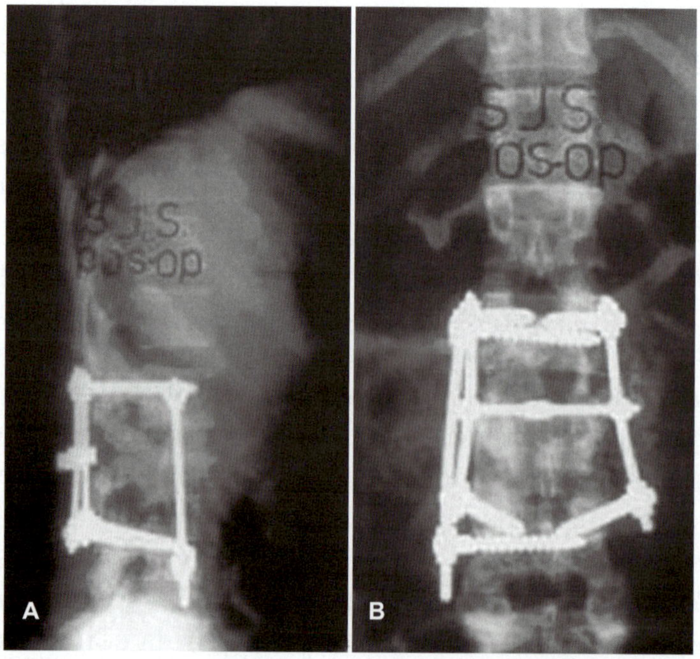

FIGURA 6-2 • A e B. Radiografias em anteroposterior (AP) e perfil de fratura de L3 estabilizada com o sistema USIS.

As indicações primárias para a realização da abordagem anterior estão relacionadas com a restauração da capacidade de suporte anterior do segmento vertebral e a descompressão do canal vertebral, sendo as indicações primárias da abordagem anterior a insuficiente descompressão do canal vertebral e a restauração da coluna anterior do segmento vertebral acometido.

INDICAÇÃO DA ABORDAGEM ANTERIOR

Nas fraturas do tipo A a abordagem anterior pode ser indicada nas fraturas A2 (tipo *split*) e nas fraturas A3 (tido explosão). A abordagem anterior pode ser realizada isoladamente nesses tipos de fratura ou pode ser utilizada combinada com a fixação posterior (Figuras 6-4 a 6-7).

Apesar dos relatos de bons resultados com a utilização da abordagem anterior isolada para o tratamento das fraturas do tipo A3, observamos em nossos pacientes, embora sem repercussão clínica, perda da correção no plano sagital (Figura 6-8).

Nas fraturas do tipo B ou C temos utilizado a abordagem anterior associada à abordagem e à fixação posterior (Figura 6-7). A abordagem posterior permite a redução e o alinhamento do segmento vertebral, que não pode ser obtido por meio da abordagem anterior. A abordagem anterior isolada e o sistema de fixação rígida devem ser utilizados com cautela e em pacientes selecionados, e não têm sido os nossos métodos de eleição para as fraturas dos tipos B e C.

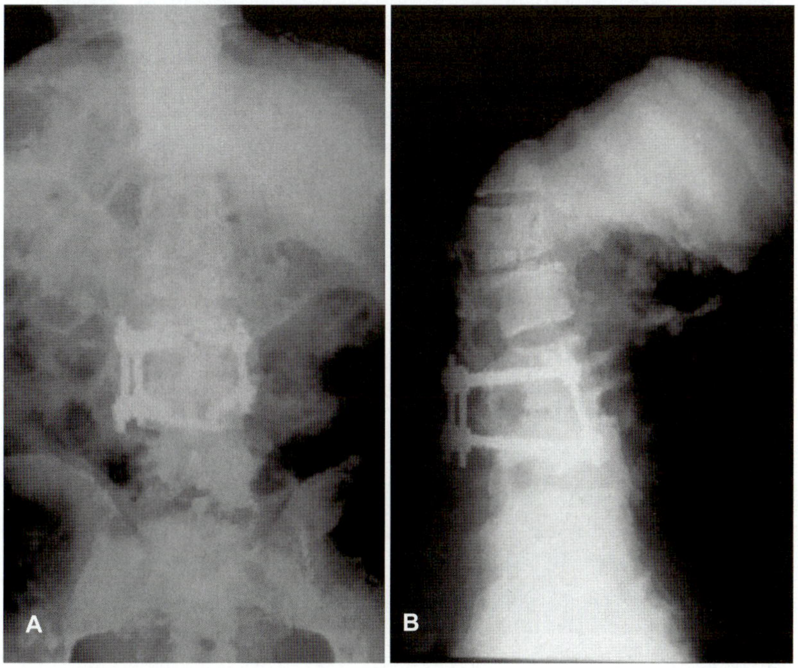

FIGURA 6-3 • A. Radiografia em AP. B. Perfil de fratura da coluna lombar estabilizada por meio de fixação monossegmentar com o sistema USIS.

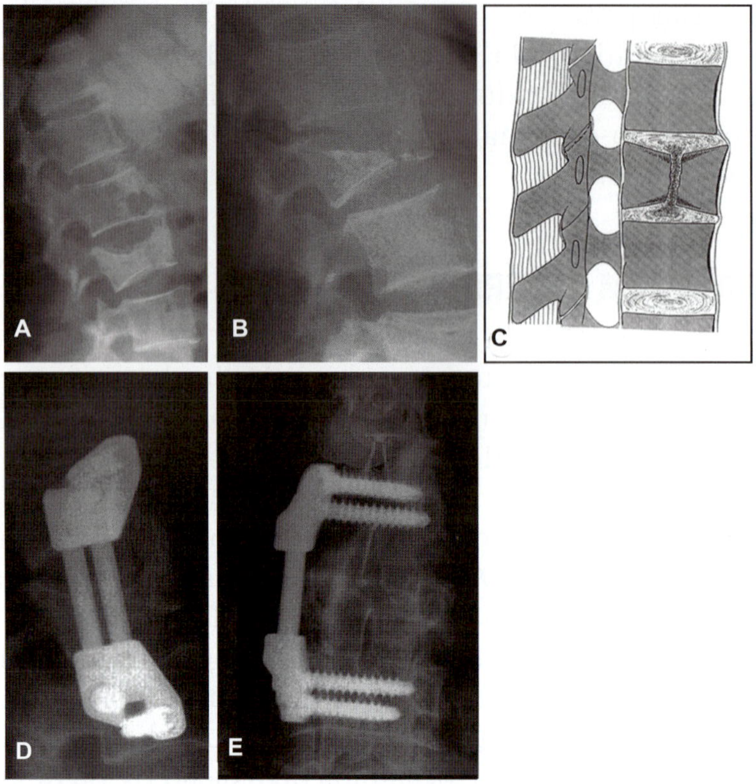

FIGURA 6-4 • Fratura da coluna lombar do tipo A2 tratada por meio de abordagem e fixação anterior isolada. A, B e C. Radiografias pré-operatórias. D e E. Pós-operatórias.

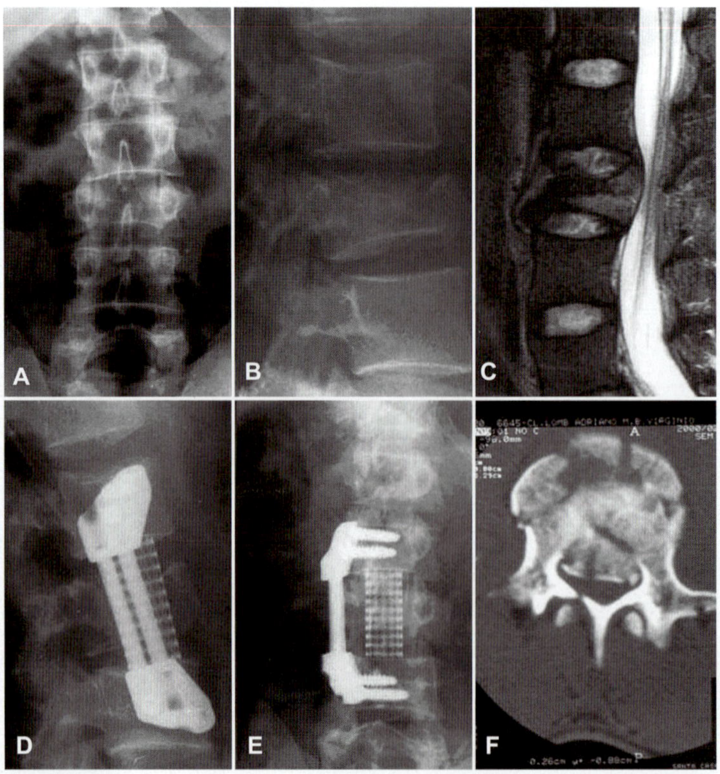

FIGURA 6-5 • Fratura do tipo explosão (A3) tratada por meio de fixação, descompressão e abordagem anterior isolada. A e B. Radiografias pré-operatórias. C. Ressonância magnética. D e E. Radiografias pós-operatórias. F. Tomografia computadorizada ilustrando a compressão do canal vertebral.

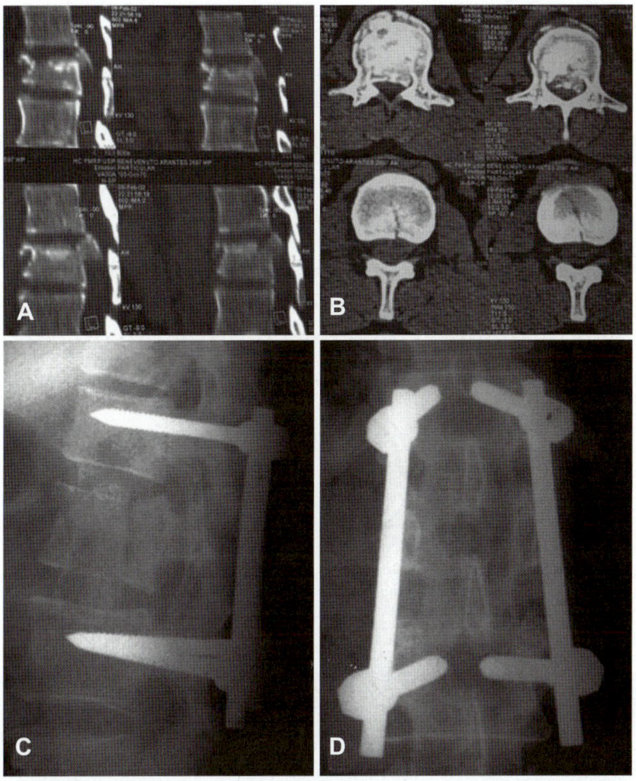

FIGURA 6-6 • Fratura do tipo explosão (A3) tratada por meio de fixação posterior e abordagem anterior para a colocação de enxerto. A e B. Tomografia computadorizada pré-operatória. C e D. Radiografias pós-operatórias.

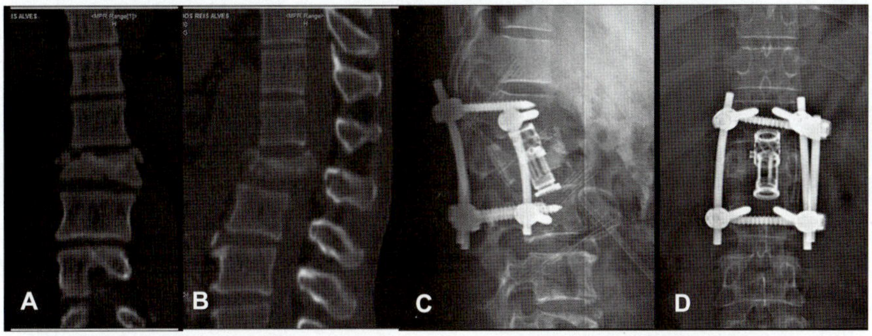

FIGURA 6-7 • Fratura do tipo explosão (A3). A e B. Tomografia computadorizada pré-operatória. C e D. Radiografias pós-operatórias após fixações posterior e anterior.

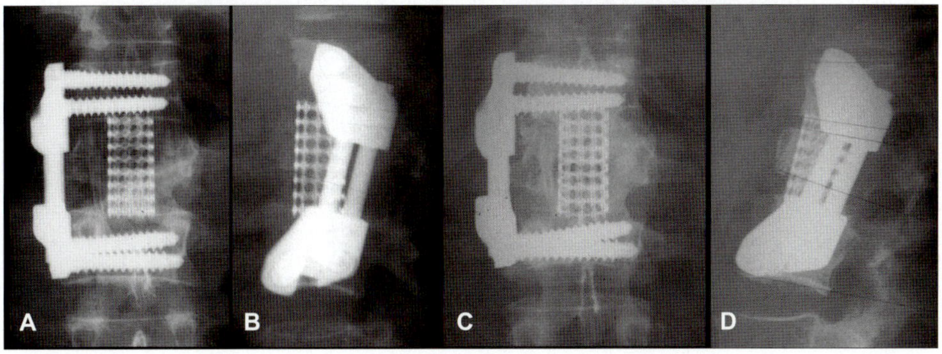

FIGURA 6-8 • A e B. Radiografias do período pós-operatório imediato. C e D. Radiografias do seguimento tardio ilustrando a perda da correção nos planos frontal e sagital.

Uma indicação adicional para a abordagem anterior é a presença do fragmento reverso. Nas lesões por distração e associadas às fraturas do tipo explosão, o fragmento da parede posterior do corpo vertebral frequentemente está desviado nos sentidos posterior e cranial e pode apresentar rotação de até 90 graus em torno do seu próprio eixo, ficando a sua superfície, que corresponde à placa vertebral terminal em contato com o corpo vertebral. Ao contrário das fraturas por compressão, a borda anterior do fragmento reverso aparece densa e lisa na tomografia computadorizada e a borda posterior, densa, borrada e irregular, tendo esse fenômeno sido denominado de sinal cortical reverso (Figura 6-9). A abordagem anterior está indicada para a descompressão do canal vertebral na presença de fragmento invertido da parte posterior do corpo vertebral que não pode ser reduzido por meio da ligamentotaxia.

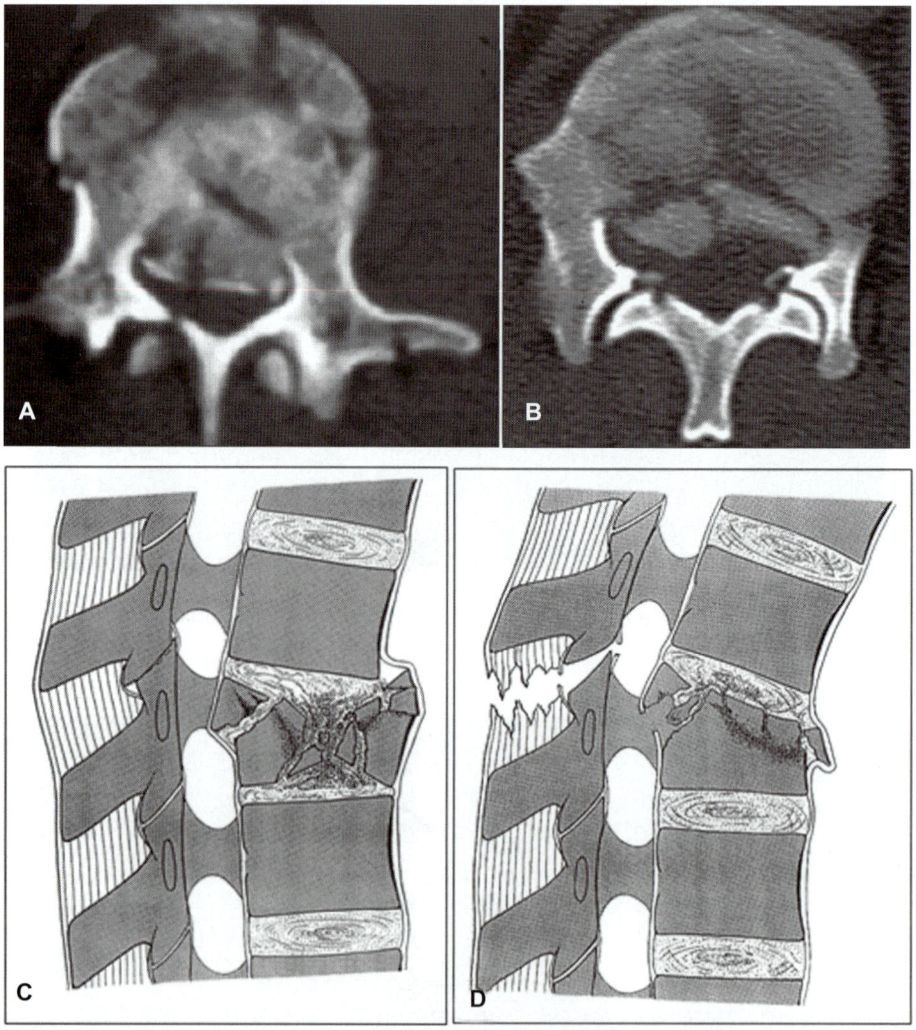

FIGURA 6-9 • Tomografia computadorizada de compressão do canal vertebral pelo fragmento da parede posterior do corpo vertebral. A e C. Tomografia computadorizada e desenho ilustrando o fragmento da parede posterior do corpo vertebral deslocado e sem rotação. B e D. Tomografia computadorizada e desenho ilustrando o fragmento reverso.

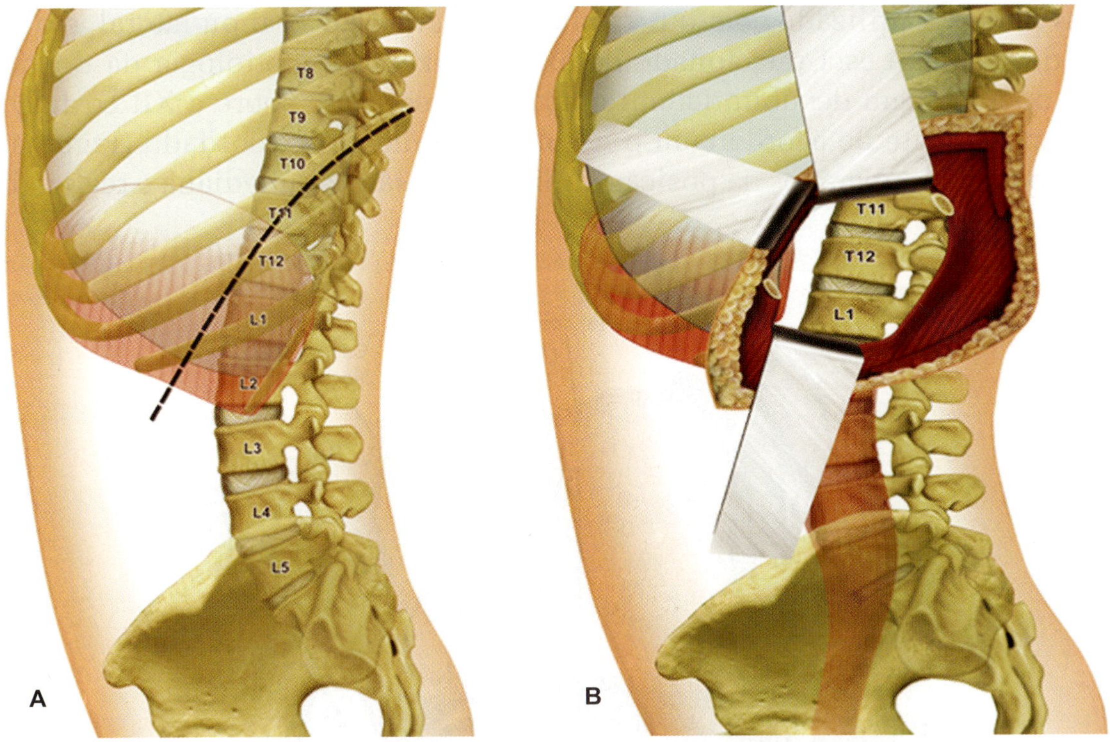

FIGURA 6-10 • A. Desenho ilustrando a abordagem toracoabdominal. B. Abordagem transpleural retroperitoneal.

VIAS DE ACESSO ANTERIOR

A abordagem clássica para o segmento vertebral localizado entre T10 e L2 é a abordagem toracoabdominal. Essa abordagem é complexa devido às estruturas anatômicas localizadas nessa região de transição dos segmentos torácico e lombar. Essa abordagem cirúrgica permite o acesso à parte anterolateral do corpo vertebral; o diafragma e as suas inserções devem ser seccionados e a X costela, ressecada (Figura 6-10). Essa abordagem permite ampla exposição da parte anterolateral do segmento T10-L2, mas apresenta grande morbidade pela secção das estruturas anatômicas e abertura do tórax. Uma opção de abordagem menos invasiva é a transpleural retroperitoneal, que permite a abordagem de T12-L1 por meio de divulsão e afastamento adequado das estruturas anatômicas. Essa abordagem é realizada por meio da retirada da X costela, abertura da pleura e afastamento e descolamento do diafragma. O segmento T12-L1 pode também ser abordado sem a abertura da pleura, por meio da retirada da XI costela e descolamento da pleura e abordagem retroperitoneal, que evita a abertura do tórax e a secção do diafragma e apresenta menor morbidade.

As principais complicações relacionadas com a abordagem toracoabdominal são hérnia diafragmática consequente ao reparo, hipoestesia ou hiperestesia do nervo genitofemoral ou nervo costal adjacente à costela ressecada.

A abordagem anterior da coluna lombar pode ser realizada por meio do acesso retroperitoneal ou transperitoneal. O acesso retroperitoneal tem sido o mais utilizado pela sua menor morbidade e maior extensão de exposição da coluna lombar. O acesso retroperitoneal pode ser utilizado com o paciente em decúbito dorsal ou lateral, e o posicionamento do paciente está relacionado com a localização e a etiologia da doença. Nos pacientes operados em decúbito lateral o acesso é realizado sobre a XII costela e direcionado caudalmente de acordo com o nível da coluna a ser abordado (Figuras 6-11 e 6-12). Nos pacientes operados na posição supina a incisão paramediana é realizada sobre

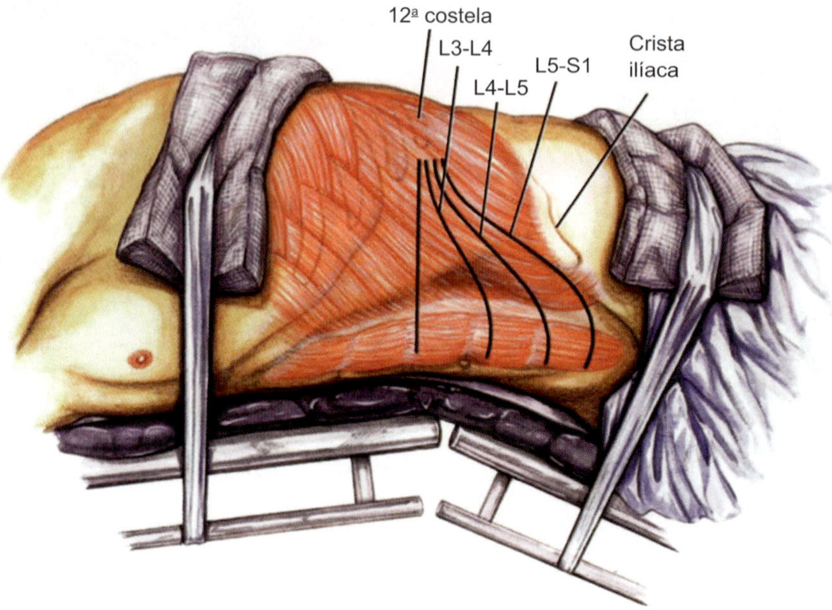

FIGURA 6-11 • Desenho ilustrando o acesso lateral da coluna lombar.

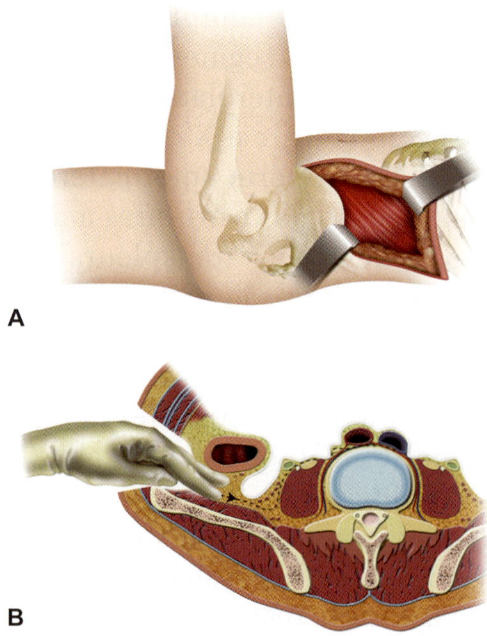

FIGURA 6-12 • A. Abordagem lateral da coluna lombar. B. Plano de dissecção do retroperitônio.

a borda lateral do músculo reto abdominal, e a localização e extensão da incisão dependem da localização da coluna lombar a ser abordada (Figuras 6-13 e 6-14). Em ambas as abordagens a dissecção é realizada em planos sobre os músculos da parede abdominal até o espaço retroperitoneal. O afastamento da gordura retroperitoneal, estruturas retroperitoneais e músculo psoas permite a exposição da coluna lombar.

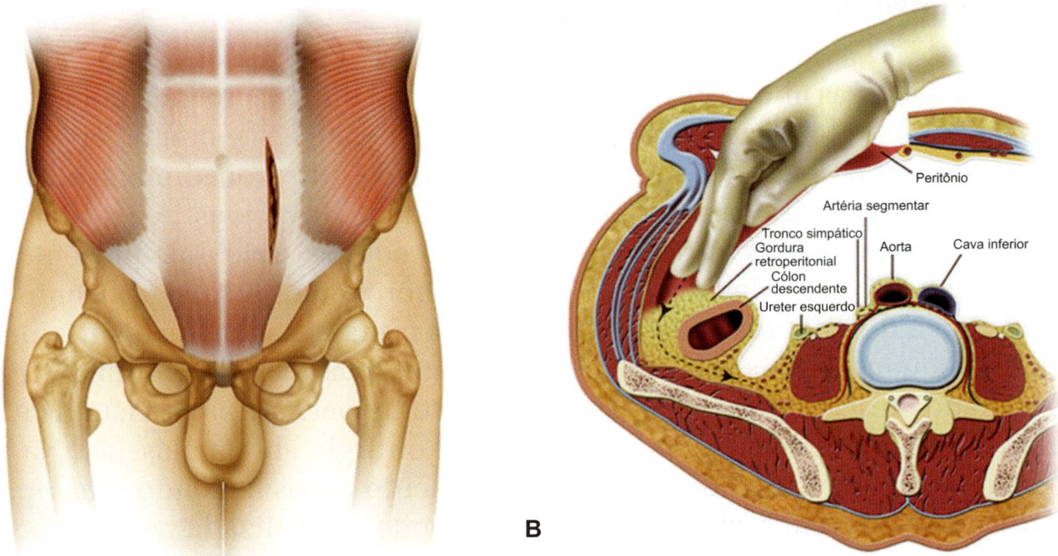

A B

FIGURA 6-13 • A. Abordagem paramediana. B. Plano de dissecção do retroperitônio.

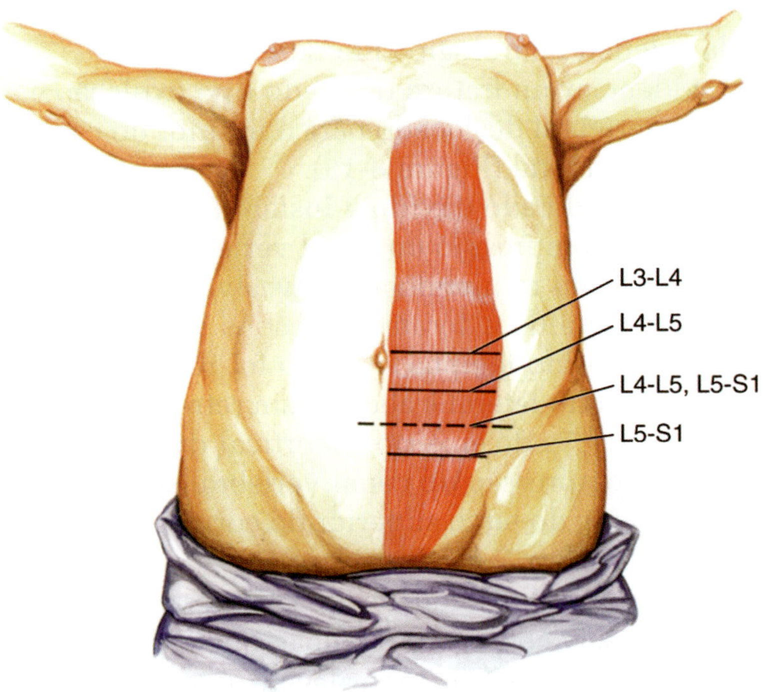

FIGURA 6-14 • Níveis de abordagem da abordagem anterior.

A abordagem transperitoneal e a abordagem laparoscópica da coluna lombar, apesar de permitirem acesso às vértebras lombares, não têm sido utilizadas para o tratamento das lesões traumáticas desse segmento da coluna vertebral.

As principais complicações da abordagem da coluna lombar estão relacionadas com lesões vasculares, lesão do tronco simpático e lesão do ureter.

ABORDAGEM MINIMAMENTE INVASIVA

As abordagens clássicas anteriores apresentam morbidade relacionada com a secção das estruturas anatômicas localizadas no espaço entre a pele e o segmento vertebral alvo do procedimento. Com o objetivo de reduzir a morbidade dos procedimentos clássicos foram desenvolvidas técnicas percutâneas e minimamente invasivas. A abordagem endoscópica para o tratamento das lesões traumáticas da coluna vertebral apresentou relativa redução na sua utilização devido ao custo dos equipamentos, à significante curva de aprendizagem e à dificuldade para a colocação dos implantes na face anterior da coluna vertebral, enquanto as abordagens minimamente invasivas, denominadas *mini-open* têm apresentado crescente aceitação devido ao fato de permitirem a visualização direta da coluna vertebral e utilizarem os princípios da cirurgia aberta clássica. Na transição toracolombar o acesso retropleural através do músculo psoas tem sido uma opção dessa modalidade de abordagem cirúrgica que também pode ser utilizada para a abordagem da coluna lombar.

Caso clínico

Paciente com 17 anos de idade vítima de acidente automobilístico e apresentando fratura L4 (tipo C) associada a déficit neurológico Frankel C.

Exames de imagem evidenciavam fratura de L4 do tipo explosão e com fragmento da parede posterior do corpo vertebral deslocado para o interior do canal vertebral com significativa redução do canal vertebral (Figura 6-15).

O tratamento cirúrgico foi indicado devido à instabilidade da fratura (tipo C) em associação à necessidade de descompressão do canal vertebral. A abordagem posterior foi realizada por meio de abordagem minimamente invasiva sem o descolamento da musculatura paravertebral, e os parafusos foram colocados sob visualização indireta com auxílio de fluoroscopia. No mesmo tempo cirúrgico foi realizada a abordagem anterior de L4 com o paciente em decúbito lateral e abordagem retroperitoneal para descompressão do canal vertebral e colocação de enxerto tricortical de ilíaco no espaço L3-L4. Foi possível a realização da descompressão do canal vertebral sem a corpectomia completa de L4, pois somente o fragmento do terço superior do corpo de L4 estava deslocado para o interior do canal vertebral.

As abordagens posterior e anterior foram realizadas de acordo com os princípios da abordagem minimamente invasiva da coluna lombar, que reduzem a morbidade do procedimento e permitem a instrumentação e a abordagem anterior do segmento vertebral. O paciente apresentou recuperação completa do déficit neurológico e a artrodese se consolidou com a manutenção do posicionamento obtido com a estabilização (Figura 6-16).

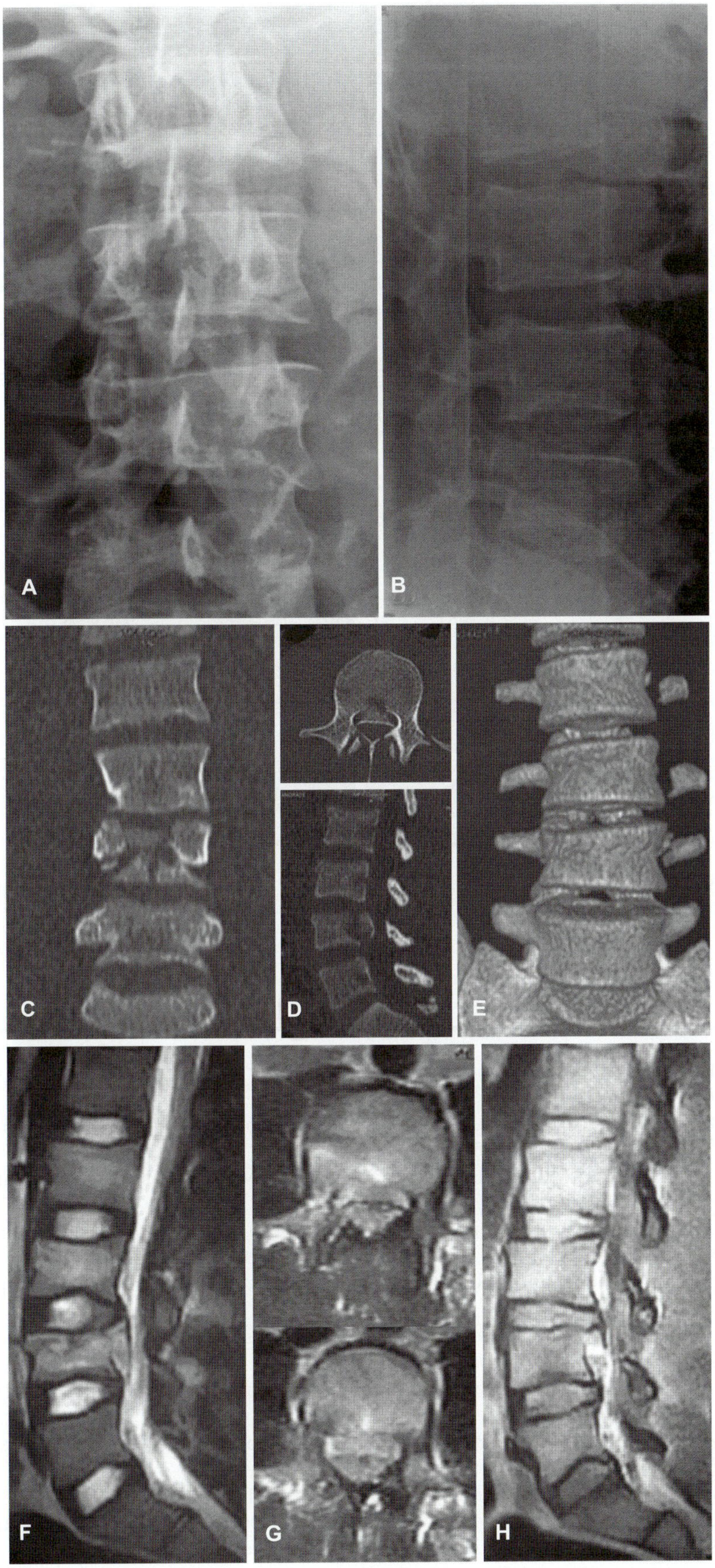

FIGURA 6-15 • A e B. Radiografias; C, D e E. Tomografia computadorizada; F, G e H. Ressonância magnética ilustrando a fratura de L4 com compressão do canal medular.

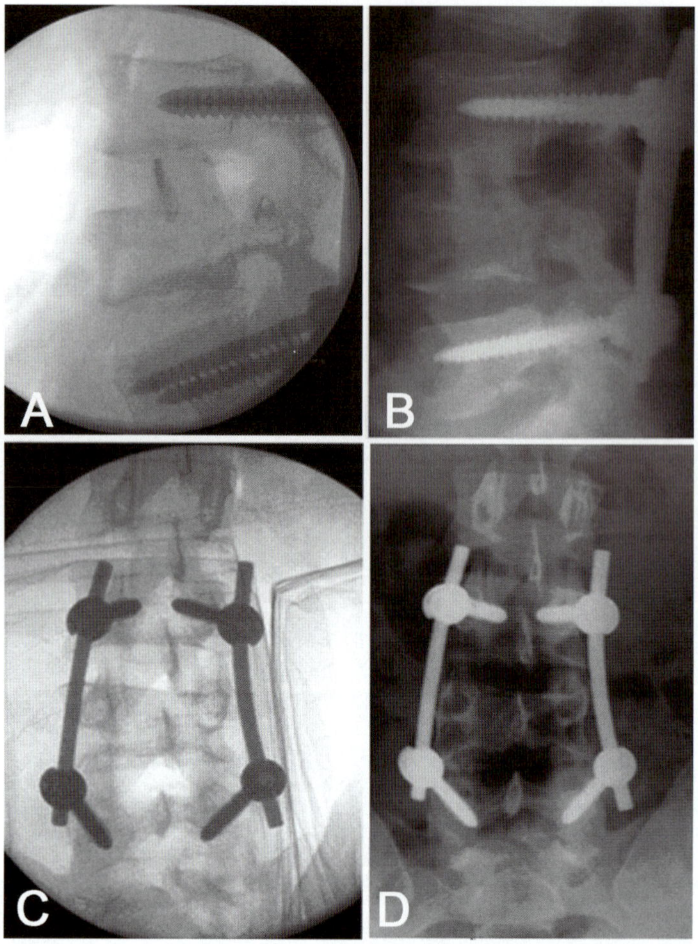

FIGURA 6-16 • A e C. Radiografias em AP e perfil do pós-operatório imediato. B e D. Com seis meses de seguimento.

Referências

Albee FH. Transplantation of a portion of the tibia into the spine for Pott's disease: a preliminary report 1911. Clin Orthop Relat Res. 2007 Jul;460:14-6.

Avanzi, OO. Tratamento conservador da fratura toracolombar do tipo explosão: análise radiográfica da cifose pós-traumática. Coluna/Coluna. 2009;8(2):148-52.

Black RC, Gardner VO, Armstrong GW, O'Neil J, George MS. A contoured anterior spinal fixation plate. Clin Orthop Relat Res. 1988 Feb;227:135-42.

Burrington JD, Brown C, Wayne ER, Odom J. Anterior approach to the thoracolumbar spine: technical considerations. Arch Surg. 1976 Apr;111(4):456-63.

Dunn HK. Anterior spine stabilization and decompression for thoracolumbar injuries. Orthop Clin North Am. 1986 Jan;17(1):113-9.

Dwyer AF, Newton NC, Sherwood AA. An anterior approach to scoliosis. A preliminary report. Clin Orthop Relat Res. 1969 Jan;62:192-202.

Flynn JC, Price CT. Sexual complications of anterior fusion of the lumbar spine. Spine (Phila Pa 1976). 1984 Jul;9(5):489-92.

Hibbs RA. XII. An Operation for Stiffening the Knee-Joint: With Report of Cases from the Service of the New York Orthopaedic Hospital. Ann Surg. 1911 Mar;53(3):404-7.

Ito HTJAG. A new radical operation for Pott´s disease. J Bone Joint Surg. 1934;16:499-515.

Kaneda K, Abumi K, Fujiya M. Burst fractures with neurologic deficits of the thoracolumbar-lumbar spine. Results of anterior decompression and stabilization with anterior instrumentation. Spine (Phila Pa 1976). 1984 Nov;9(8):788-95.

Kaneda K, Abumi K, Fujiya M. Burst fractures with neurologic deficits of the thoracolumbar-lumbar spine. Results of anterior decompression and stabilization with anterior instrumentation. Spine (Phila Pa 1976). 1984 Nov;9(8):788-95.

Khoo LT, Beisse R, Potulski M. Thoracoscopic-assisted treatment of thoracic and lumbar fractures: a series of 371 consecutive cases. Neurosurgery. 2002 Nov;51(5 Suppl):S104-S117.

McAfee PC, Regan JR, Zdeblick T, Zuckerman J, Picetti GD, III, Heim S, et al. The incidence of complications in endoscopic anterior thoracolumbar spinal reconstructive surgery. A prospective multicenter study comprising the first 100 consecutive cases. Spine (Phila Pa 1976). 1995 Jul 15;20(14):1624-32.

McDonnell MF, Glassman SD, Dimar JR, Puno RM, Johnson JR. Perioperative complications of anterior procedures on the spine. J Bone Joint Surg Am. 1996 Jun;78(6):839-47.

Mirbaha MM. Anterior approach to the thoraco-lumbar junction of the spine by a retroperitoneal-extrapleural technic. Clin Orthop Relat Res. 1973 Mar;(91):41-7.

Sasso RC, Best NM, Reilly TM, McGuire RA, Jr. Anterior-only stabilization of three-column thoracolumbar injuries. J Spinal Disord Tech. 2005 Feb;18 Suppl:S7-14.

Schlegel J, Yuan H, Fredricksen B. Anterior interbody fixation devices. In: Frymoyer J, editor. The adult spine: principles and practices. New York: Raven Press, 1991. p. 1947-59.

Slot GH. Surgical treatment of spinal deformities resulting from neuro-muscular disorders. Acta Orthop Belg. 1976 Jul;42(4):373-86.

Smith WD, Dakwar E, Le TV, Christian G, Serrano S, Uribe JS. Minimally invasive surgery for traumatic spinal pathologies: a mini-open, lateral approach in the thoracic and lumbar spine. Spine (Phila Pa 1976). 2010 Dec 15;35(26 Suppl):S338-S346.

Tiusanen H, Seitsalo S, Osterman K, Soini J. Retrograde ejaculation after anterior interbody lumbar fusion. Eur Spine J. 1995;4(6):339-42.

Wood K, Buttermann G, Mehbod A, Garvey T, Jhanjee R, Sechriest V, et al. Operative compared with nonoperative treatment of a thoracolumbar burst fracture without neurological deficit. A prospective, randomized study. J Bone Joint Surg Am. 2003 May;85-A(5):773-81.

Zielke K, Stunkat R, Beaujean F. [Ventrale derotations-spondylodesis (author's transl)]. Arch Orthop Unfallchir. 1976 Aug 19;85(3):257-77.

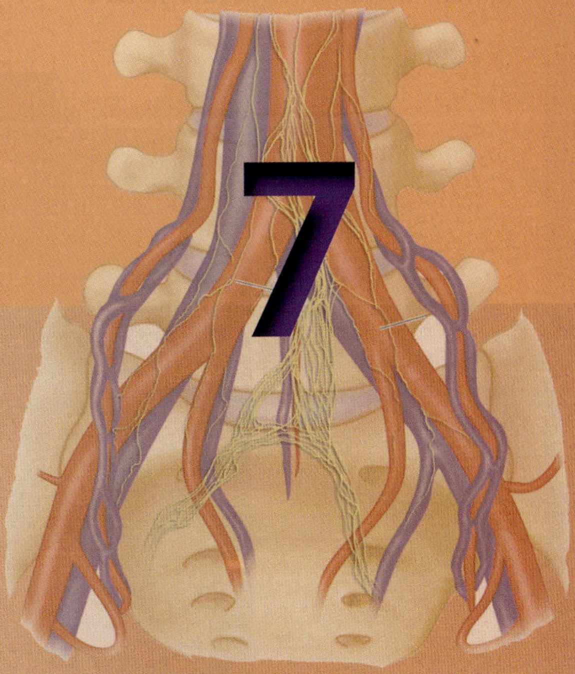

7

Fixação posterior da coluna lombar

Luiz Claudio M. França
Mauricio P. Calais Oliveira
Rafael G. Duarte
Felicio Frange

INTRODUÇÃO

A fixação ou instrumentação da coluna lombar tem o objetivo de promover a estabilização até que a fusão ou consolidação óssea seja alcançada, mantendo seu alinhamento sagital e coronal e permitindo uma mobilização precoce sem risco de lesão neurológica.

A instrumentação da coluna lombar por via posterior tem aplicação direta em uma grande variedade de doenças da coluna lombar, sejam elas traumáticas, degenerativas, tumorais e nas deformidades.

OPÇÕES DE FIXAÇÃO POSTERIOR DA COLUNA LOMBAR

Várias são as formas de fixação posterior da coluna lombar.

Os fios sublaminares e os fios utilizados ao nível dos processos espinhosos são uma opção, sendo os primeiros mais resistentes às forças de arrancamento que os últimos. Os cabos flexíveis constituem ainda uma alternativa para este tipo de fixação, porém agregando considerável custo financeiro ao sistema.

A principal complicação relacionada com a fixação com fios sublaminares é o déficit neurológico, devido à situação intracanal do implante (Figura 7-1).

A sua utilização ao nível dos processos espinhosos diminui a possibilidade desta complicação.

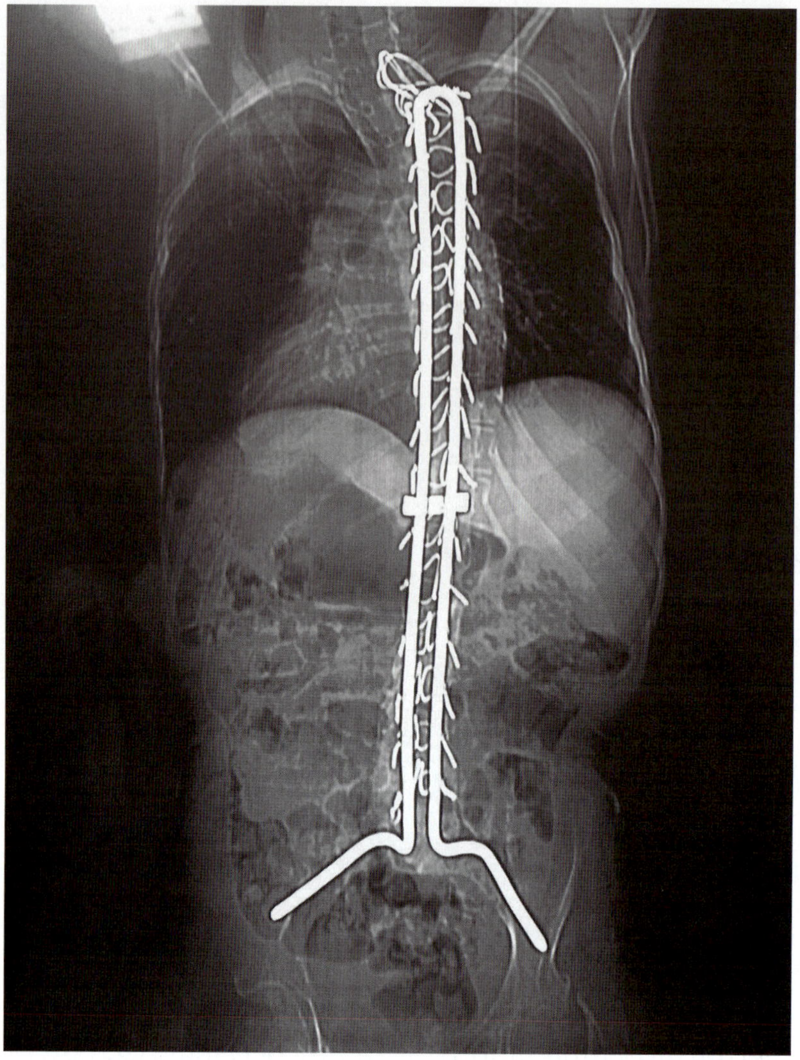

FIGURA 7-1 • Fios sublaminares.

Constituem fatores limitadores de utilização da técnica a necessidade de descompressão com laminectomia e/ou a eventual deficiência de formação do arco posterior, como na espinha bífida.

Os ganchos são uma forma de se obter uma segura fixação dos elementos posteriores. Sua introdução com o sistema de Harrington e posterior desenvolvimento por Cotrel-Dubousset permitiu efetiva correção de deformidades, além do tratamento de outras doenças da coluna vertebral.

Com o uso mais frequente dos parafusos pediculares, o recurso da fixação com ganchos tem se tornado menos comum, sendo, entretanto, válido nas situações de impossibilidade de uso dos parafusos.

Na coluna lombar os ganchos podem ser utilizados em localização supra e infralaminar devido às características da anatomia óssea e neural deste segmento.

A colocação do gancho supralaminar necessita da ressecção parcial do ligamento amarelo, porém o gancho infralaminar deve ser posicionado no intervalo entre o ligamento e a lâmina inferior.

A colocação dos ganchos em qualquer segmento necessita de atenção e cuidado, no sentido de se evitar a protrusão iatrogênica da lâmina do gancho contra as estruturas neurais durante e após a sua inserção.

Em caso do uso bilateral do implante devemos fazer a opção por lâminas mais finas para minimizar o volume de material dentro do canal vertebral.

A utilização de parafusos transfacetários foi inicialmente descrita por King. Posteriormente Magerl modificou a técnica para a abordagem translaminar, com a inserção do parafuso na base do processo espinhoso, transversalmente, pela lâmina contralateral para transfixar a faceta articular.

Os argumentos para o uso deste tipo de fixação seriam a menor morbidade devido à menor agressão tecidual e a possibilidade de maior leito de fusão e espaço para colocação de enxerto em virtude das menores dimensões dos implantes.

A fixação com parafusos translaminares pode ser utilizada em associação à artrodese anterior (ALIF) em até dois níveis de artrodese.

São contraindicações relativas à técnica as deformidades com escoliose e espondilolistese, bem como os pacientes submetidos a extensa descompressão em que a lâmina e/ou as facetas articulares tenham sido parcial ou totalmente ressecadas.

As complicações relacionadas com o método são principalmente devidas ao posicionamento incorreto dentro do canal vertebral, causando conflito radicular. Violações discretas da parede laminar posterior não são necessariamente causas de sintomas radiculares. O auxílio de um *probe* pode ser útil para a palpação da parede laminar, aumentando a segurança da técnica.

Outra complicação também descrita é a fratura da faceta articular no momento de colocação do parafuso.

O pedículo vertebral é a estrutura mais resistente para se obter uma fixação tridimensional da vértebra por via posterior.

A utilização de parafusos pediculares foi introduzida por Boucher, em 1959, sendo popularizada por Roy Camille, que inicialmente utilizou as placas e parafusos pediculares para a fixação segmentar de fraturas da coluna vertebral.

A fixação pedicular pode ser realizada com ou sem auxílio de fluoroscopia.

TÉCNICA CIRÚRGICA DE FIXAÇÃO PEDICULAR LOMBAR

A técnica cirúrgica utilizada neste sistema tem início com a realização de minuciosa dissecção dos processos espinhosos aos processos transversos para exposição dos pontos de referência. A interseção do processo transverso com a *pars interarticularis* e a borda lateral da faceta superior constituem o ponto de entrada (Figura 7-2).

Um perfurador inicial ou broca de *drill* de alta rotação podem ser utilizados para a perfuração inicial. Posteriormente várias opções de *probes*, sondas, curetas ou mesmo brocas de baixa rotação podem ser utilizadas de acordo com a preferência do cirurgião.

A forma de preparo do trajeto do parafuso pedicular não parece influenciar a sua resistência às forças de arrancamento.

A integridade do trajeto pedicular do parafuso é confirmada com a palpação de suas quatro paredes, cranial-caudal-medial e lateral, além do assoalho.

A profundidade é então medida para determinação do comprimento do parafuso pedicular a ser colocado (Figura 7-3).

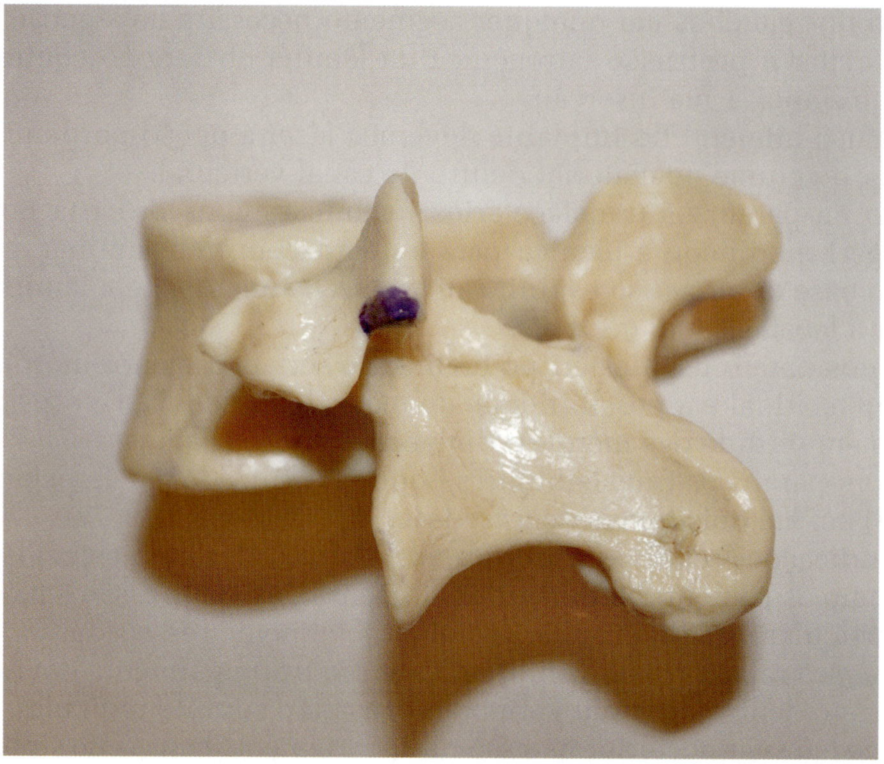

FIGURA 7-2 • Ponto de entrada do parafuso pedicular.

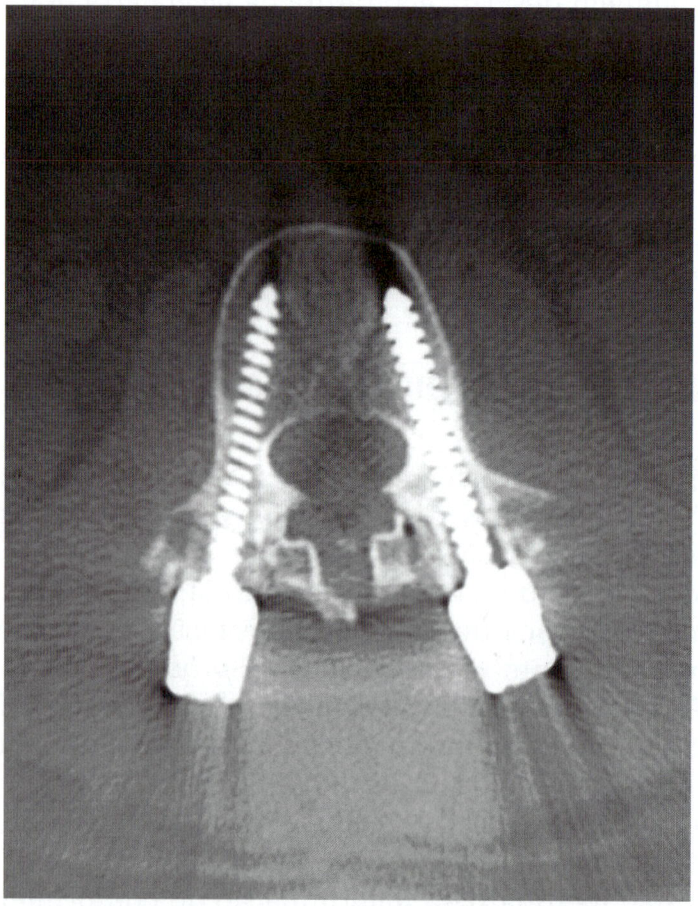

FIGURA 7-3 • Parafuso pedicular com posicionamento correto.

A opção pelo tipo de parafuso, sendo ele de cabeça fixa ou multiaxial, deve se basear em uma análise do alinhamento sagital e coronal do segmento a ser instrumentado. Observamos que, com o aumento da lordose lombar, o recurso multiaxial torna a sua utilização menos complexa. Nesta análise devemos ainda considerar questões biomecânicas relacionadas com os sistemas de cabeça fixa e multiaxial. França *et al.* observaram maior rigidez em construções com o sistema de cabeça fixa em relação ao sistema com parafusos poliaxiais, porém estes dados devem ser analisados no contexto de um ensaio não biológico em que a variável da dificuldade técnica da melhor adaptação da interface parafuso-haste não foi considerada. Devemos ainda observar que a literatura não estabelece qual a rigidez ideal dos sistemas.

O sistema de bloqueio dos parafusos pediculares também tem sido motivo de estudos biomecânicos com o intuito de se estabelecer qual seria o método mais eficiente.

Muitos estudos têm sido realizados para se avaliar a melhor forma de colocação dos parafusos pediculares, bem como a sua segurança. Estes estudos abordam a morfologia pedicular, as técnicas de fixação, as técnicas de imagem, a navegação e a biomecânica.

Os riscos de complicações neurológicas, vasculares e viscerais devem ser sempre considerados e lembrados.

A meta-análise realizada por Kosmopoulos e Schizas mostrou uma acurácia de 91,3% na colocação dos implantes, com uma variação nos estudos de 12,5% a 100%.

Independentemente do tipo de instrumentação a ser utilizado na cirurgia da coluna, não devemos nos esquecer dos princípios básicos que têm início na indicação do procedimento cirúrgico.

A qualidade óssea do paciente constitui uma importante variável na definição da extensão da instrumentação, sendo habitualmente necessário um maior número de vértebras fixadas para diminuir o risco de falência da instrumentação por soltura devido à menor resistência da interface entre o osso e o implante.

A associação com o uso do metilmetacrilato também pode ser considerada para aumentarmos a resistência às forças de arrancamento dos implantes.

Nos pacientes submetidos à cirurgia com o objetivo de obter a artrodese, ou seja, a fusão dos segmentos, a técnica cirúrgica com o adequado preparo do leito ósseo e articular com uso de enxerto ósseo não pode ser relegada a segundo plano, mesmo com o uso de sistemas modernos de instrumentação.

FIXAÇÃO PEDICULAR POSTERIOR POR TÉCNICA MINIMAMENTE INVASIVA

O conceito da cirurgia minimamente invasiva também pode ser aplicado na instrumentação da coluna lombar por via posterior com o objetivo de minimizar a lesão tecidual.

Os principais argumentos são menores morbidade e tempo de recuperação, com menor sangramento, menos dor e diminuição do tempo de hospitalização.

Sistemas pediculares percutâneos para uso com controle fluoroscópico estão disponíveis, bem como hastes que podem ser introduzidas com menor lesão de partes moles.

Estes implantes podem ser utilizados em associação a técnicas de fusão anteriores ou posterolaterais.

A seleção adequada do paciente e da doença da coluna constitui importante aspecto a ser considerado para o sucesso da intervenção minimamente invasiva.

O momento ideal de se indicar uma cirurgia minimamente invasiva nem sempre é fácil de ser definido, entretanto devemos observar que a aplicação dos princípios da cirurgia com menor lesão tecidual é muito mais importante que o comprimento da incisão da pele.

Um cuidado a ser tomado nestas intervenções diz respeito à radiação a que a equipe cirúrgica é exposta.

Um equipamento de fluoroscopia de boa qualidade, um técnico bem treinado com seu uso, além da proteção adequada, são fundamentais para diminuir os efeitos nocivos da radiação para o cirurgião e seus assistentes.

Magerl introduziu o conceito da colocação de parafusos pediculares percutâneos no tratamento das fraturas e da osteomielite em 1977.

Sua indicação tem sido ampliada para o tratamento da doença degenerativa e da deformidade.

Nos dias atuais as principais indicações são nas fixações de fraturas e na estabilização das artrodeses por via anterior (ALIF) ou transforaminal (TLIF).

Fatores que não constituem contraindicações absolutas ao método, mas trazem considerável dificuldade técnica adicional, são as deformidades rotacionais, a osteopenia e a obesidade (Figura 7-4).

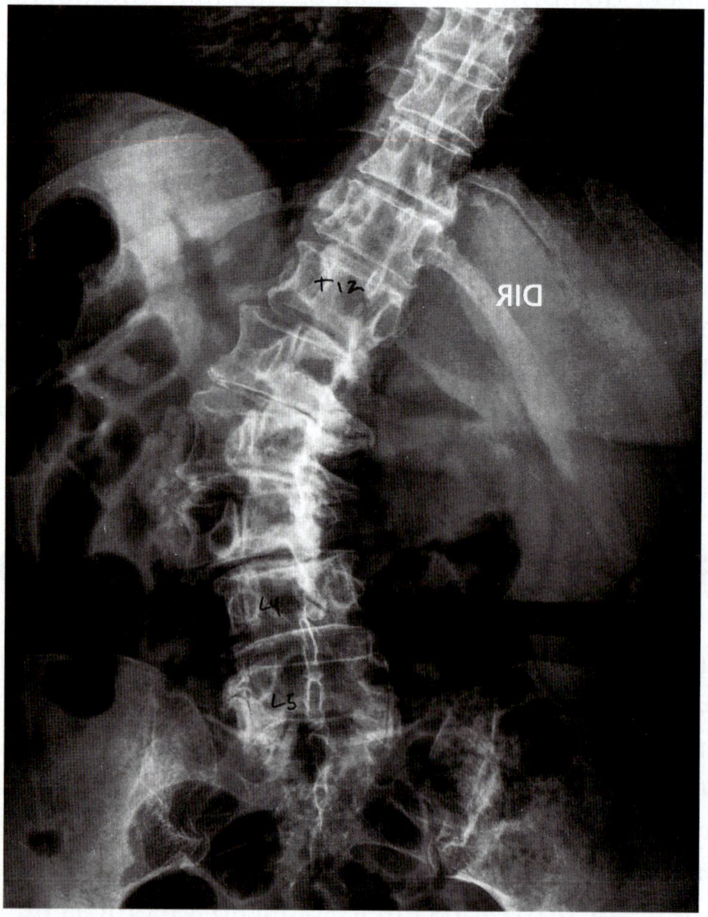

FIGURA 7-4 • Escoliose e osteopenia.

A disponibilidade de adequado estudo de imagem é fundamental para o preparo cirúrgico.

Radiografias de boa qualidade em incidências anteroposterior (AP) e lateral e, em algumas situações, imagens tomográficas dos pedículos são de grande auxílio para o sucesso da intervenção.

Devemos relembrar as características anatômicas dos pedículos vertebrais lombares que, em sua localização mais cefálica, são ovais, com maior dimensão superoinferior do que transversal, fazendo deste o fator limitador do tamanho do parafuso pedicular a ser utilizado.

Na coluna lombar baixa os pedículos são maiores e mais arredondados, com maior similaridade dos diâmetros transversal e vertical.

A angulação medial dos pedículos aumenta aproximadamente 10 graus em L1 até 30 graus em L5.

A angulação sagital varia de cerca de 2 graus cefálicos em L1 até 5 graus caudalmente em L5.

O ponto de entrada é o mesmo da técnica aberta, localizando-se na junção do processo transverso e do complexo facetário. Nos segmentos mais cefálicos o ponto de entrada pode ser feito ligeiramente mais superior e mais inferior na lombar baixa.

Por meio do controle fluoroscópico fazemos a marcação na pele das referências anatômicas para a instrumentação e do nível a ser abordado.

O correto e preciso posicionamento do intensificador de imagem para a obtenção de incidências AP e lateral verdadeiras é essencial para o sucesso da intervenção.

Devemos buscar o aspecto superolateral do pedículo para o ponto de entrada, habitualmente com localização de 2 cm a 3 cm da linha média. Na região lombar baixa, o ponto de entrada pode ser um pouco mais lateralizado, com o intuito de obtermos maior angulação medial no trajeto de colocação dos parafusos em conformidade com a anatomia pedicular do segmento.

Abordamos percutaneamente o pedículo com uma agulha de Jamshidi, buscando alcançar o corpo vertebral, tendo como referência o muro posterior da vértebra, antes de medializarmos a ponta da agulha em relação à cortical medial do pedículo. Para isso devemos utilizar as incidências AP e lateral sequencialmente (Figuras 7-5 e 7-6).

Uma vez alcançado o corpo vertebral ao nível do seu terço médio, inserimos um fio de Kirschner através da agulha de acesso. Nesse momento recomendamos utilizar a ponta não cortante do fio, pois, em caso de perfuração inadvertida da cortical anterior do corpo, principalmente em pacientes osteopênicos, há menor risco de lesão dos grandes vasos anteriormente.

Ampliamos nossa incisão para cerca de 1 cm a 1,5 cm, retiramos a agulha de acesso, e mantendo o fio posicionado, inserimos os dilatadores.

Utilizamos uma punção canulada inicial com posterior macheamento do trajeto do parafuso. Esta etapa deve ser feita com rigorosa observação do fio de Kirchner para não permitir sua anteriorização e/ou sua retirada (Figura 7-7).

Alguns sistemas permitem, neste momento, obtermos a mensuração do tamanho ideal do parafusos a ser utilizado.

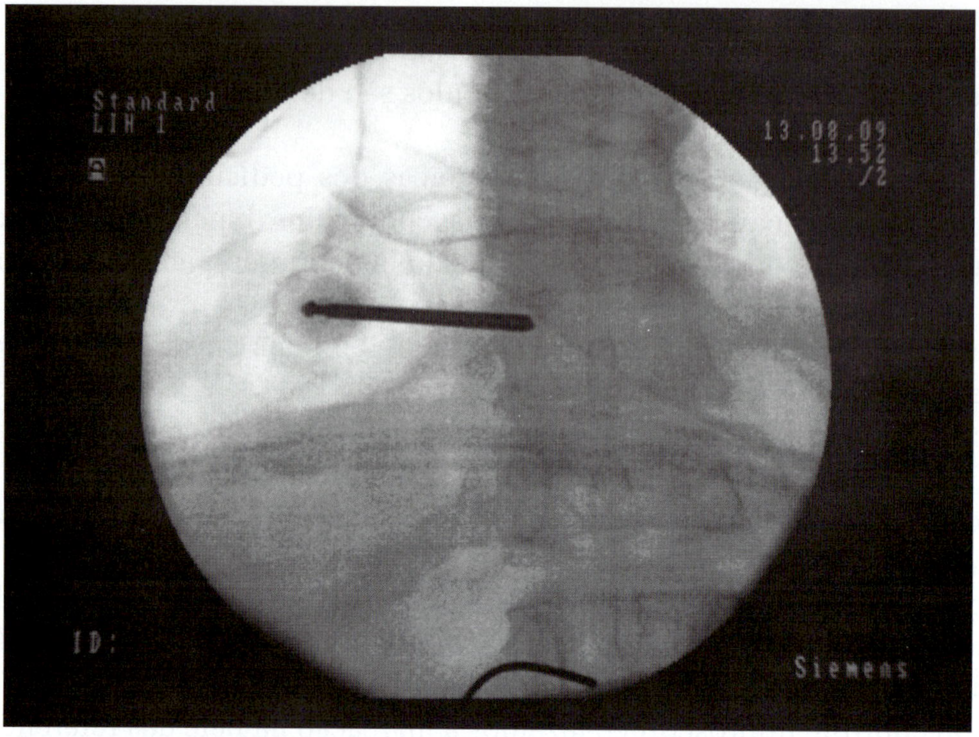

FIGURA 7-5 • Referência radiológica para fixação pedicular anteroposterior.

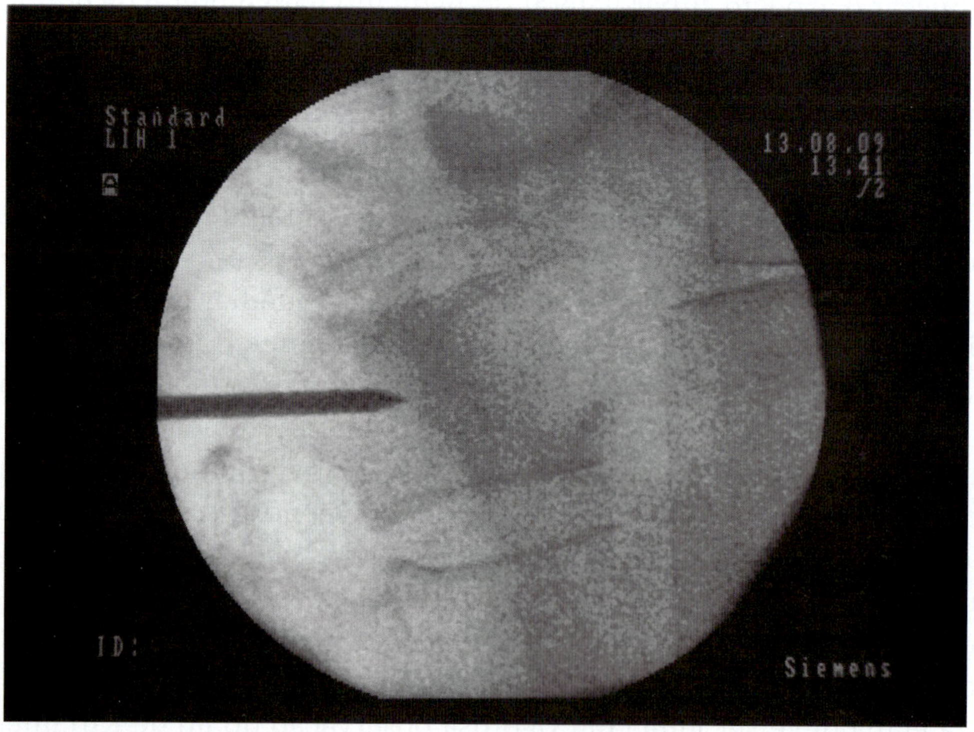

FIGURA 7-6 • Referência radiológica para fixação pedicular lateral.

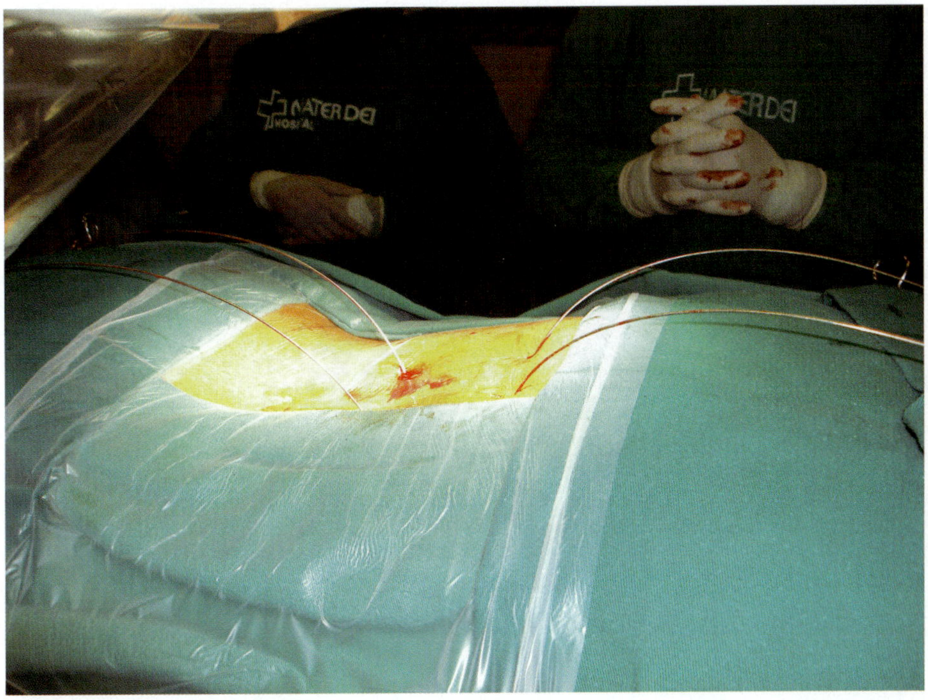

FIGURA 7-7 • Técnica de fixação pedicular percutânea.

Uma vez que todos os parafusos tenham sido posicionados, introduzimos a haste, que tem sua técnica de inserção variável de acordo com o fabricante do sistema (Figuras 7-8 e 7-9).

A sutura da fáscia e do subcutâneo são feitas com fio absorvível e posterior fechamento da pele de acordo com a preferência do cirurgião.

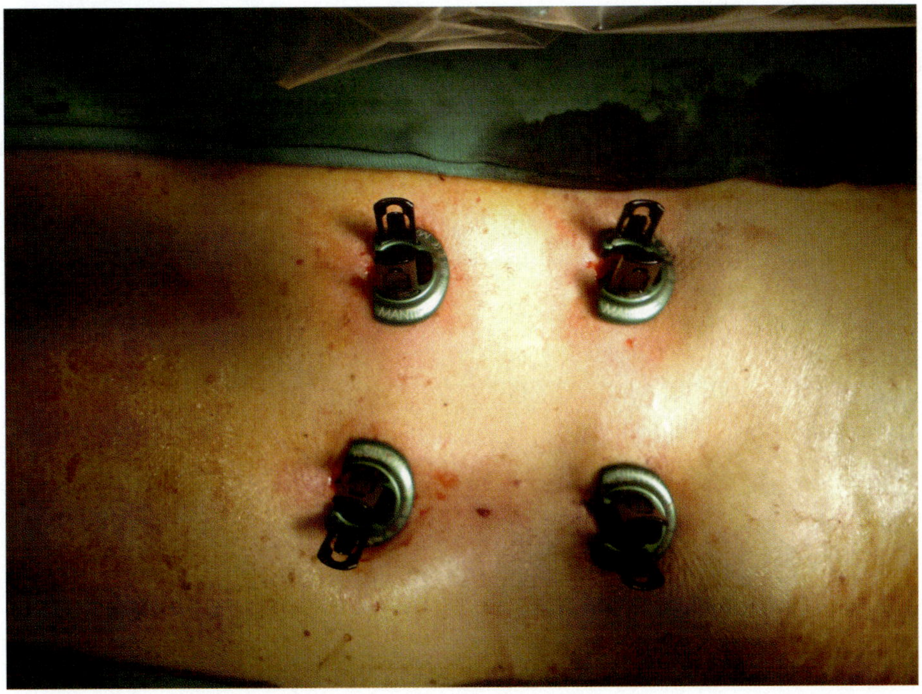

FIGURA 7-8 • Parafusos percutâneos posicionados.

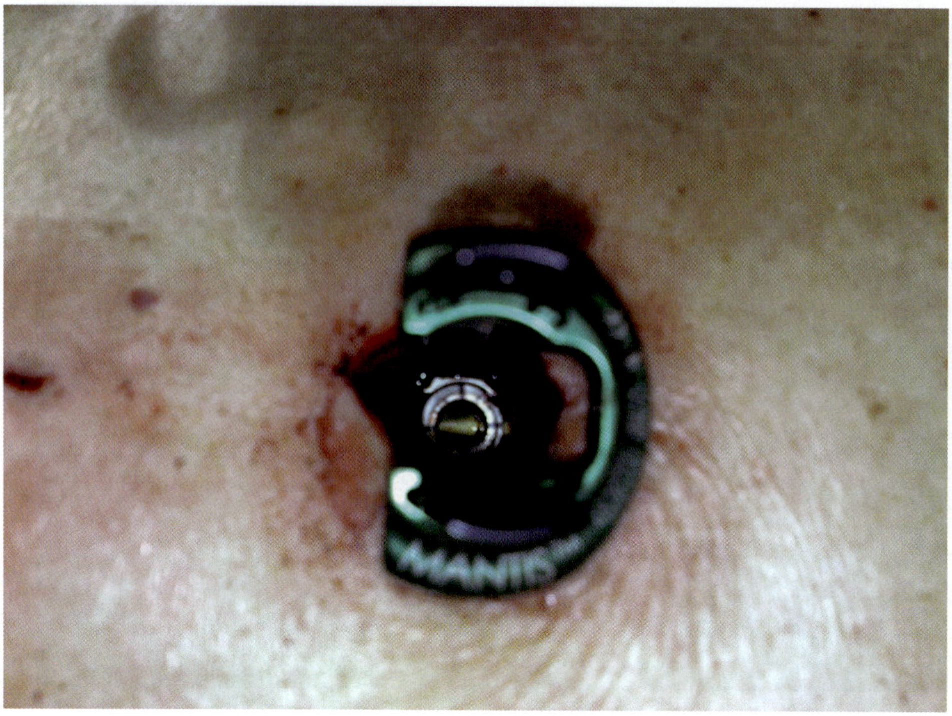

FIGURA 7-9 • Colocação da haste.

CONCLUSÃO

Podemos observar que são inúmeras as formas e possibilidades de instrumentação da coluna lombar pela via posterior, entretanto devemos manter o conceito de que o sucesso da intervenção, além da técnica cirúrgica adequada, depende da aplicação de conceitos básicos que passam pela indicação do procedimento frente à patologia da coluna e às características clínicas e cirúrgicas do paciente (Figura 7-10).

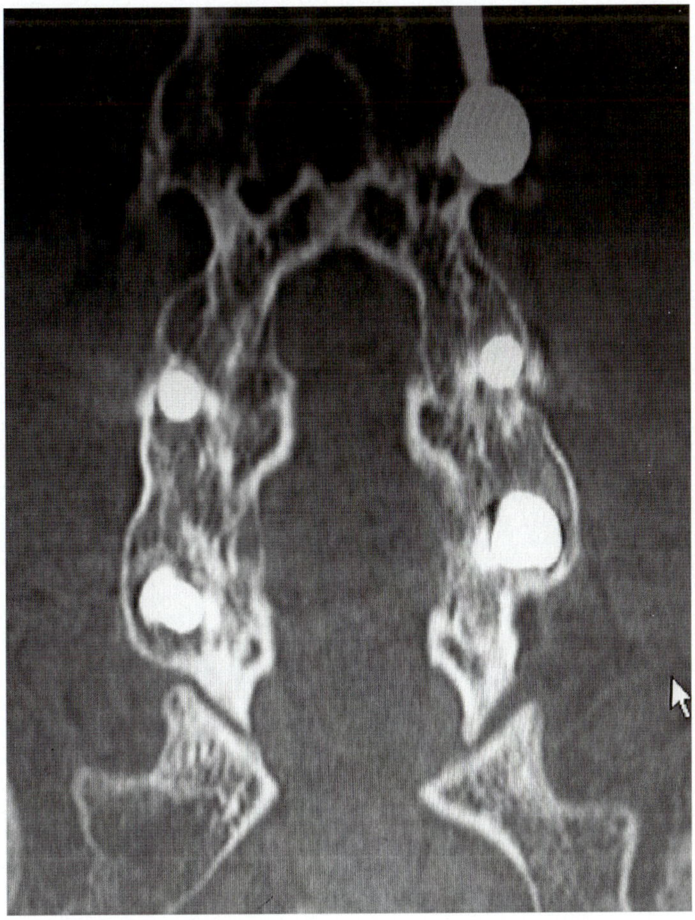

FIGURA 7-10 • Artrodese posterolateral consolidada.

Referências

Abrahao FA, Shimano C, Defino HLA. Estudo da influência da técnica de preparação dos pedículos vertebrais na resistência ao arrancamento dos implantes. Coluna. 2003;2(2):111-117.

Camille RR, Saillant G, Mazel C. Internal fixation of the lumbar spine with pedicle screw plating. Clin Orthop Relat Res. 1986;(203):7-17

França LCM, Oliveira MPC, Falcon RS, Filho MAP, Rugani MG, Werlang PM. Estudo biomecânico comparativo da resistência às forças de compressão entre os parafusos pediculares poliaxias e monoaxiais. Coluna. 2008;7(2):133-138.

França LCM, Oliveira MPC, Rugani M, Pedrosa LOG, Macedo RD, Fontes B, et al. Estudo biomecânico comparativo da resistência à força de compressão entre os parafusos pediculares monoaxiais com travamento interno único e parafusos pediculares monoaxiais com travamento duplo interno e externo. Coluna.2010;9(2):113-118.

Haher TR, Felmly WT, O'Brien M.Thoracic and lumbar fractures: Diagnosis and management. In: Bridwell KH, DeWald R. Editors in chief. The text book of spinal surgery. 2nd ed. Philadelphia: Lippincott Raven v. 2. p. 1763-1837.

Kosmopoulos V, Schizas C. Pedicle screw placement accuracy. A meta analysis. Spine. 2007;32(3):111-20.

Lenke LG, Orchowski J. Segmental posterior spinal instrumentation: Thoracic spine to sacrum. In Frymoyer JW, Wiesel SW, editors in chief. The adult & pediatric spine. Philadelphia: Lippincott Williams & Wilkins; 2004. p. 537-553.

Vaccaro AR, Fischer CG, Whang PG, Patel AA, Prasad SK, Angevine PD. Evidence based recommendations for spine surgery. Spine. 2010;35(6):178-88.

Vaccaro, AR. Bono, CM. Minimally invasive spine surgery. 2007.

8

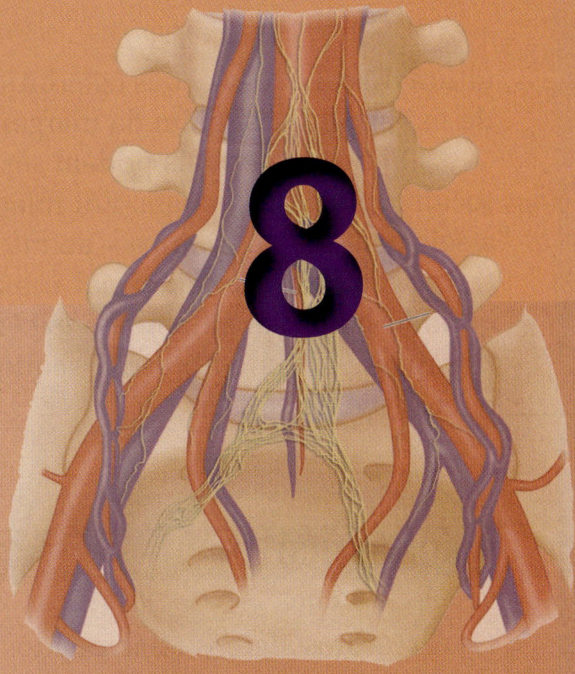

Hérnia de disco cervical

Cristiano Magalhães Menezes
Marcos Antonio Ferreira Júnior
Roberto Sakamoto Falcon
Érica Godinho Menezes

INTRODUÇÃO

As alterações degenerativas da coluna cervical, tanto discais quanto facetárias, representam o processo natural de envelhecimento da coluna vertebral, sendo assintomáticas em sua maioria. Apesar disso, cerca de 10% a 34% da população podem apresentar problemas recorrentes da coluna cervical.

A presença de hérnia discal ou estenose pode causar cervicobraquialgia, decorrente de compressão radicular, sendo a estenose foraminal causada por herniação associada à osteofitose/artrose local, o principal fator de compressão.

A doença degenerativa discal cervical (DDDc) pode ocorrer em 25% dos indivíduos assintomáticos com menos de 40 anos e em 60% daqueles acima desta idade. A radiculopatia cervical foi encontrada em 3,5 por 1.000 na população americana. Acompanhamentos a longo prazo demonstram que 45% dos pacientes com cervicobraquialgia apresentam apenas um episódio de dor durante a vida, e somente 25% vão apresentar persistência dos sintomas.

CLASSIFICAÇÃO

A DDDc pode apresentar-se de três formas diferentes: 1) ruptura interna do disco, na qual ocorre a lesão do ânulo sem deformação externa do disco; 2) discopatia degenerativa discal, relacionada com a lesão por desgaste do disco com desidratação, perda de altura discal e formações osteofíticas; 3) hérnia discal cervical, que representa a extrusão de material discal além da margem posterior do ânulo fibroso.

As hérnias cervicais podem ser classificadas de acordo com o seu tempo de evolução, localização e morfologia. Em relação ao tempo, a hérnia pode ser aguda – menos de três a seis meses – ou crônica – acima deste período. Quanto à localização, ela pode ser central, centrolateral, foraminal e extraforaminal, e morfologicamente pode ser protrusa, quando há um abaulamento excêntrico do disco; extrusa, quando o material do núcleo ultrapassa o ânulo fibroso, e sequestrada, quando não há continuidade entre o fragmento e o espaço discal.

DIAGNÓSTICO

Os distúrbios álgicos relacionados com as alterações da coluna cervical se apresentam de três formas: dor cervical axial, radiculopatia cervical e mielopatia cervical.

A radiculopatia cervical é a principal manifestação relacionada com a hérnia discal cervical, devendo o médico estar atento às queixas do paciente, realizar um exame físico detalhado e solicitar os exames complementares que forem necessários. A anamnese deve detalhar o início dos sintomas, a duração dos mesmos, as características da dor, a localização, os fatores de irritação e de alívio, o grau de comprometimento funcional e a presença de outros sinais e sintomas associados. O trajeto da irradiação da dor e/ou parestesia é outra informação de grande valia. A radiculopatia pode se distribuir por um ou vários trajetos de raízes nervosas, o que faz que o paciente sinta dores ou desconforto que variam de sintomas leves a dor lancinante persistente nos dermátomos correspondentes, com formigamento, dormência, disestesia ou anestesia concomitantes. Alterações de força muscular e reflexos também podem estar associadas.

Alguns testes podem ser úteis na avaliação dos pacientes com radiculopatia cervical, levando à exacerbação dos sintomas. Classicamente, ocorre aumento da dor com a manobra de Valsalva, que promove elevação da pressão intratecal. O teste de Spurling, caracterizado pela compressão da cabeça em posição de lateralização e extensão, leva à redução do espaço dos neuroforames, objetivando a reprodução ou o aumento dos sintomas. O teste da distração, baseado na distração da coluna cervical, aliviaria os sintomas ao aumentar o espaço foraminal.

Por fim, a mielopatia cervical constitui mais uma entidade clínica associada frequentemente à espondilose cervical, gerada por fatores estáticos de compressão mecânica. Pode também ocorrer devido a uma volumosa herniação central do disco intervertebral em pacientes jovens (Figura 8-1). Os sinais e sintomas da mielopatia cervical variam de acordo com a porção primariamente acometida da medula espinhal, alterando-se muito entre os pacientes. Inicia-se geralmente de forma insidiosa, com alterações da sensibilidade nas mãos e piora da escrita, devido a comprometimento motor fino. O quadro é progressivo, evoluindo com dificuldade de abotoar camisas ou usar um zíper. Fadiga ao andar e redução do equilíbrio são precoces e lentamente progressivas. A perda de controle dos esfíncteres vesical ou intestinal pode ocorrer em 20% a 50% dos pacientes. O exame físico mostra hiper-reflexia, clono persistente, ausência ou diminuição

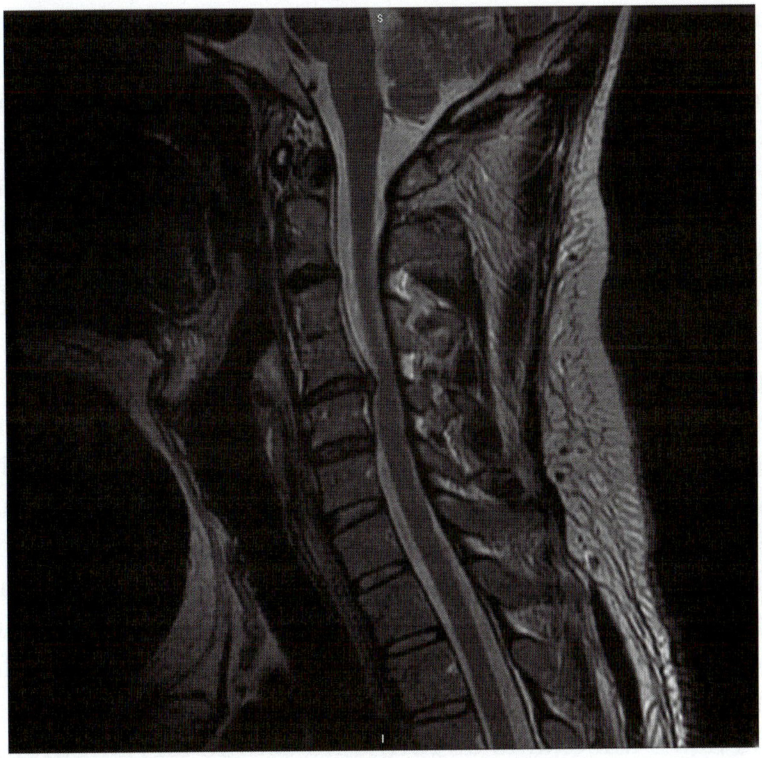

FIGURA 8-1 • Volumosa herniação discal centrolateral esquerda C4-C5 em um paciente de 34 anos, causando sintomas de mielopatia cervical compressiva. Notar a fusão congênita entre os corpos vertebrais de C3 e C4.

dos reflexos superficiais e presença de reflexos patológicos que confirmam alterações do neurônio motor superior, como o reflexo de Hoffman, caracterizado pela flexão dos dedos quando da hiperextensão abrupta da falange distal do terceiro dedo, além da extensão do hálux quando da estimulação cutânea lateral da região plantar dos pés (sinal de Babinsky). A mão mielopática apresenta sinais da associação da fraqueza de intrínsecos à espasticidade, levando à dificuldade de manipulação de objetos. O paciente é incapaz de fechar e abrir os dedos mais de 20 vezes em 10 segundos (*grip release sign*) e, ao realizar a extensão dos dedos com o punho fletido, dois ou três dedos vão desviar, no período de 30 segundos, em flexão e abdução (teste do escape de dedos).

Nos pacientes com cervicalgia ou cervicobraquialgia, deve-se sempre estar atento aos diagnósticos diferenciais associados a este quadro clínico, como neurite braquial, tumores da coluna cervical e pescoço, síndrome miofascial, lesões musculares, síndromes dolorosas regionais complexas, infecções, doença paratireóidea, artrites inflamatórias (psoriática, reumatoide etc.), doenças do manguito rotador e lesões traumáticas cervicais ou do plexo braquial.

Exames complementares

Os estudos por imagem em pacientes com patologias degenerativas da coluna cervical devem ser iniciados com estudo radiográfico nas incidências anteroposterior (AP), AP transoral, perfil, oblíquas e, quando houver suspeita de alguma instabilidade, deve-se indicar o exame dinâmico em flexoextensão.

A tomografia computadorizada (TC) constitui outro exame útil no diagnóstico das lesões compressivas radiculares cervicais, permitindo uma avaliação mais fidedigna da estenose lateral e da extensão da compressão medular. Imagens em cortes sagitais e axiais auxiliam muito na determinação do foco compressivo. A mielografia associada à TC aumenta a acurácia do exame, estando indicada a pacientes nos quais a realização de ressonância magnética (RM) não é possível. Por ser um exame invasivo, apresenta desvantagens, com risco de reação anafilática ao contraste, além de todas as implicações do uso de contraste instilado diretamente no espaço epidural.

A RM é o exame de escolha na avaliação da discopatia cervical, em que os elementos neurais e as partes moles são diretamente visualizados, de maneira não invasiva e sem o emprego de radiação ionizante. A avaliação cuidadosa das imagens permite a verificação das condições dos discos intervertebrais, bem como a identificação de lesões do ânulo posterior, de herniações discais e de fragmentos sequestrados. Permite também verificar a situação dos corpos vertebrais, como a presença de reações degenerativas nos platôs vertebrais e de alterações de sinal da medula óssea indicativos de infecção ou tumores, além de permitir a avaliação completa do trajeto da medula espinhal.

A eletromiografia não é um exame de rotina no estudo da radiculopatia cervical quando há correspondência clínica e radiológica, estando indicada àqueles casos duvidosos ou quando se desejam descartar outros distúrbios neurológicos.

TRATAMENTO

A história natural da cervicobraquialgia é geralmente favorável, e a maioria dos pacientes obtém melhora clínica sem necessidade de intervenção cirúrgica. A maior parte dos pacientes apresenta sintomas agudos unilaterais sem alterações neurológicas relevantes, sendo instituído o tratamento conservador.

O uso do colar cervical permanece controverso. Estudos de Sandler *et al.* demonstram que o uso de colar cervical melhora a dor por reduzir a movimentação excessiva, proteger a coluna de movimentos extremos, diminuir a tendência de recorrência de lesão de partes moles, permitir a cicatrização de tecidos moles e por lembrar o paciente da patologia em tratamento.

Medicamentos analgésicos devem ser prescritos com o objetivo de tornar mais tolerável a situação clínica do paciente. A primeira linha de combate à dor consiste no uso de anti-inflamatórios não esteroidais (AINEs), que são geralmente seguros, de baixo custo e efetivos no tratamento do processo inflamatório radicular. Deve-se ficar atento aos riscos de sangramento do trato gastrointestinal e às toxicidades renal e hepática.

Os relaxantes musculares são úteis em pacientes com espasmo muscular paravertebral importante, sendo auxiliares no alívio da dor aguda. O uso de opioides é indicado nos casos de dores mais intensas, para alívio mais rápido, devendo ser usados por curto período de tempo. Os narcóticos estão associados a constipação, sedação, depressão e risco de adicção.

Outra classe da segunda linha de tratamento seriam os corticosteroides, com comprovados efeitos a curto prazo, mas que aumentam o risco de necrose avascular, hiperglicemia e alterações dos níveis pressóricos.

As injeções epidurais ou bloqueio seletivo de raízes nervosas são menos utilizadas na coluna cervical em relação à lombar, mas constituem outra modalidade de tratamento. O sucesso a curto prazo de tratamento varia de 40% a 71% dos casos. O mecanismo de ação baseia-se em efeito anti-inflamatório, interrupção dos terminais nociceptivos em relação aos nervos somáticos, estabilização da membrana neural, bloqueio da síntese de neuropeptídios, bloqueio simpático, efeito mecânico com liberação de aderências epidurais e bloqueio das atividades de fibras no gânglio da raiz dorsal. Os riscos dos bloqueios antálgicos, principalmente os radiculares, incluem a formação de hematoma local, que pode levar à compressão da medula espinhal. Outras complicações possíveis são infecções, espasmo ou trombose da artéria vertebral com risco de acidente vascular cerebral (AVC), acometimento respiratório associado ao uso de anestésicos, complicações do contraste e lesão dural.

O tratamento fisioterápico é eficaz no manejo da cervicobraquialgia. Nos casos agudos recomendam-se exercícios isométricos, com o objetivo de evitar a exacerbação da dor local. O programa de reabilitação deve ser estendido a longo prazo, com orientações domiciliares e associação a exercícios aeróbicos. Educação postural, ergonomia e modificação do estilo de vida devem ser abordadas multidisciplinarmente.

A indicação cirúrgica para o tratamento da hérnia discal cervical é limitada. A cirurgia é reservada para os casos em que há persistência da cervicobraquialgia associada às seguintes intercorrências: falha do tratamento conservador por seis a 12 semanas; déficit neurológico progressivo; déficit neurológico estático, com quadro álgico de intensidade relevante; quadro hiperálgico e mielopatia cervical.

O acesso anterior é indicado na presença de hérnia discal mole central ou radiculopatia bilateral no mesmo nível, hérnia discal mole unilateral ou estenose foraminal e na mielopatia espondilótica em um ou dois níveis.

As técnicas de discectomia e fusão anteriores foram descritas por Smith e Robinson, em 1955, e por Cloward, em 1958, sendo que no início da década de 1960 foi introduzida instrumentação.

Os resultados da discectomia e da corpectomia cervicais são bastante satisfatórios, sendo melhores nos casos com menor número de níveis fundidos. As taxas de pseudartrose variam, na literatura, de 4% a 20%, e as taxas de extrusão do enxerto são raras em um nível, variando de 1,5% a 20% em mais de um nível.

O uso de placa e parafusos foi descrito por Bohler e Gudrermak. Eles constituem importantes auxiliares no arsenal terapêutico da hérnia discal cervical, pois aumentam a estabilidade da fixação, reduzem a taxa de extrusão do enxerto, aumentam o percentual de fusão e dispensam o uso de imobilização externa dos pacientes. As desvantagens da fixação com placas incluem aumento do tempo cirúrgico, elevação do custo da cirurgia e complicações adicionais ao uso do instrumental.

Apesar de a discectomia e a artrodese anteriores permanecerem o padrão ouro para o tratamento da espondilose cervical e das hérnias discais centrais, uma opção emergente é a artroplastia cervical, que objetiva a manutenção do segmento cervical móvel, com adequada estabilidade (Figuras 8-2 e 8-3). Estão indicadas para radiculopatia ou

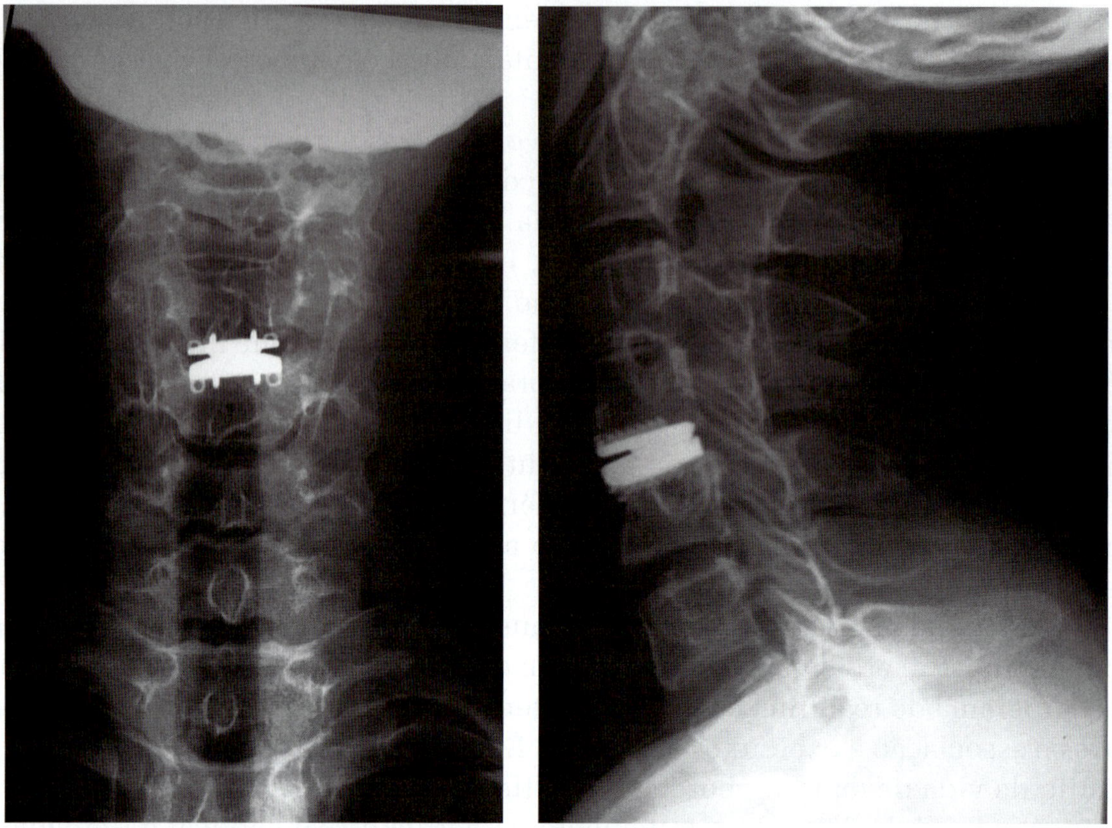

FIGURAS 8-2 E 8-3 • Paciente da Figura 8-1 após ter sido submetido a uma artroplastia de disco cervical. Imagens em anteroposterior e lateral.

mielopatia ocasionadas por hérnia discal em um nível que tenham falhado o tratamento conservador. As contraindicações incluem cifose cervical, degeneração facetária, anquilose cervical, osteoporose e trauma cervical.

Atualmente foram publicados três estudos prospectivos, multicêntricos e randomizados comparando os resultados dos discos artificiais em relação à artrodese, com discreta superioridade para o primeiro grupo em termos de manutenção de movimento, melhora dos parâmetros clínicos, menor tempo de retorno ao trabalho e menor uso de analgésicos no pós-operatório.

FORAMINOTOMIA CERVICAL POSTERIOR MINIMAMENTE INVASIVA

A foraminotomia cervical posterior é uma técnica bem estabelecida que permite uma descompressão adequada da raiz nervosa acometida sem a necessidade de entrada no espaço discal. Foi descrita na década de 1940 por Spurling e Scoville, e logo após por Frykholm. Em contraste com a discectomia anterior, não se trata de um procedimento desestabilizador, portanto não há necessidade de fusão, instrumentação ou retirada de enxerto ósseo.

Indicações

O acesso posterior é mais indicado para pacientes com hérnia discal mole unilateral ou estenose foraminal associada a radiculopatia acentuada sem cervicalgia significativa, que se beneficiariam com a realização da laminoforaminotomia. Também é uma opção quando o acesso anterior não é desejável, como em reoperações, dificuldade de acesso anterior e níveis cervicotorácicos.

Contraindicações

Está contraindicada quando a dor do paciente é primariamente axial, quando há instabilidade no nível acometido e em casos de mielopatia cervical por volumosas hérnias centrais.

Anatomia relacionada

Deve-se ter conhecimento aprofundado da anatomia cervical posterior, incluindo a junção laminofacetária, o trajeto horizontal das raízes cervicais, a relação da raiz cervical com o pedículo da vértebra inferior e a mensuração do diâmetro mediolateral das facetas articulares para evitar uma instabilidade iatrogênica e possível lesão da artéria vertebral lateralmente (para níveis acima de C6-C7).

Técnica cirúrgica

Após indução anestésica e intubação, o paciente é posicionado em decúbito prono com a cabeça fixada com suporte de Mayfield (Figura 8-4). Os campos cirúrgicos são colocados após os procedimentos rotineiros de antissepsia e confirma-se o nível a ser operado por meio de uma agulha 22 gauges e fluoroscopia em perfil. O acesso tradicional é realizado na linha média com uma incisão longitudinal posterior de cerca de 5 cm, incisão do ligamento nucal e dissecção subperióstea unilateral, desde os processos espinhosos até o complexo articular.

Na abordagem tubular minimamente invasiva, a incisão de 14-16 mm é realizada a 2 cm da linha média. A fáscia cervical posterior deve ser incisada com uma tesoura e os dilatadores tubulares sequenciais são introduzidos até que o tubo de trabalho seja posicionado (Figura 8-5). O procedimento deve ser realizado com um endoscópio próprio para o tubo do sistema Medtronic Sofamor Danek – Memphis TN, USA (Metrx) ou sob microscopia.

Deve-se expor com eletrocautério mono e bipolar as lâminas cranial e caudal do segmento a ser operado, sempre checando o posicionamento com a fluoroscopia (Figura 8-6). A seguir disseca-se a porção medial das facetas articulares, deixando visível sua junção com o ligamento amarelo (Figura 8-7). Realiza-se a laminoforaminotomia, removendo o osso das lâminas e da porção medial das facetas articulares com uma broca de

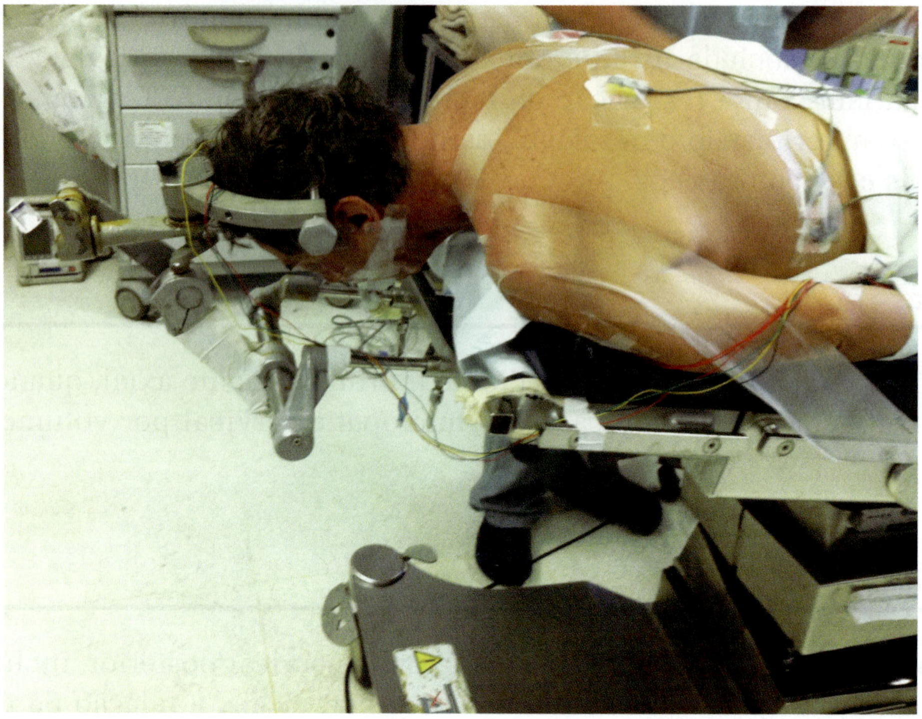

FIGURA 8-4 • Posicionamento do paciente no suporte de Mayfield para a realização da foraminotomia cervical posterior minimamente invasiva.

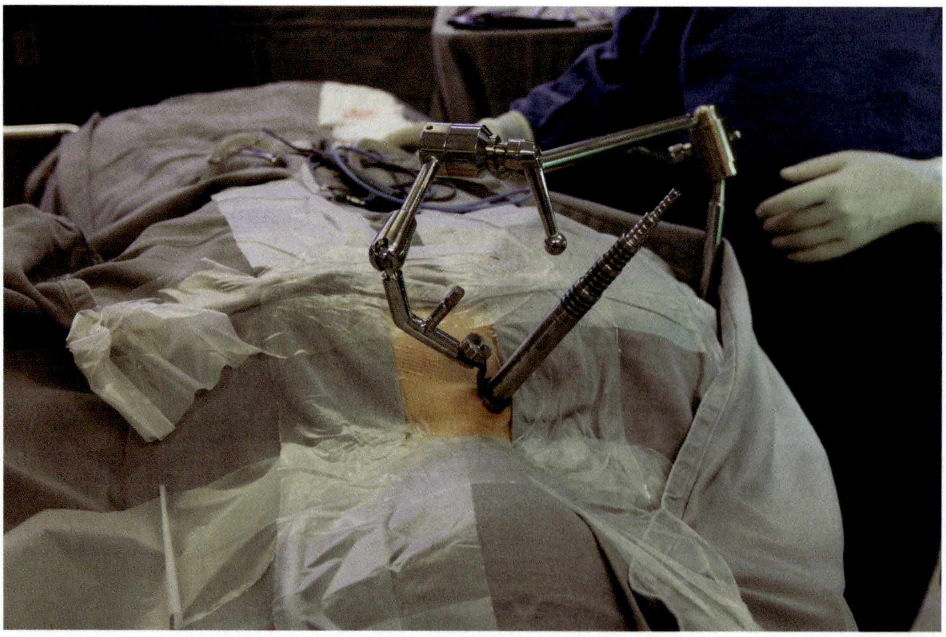

FIGURA 8-5 • Dilatação tubular progressiva para acesso cervical posterior, utilizando-se retrator tubular de 16 mm de diâmetro.

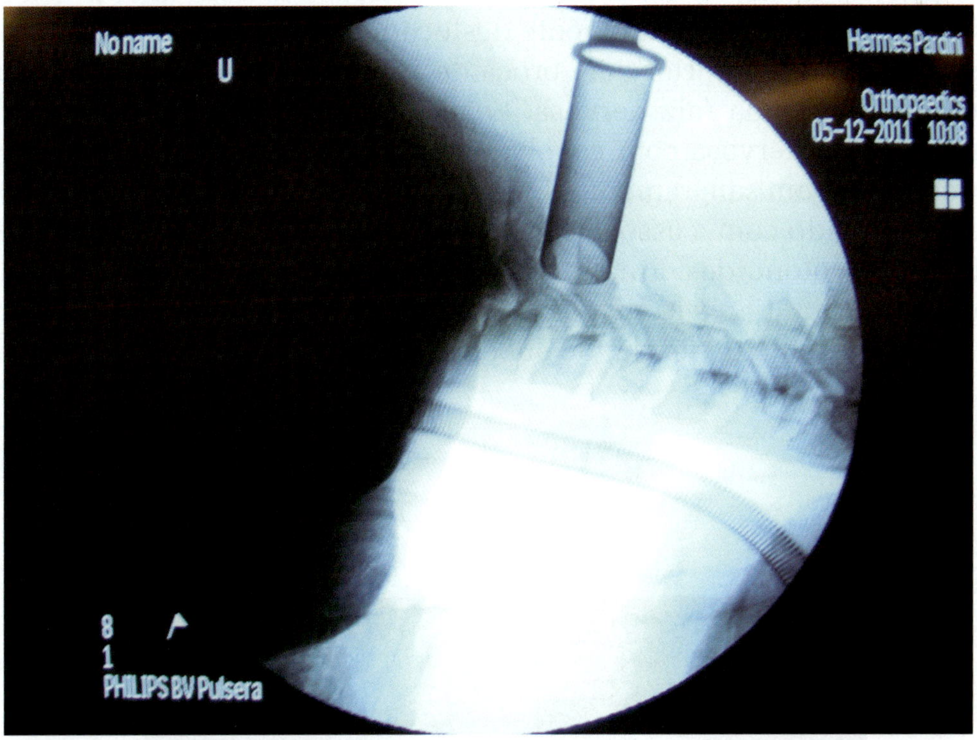

FIGURA 8-6 • Confirmação do nível cirúrgico a ser operado com fluoroscopia.

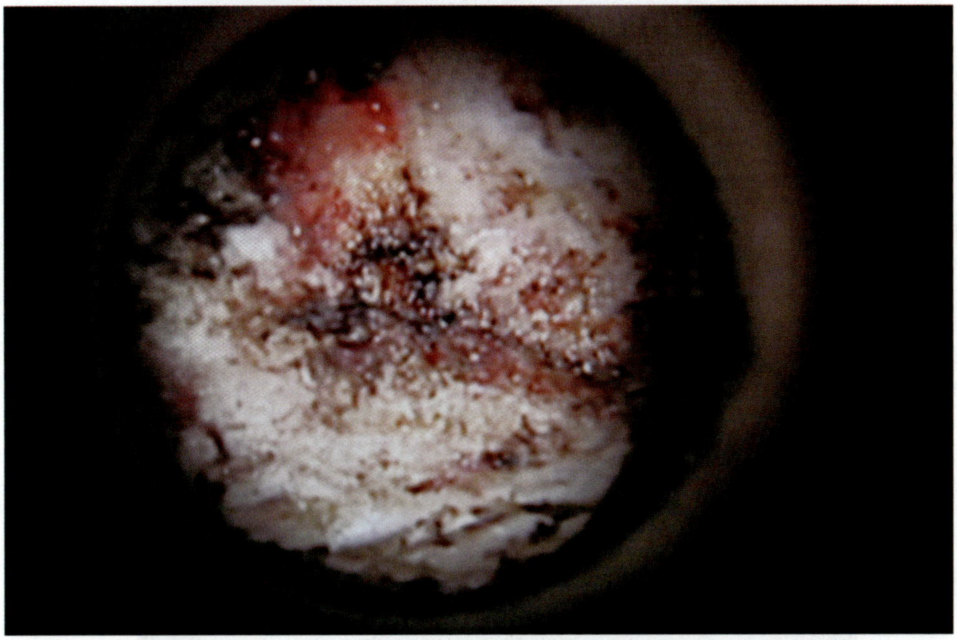

FIGURA 8-7 • Visualização da anatomia relevante do acesso posterior para a foraminotomia cervical por meio de microscopia: faceta articular de C6 abaixo. Faceta de C7 acima e ligamento amarelo no canto superior esquerdo.

alta rotação e pinças Kerrison de 1 mm e 2 mm. Deve-se abrir o ligamento amarelo com um pequeno gancho de nervo ou um dissector e ressecá-lo com uma pinça Kerrison. A raiz nervosa encontrar-se-á habitualmente deslocada posteriormente. Deve-se então desgastar a base do pedículo inferior com broca de alta rotação e microcuretas para ganhar acesso à porção inferior da raiz nervosa. Segue-se a tentativa de remoção de material discal livre sob a raiz nervosa com ganchos de nervo e pinças micropituitárias (Figura 8-8). Neste momento, um sangramento dos vasos epidurais é comum e pode ser profuso, devendo ser controlado com a associação de cauterização bipolar, agentes hemostáticos (Floseal – Baxter) e cotonoides. Finalmente, palpa-se o trajeto da raiz nervosa no forame intervertebral para garantir a sua adequada descompressão. A colocação de drenos não é necessária e o fechamento da fáscia, do subcutâneo e da pele se faz de modo habitual.

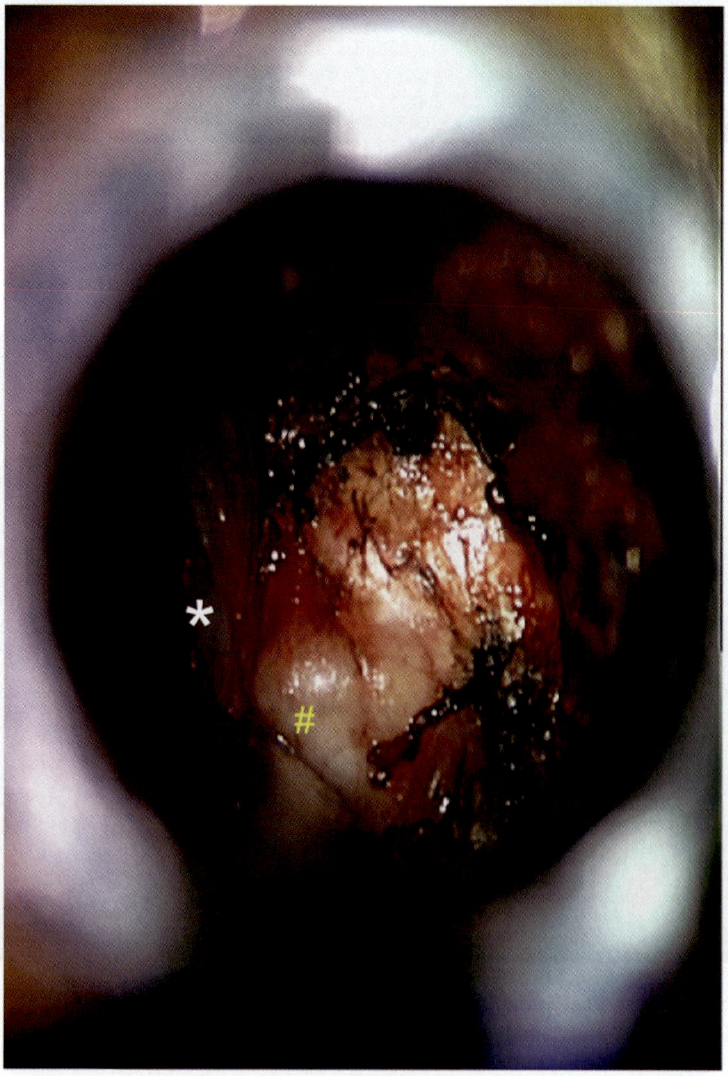

FIGURA 8-8 • Visualização da anatomia relevante do acesso posterior para a foraminotomia cervical por meio de microscopia durante a descompressão: *raiz nervosa de C7 e #hérnia discal extrusa.

Pós-operatório

Devemos encorajar o paciente a mobilizar-se imediatamente após o procedimento. Não há necessidade de imobilização externa, podendo-se usar um colar cervical macio para diminuir eventuais espasmos musculares. Controla-se a dor com analgésicos e miorrelaxantes. O paciente pode receber alta no mesmo dia.

Estudos com grandes séries de pacientes têm demonstrado ótimos e bons resultados em 90% a 96% dos pacientes com monorradiculopatia tratados com foraminotomia cervical posterior. Em uma recente revisão sistemática, as técnicas aberta e minimamente invasiva foram comparadas em termos de perda sanguínea, tempo cirúrgico, uso de analgésicos e tempo de internação hospitalar. Foram 162 citações e 19 trabalhos incluídos para a análise final, que demonstrou superioridade da abordagem minimamente invasiva em todos estes aspectos.

Caso clínico

Paciente do sexo feminino, 44 anos de idade, sem antecedentes de cervicobraquialgia, com história de quatro meses de dor cervical leve, com dor irradiada para o membro superior esquerdo de forte intensidade.

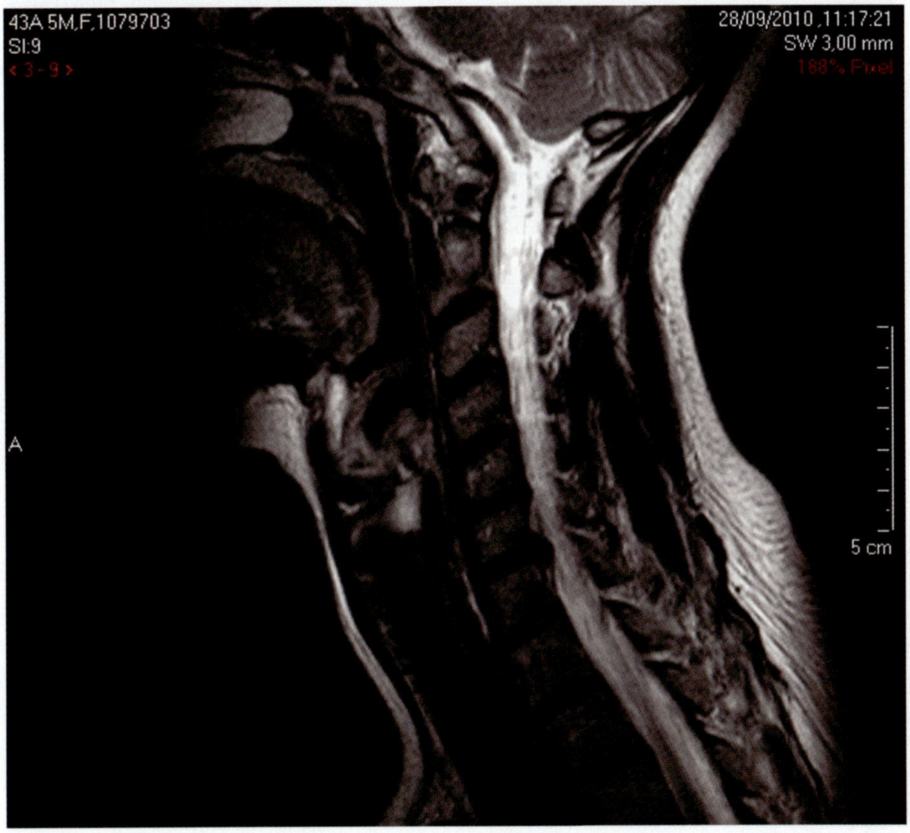

FIGURA 8-9 • Ressonância magnética em corte sagital T2 demonstrando herniação discal C6-C7 esquerda.

Ao exame físico apresentava-se com a mão esquerda sobre a cabeça na tentativa de aliviar os sintomas dolorosos, hipoestesia no dermátomo de C7 à esquerda; com abolição do reflexo triciptal e fraqueza (M4) dos flexores do punho e tríceps braquial esquerdos. O teste de Spurling era francamente positivo à esquerda. Não apresentava sinais de tratos longos.

Durante a propedêutica suas radiografias não demonstravam alterações significativas. Sua RM evidenciou uma hérnia discal extrusa lateroforaminal esquerda em C6-C7 (Figuras 8-9 e 8-10).

Após o diagnóstico foi instituído tratamento conservador por dois meses. Como não houve melhora do quadro álgico e do déficit, optou-se pelo tratamento cirúrgico com a foraminotomia cervical posterior minimamente invasiva (Figuras 8-5 a 8-11).

Imediatamente após o procedimento, a paciente já se encontrava com remissão completa dos sintomas radiculares, recebendo alta hospitalar no primeiro dia de pós-operatório (Figura 8-12).

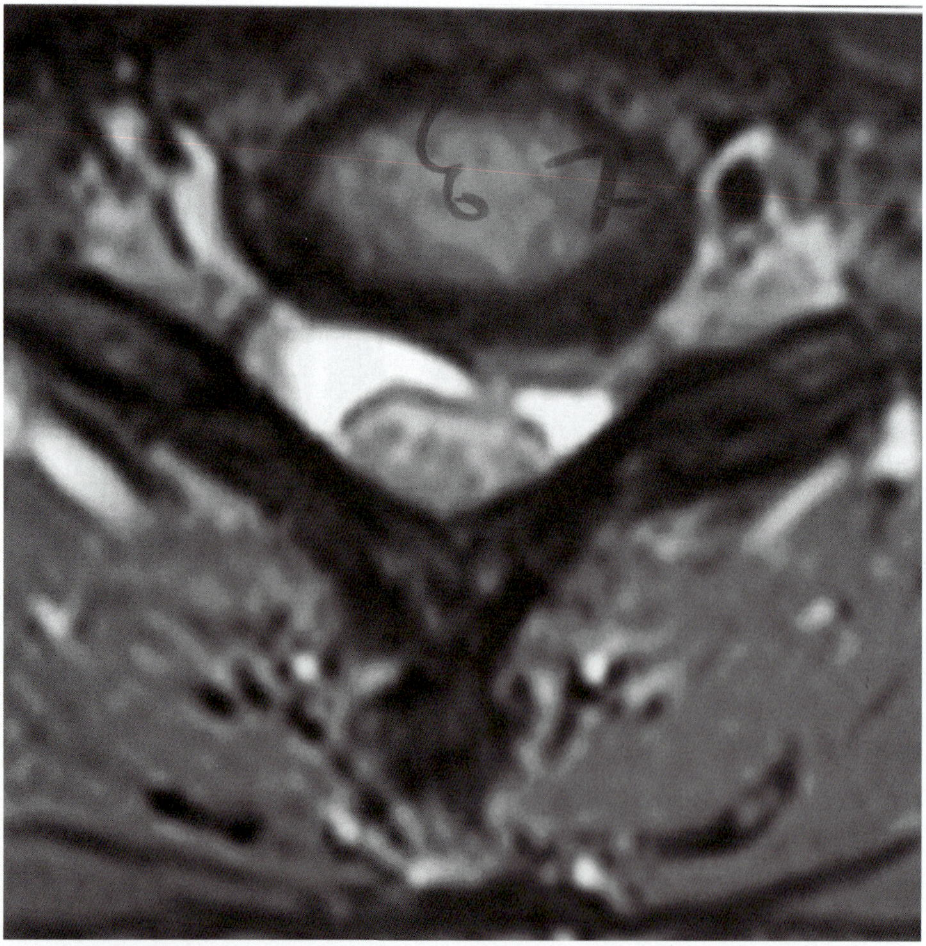

FIGURA 8-10 • Corte sagital do mesmo caso.

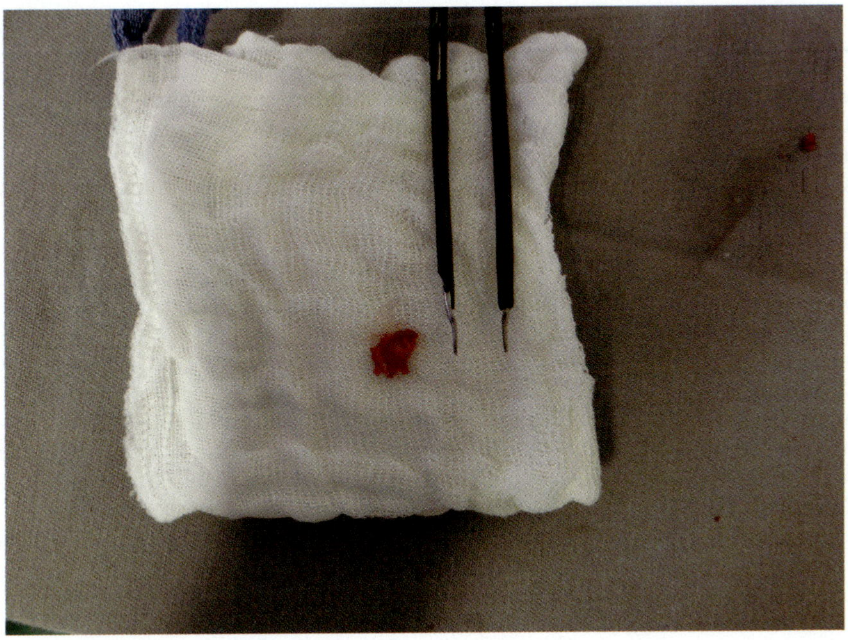

FIGURA 8-11 • Fragmento discal extraído durante a cirurgia.

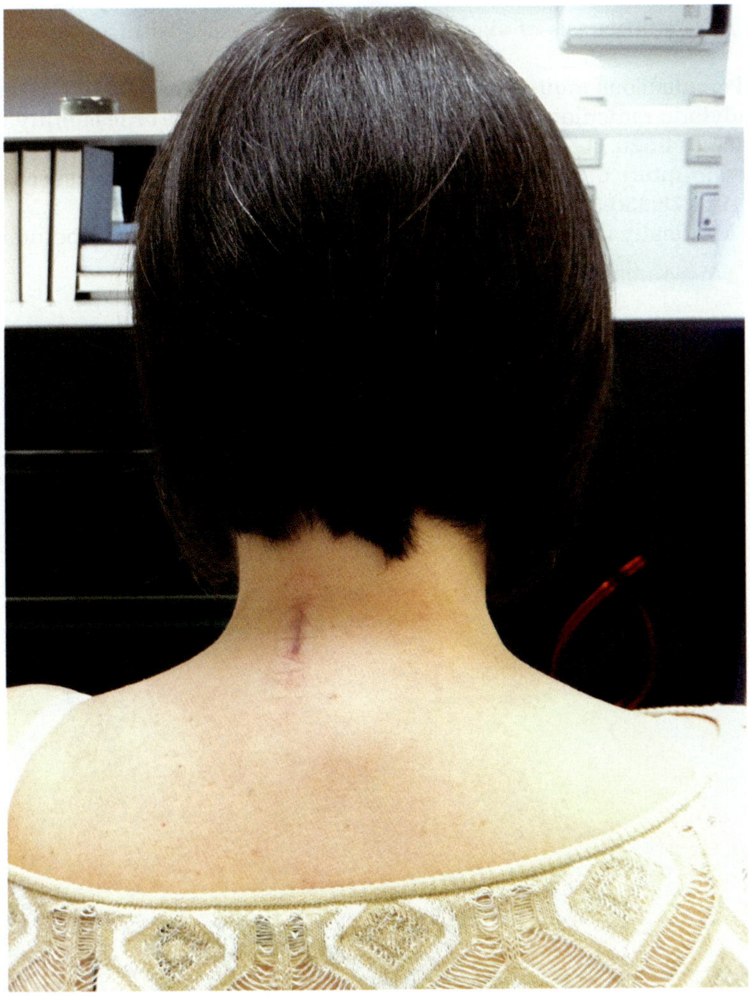

FIGURA 8-12 • Aspecto pós-operatório da cicatriz cirúrgica.

Referências

Adamson TE. Microendoscopic posterior cervical laminoforaminotomy for unilateral radiculopathy: results of a new technique in 100 cases. J Neurosurg. 2001;95(1, Suppl):51-57.

An HS. Cervical root entrapment. Hand Clin. 1996;12:719-730.

Clark JG, Abdullah KG, Steinmetz MP, Benzel EC, Mroz TE. Minimally Invasive versus Open Cervical Foraminotomy: a systematic review. Global Spine J. 2011;1:9-14.

Epstein NE. Minimally invasive/endoscopic vs "open" posterior cervical laminoforaminotomy: do the risks outweigh the benefits? Surg Neurol. 2009;71:330-331.

Fessler RG, Khoo LT. Minimally invasive cervical microendoscopic foraminotomy: an initial clinical experience. Neurosurgery. 2002;51(5, Suppl):S37-45.

Frykholm R. Cervical nerve root compression resulting from disc degeneration and root-sleeve fibrosis. Acta Chir Scand. 1951;160 (Suppl):1-149.

Hilton DL Jr. Minimmally invasive tubular access for posterior cervical foraminotomy with three-dimensional microscopic visualization and localization with anterior/posterior imaging. Spine J. 2007;7:154-158.

Hoff JT, Papadopoulos SM. Cervical disc disease and cervical spondylosis: In Wilkins RH, Rengachary SS, eds. Neurosurgery. New York: McGraw-Hill, 1996. p. 3765-3774.

Holly LT, Moftakhar P, Khoo LT, Wang JC, Shamie N. Minimally invasive 2-level posterior cervical foraminotomy: preliminar clinical results. J Spinal Disord Tech. 2007;20:20-24.

Kim KT, Kim YB. Comparison between open procedure and tubular retractor assisted procedure for cervical radiculopathy: results of a randomized controlled study. J Korean Med Sci. 2009;24:649-653.

Matz PG, Anderson PA, Kaiser MG, et al. Introduction and methodology: guidelines for the surgical management of cervical degenerative disease. J Neurosurg Spine. 2009;11:101-103.

Mummaneni PV, Burkus JK, Haid RW, Traynelis VC, Zdeblic TA. Clinical and radiographic analysis of cervical disc arthroplasty compared with allograft fusion: a randomized controlled clinical trial. J Neurosurg Spine. 2007;6(3):198-209.

Rothman RH, Rashbaum RF: Pathogenesis of signs and symptoms of cervical disc degeneration. Instr Course Lect. 1978; 27:203-215.

Scheufler KM, Kirsch E. Percutaneous multilevel decompressive laminectomy, foraminotomy, and instrumented fusion for cervical spondylotic radiculopathy and myelopathy: assessment of feasibility and surgical technique. J Neurosurg Spine. 2007;7:514-520.

Spurling R, Scoville. Lateral rupture of the cervical intervertebral discs: a common cause of shoulder and arm pain. Surg Gynecol Obstet. 1944;78:350-358.

Winder MG, Thomas KC. Minimally invasive versus open approach for cervical laminoforaminotomy. Can J Neurolo Sci. 2011;38:262-267.

9

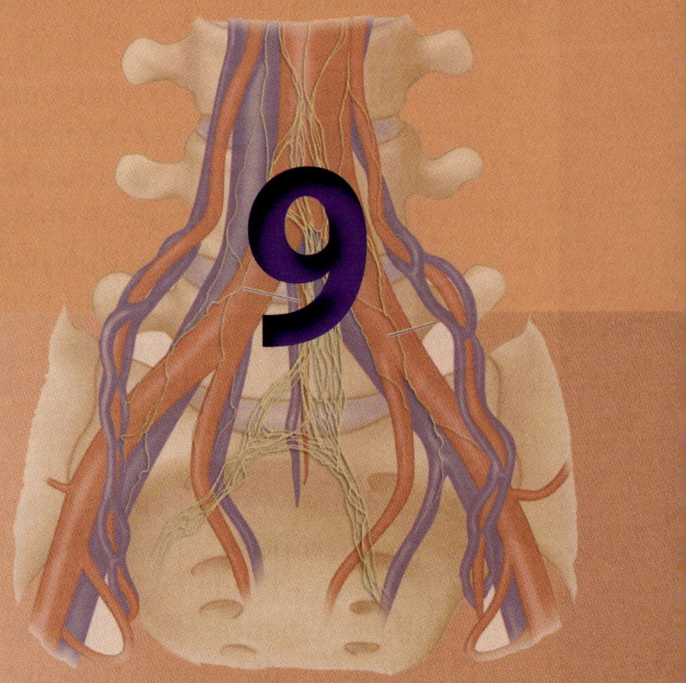

Hérnia torácica

Jefferson Soares Leal
Rogério Lúcio Chaves de Resende
Daniel Ferreira Ghedini

INTRODUÇÃO

A incidência anual da hérnia discal torácica sintomática é de aproximadamente um por milhão. Sua prevalência é de quase 37% em indivíduos adultos assintomáticos, enquanto o abaulamento discal pode ocorrer em até 53%. As hérnias torácicas afetam igualmente homens e mulheres e podem estar localizadas na posição central, lateral ou centrolateral. A baixa incidência das hérnias torácicas, em comparação com as hérnias cervicais e lombares, pode ser atribuída à maior estabilidade da região torácica proporcionada pelo gradil costal e pelas articulações costovertebrais. O tratamento pode ser conservador ou cirúrgico, dependendo da evolução clínica. As indicações cirúrgicas mais frequentes são mielopatia progressiva, paralisia e dor intratável clinicamente. A cirurgia para a hérnia discal torácica responde apenas por 0,15% a 4% de todas as cirurgias da coluna por hérnia.

CLASSIFICAÇÃO

As hérnias discais torácicas produzem sintomas peculiares de acordo com sua localização e, assim, são usualmente classificadas em central, lateral e centrolateral.

- Central. Neste tipo pode haver dor na região torácica posterior (dorsalgia) e/ou sinais e sintomas característicos da mielopatia. Em casos graves, pode haver paralisia abaixo do nível da compressão medular.

- Lateral (intra ou extraforaminal). Na localização lateral, a hérnia pode comprimir a raiz torácica em vez da medula, produzindo sintomas característicos de dor radicular que se irradia para um lado do tórax ou do abdome, que, em algumas circunstâncias, pode simular o abdome agudo.
- Centrolateral. Neste tipo pode haver uma combinação de dorsalgia e sintomas de mielopatia ou de radiculopatia.

As hérnias torácicas, assim como as cervicais e lombares, podem também ser classificadas de acordo com sua morfologia pela ressonância magnética (RM) em:

- Protrusa – quando há abaulamento excêntrico com o ânulo fibroso intacto. A hérnia protrusa pode também ser referida como hérnia contida.
- Extrusa – o núcleo pulposo ultrapassa o ânulo fibroso, mas há continuidade com o disco remanescente no espaço intervertebral.
- Sequestrada – neste tipo não há continuidade entre o fragmento discal e o espaço discal.

A caracterização da hérnia de acordo com os tipos citados é importante na escolha da técnica cirúrgica a ser utilizada.

DIAGNÓSTICO

O diagnóstico da hérnia discal torácica é definido pela demonstração da hérnia por exame de imagem em concordância com o quadro clínico.

Quadro clínico

O curso clínico da hérnia discal torácica é variável e dependente da combinação de fatores fisiopatológicos inerente a cada paciente. Dois tipos de evolução clínica são frequentes. Jovens com hérnia discal "mole" e apresentação aguda e adultos de meia-idade ou idosos com hérnia "dura" (calcificada) de evolução crônica. No primeiro tipo, os sintomas aparecem de forma abrupta devido à compressão da medula ou do nervo espinhal e respondem bem ao tratamento conservador ou cirúrgico. O segundo tipo é o mais frequente. Os sintomas são menos intensos, porém mais persistentes e a fisiopatologia está relacionada com a degeneração do segmento vertebral.

Outros aspectos clínicos dependem do grau e do tempo da compressão sobre as estruturas neurais. Dorsalgia, dor na parede torácica na distribuição de um dermátomo ou mielopatia torácica com envolvimento dos membros inferiores são as manifestações mais comuns da hérnia discal sintomática. Entretanto outros sintomas menos frequentes, como dor abdominal, precordial ou no ombro, podem estar presentes e simular anormalidade abdominal, cardiotorácica ou do ombro. As hérnias volumosas de aparecimento súbito podem causar paraparesia dos membros inferiores. Na compressão crônica, os sintomas são similares aos da mielopatia cervical, exceto pela ausência de sintomas nos membros superiores. Os sinais e sintomas mais frequentes da hérnia torácica são:

- Dorsalgia.
- Dor na parede torácica de padrão radicular.
- Dor agravada por tosse ou espirro.
- Alterações da marcha.
- Fraqueza nos membros inferiores.
- Distúrbios esfincterianos.
- Aumento dos reflexos profundos em membros inferiores.
- Clônus e sinal de Babinski presentes.
- Redução do reflexo cutaneoabdominal.

Exames complementares

Exame radiológico

O exame radiológico não é útil para o diagnóstico da hérnia discal torácica. Porém trata-se de um exame valioso para o planejamento do tratamento cirúrgico, em especial na localização do nível exato a ser abordado.

Ressonância magnética

A RM é o exame de escolha para o diagnóstico da hérnia torácica. Ela fornece detalhes da hérnia como localização e extrusão, além de determinar o grau da compressão neurológica. Entretanto recomenda-se cautela ao se diagnosticar uma hérnia de disco na região torácica. A hérnia pode ser apenas um achado de imagem isolado sem importância se estiver fora do contexto clínico apresentado pelo paciente. Em um estudo de imagem com RM foi demonstrado que as alterações discais torácicas podem estar presentes em até 73% de adultos assintomáticos. As principais alterações discais encontradas nesse estudo foram: hérnia (37%), abaulamento (53%), lesão anular (58%) e deformações da medula espinhal (29%). Assim, o diagnóstico da hérnia discal sem uma concordância clínica não deve ser valorizado.

Tomografia computadorizada

Em razão das vantagens da RM, a indicação da tomografia computadorizada (TC) para o diagnóstico da hérnia torácica é limitada a pacientes que apresentam contraindicação à realização da RM, como portadores de marca-passo ou de outros implantes metálicos mais sensíveis. Quando indicada, a mielotomografia em tomógrafo com multidetectores pode apresentar acurácia similar à da RM. Por outro lado, nas técnicas percutâneas de tratamento cirúrgico, a tomografia pré-operatória é muito útil na determinação do ponto de entrada do acesso cirúrgico.

TRATAMENTO

Não existem critérios claros para o tratamento cirúrgico da hérnia torácica, uma vez que não se conhece a história natural da doença. Sabe-se também que hérnia torácica pode existir como um achado isolado de imagem em uma grande parcela da população adulta assintomática. Portanto, na ausência de sinais e sintomas de mielopatia grave, um período de tratamento conservador e acompanhamento clínico é recomendado. O tratamento conservador consiste principalmente em medidas para controlar a dor. Os principais recursos de tratamento conservador são analgésicos, anti-inflamatórios e fisioterapia com medidas físicas analgésicas. Bloqueios e/ou infiltração da raiz acometida sob radioscopia podem ser indicados quando o sintoma principal é decorrente de uma compressão radicular por uma hérnia lateral ou posterolateral, quando não há resposta às medidas iniciais de controle da dor.

As indicações mais frequentes para o tratamento cirúrgico são mielopatia progressiva, paralisia e dor intratável clinicamente.

Tratamento cirúrgico

A coluna torácica apresenta determinadas características anatômicas que interferem diretamente na escolha da técnica de tratamento. Nessa região há reduzido espaço para a medula espinhal, escassa vascularização da medula, curvatura cifótica, proximidade da cavidade torácica e presença das articulações costovertebrais e do gradil costal. Assim, a abordagem cirúrgica da hérnia na região torácica é carreada de potenciais complicações. Várias abordagens podem ser empregadas no tratamento cirúrgico da hérnia torácica (Tabela 9-1). A escolha e o planejamento da técnica dependem principalmente da localização e da extensão da hérnia e das condições gerais do paciente. O tratamento cirúrgico da hérnia torácica é desafiador devido às seguintes características peculiares:

- A medula espinhal não permite afastamento ou retração para exposição da hérnia.
- A identificação correta do nível a ser operado é mais difícil.
- A hérnia frequentemente está calcificada (hérnia dura), impondo dificuldade e risco em sua remoção.
- A remoção de fragmentos deslocados pode requerer a corpectomia.
- A verificação da remoção completa é restrita pelo limitado campo visual cirúrgico.
- A ressecção óssea extensa pode requerer estabilização primária com materiais de implantes.

TABELA 9-1 Abordagens cirúrgicas utilizadas no tratamento da hérnia torácica

Posterolateral	Anterior
• Laminectomia • Costotransversectomia • Extracavitária lateral • Transversoartropediculectomia • Transarticular • Transforaminal • Transpedicular • Endoscópica posterolateral	• Transtorácica • Transpleural • Extrapleural • Transesternal • Toracoscópica

A laminectomia isolada não é indicada para a hérnia discal torácica, uma vez que a compressão é anterior. A costotransversectomia pode ser considerada referência na abordagem das hérnias torácicas. Nessa abordagem quase todos os tipos de hérnias podem ser acessados. A técnica resumida envolve incisão mediana, ressecção do processo transverso, ressecção de aproximadamente 10 cm mediais da costela inferior do nível a ser abordado, deslocamento anterior da pleura e, finalmente, remoção do fragmento discal sem a manipulação da medula espinhal.

Essa abordagem pode ser modificada de várias maneiras, de forma a torná-la menos invasiva. Na abordagem transarticular com preservação do pedículo, o disco pode ser removido com ressecção óssea mais econômica. O uso do microscópio ou da endoscopia assistida amplifica a visualização e melhora a iluminação do campo de trabalho.

As abordagens anteriores foram desenvolvidas para acessar diretamente as herniações centrais calcificadas e centrolateral. Em 1958, Crafoord publicou a abordagem pela via traspleural transtorácica. Nos anos 1990, Rosenthal *et al.* desenvolveram a abordagem toracoscópica. Mais recentemente, Ruetten publicou seus resultados com a técnica totalmente endoscópica para a coluna vertebral. O sucesso do tratamento cirúrgico na hérnia torácica é de aproximadamente 80%. Entretanto o risco de paraplegia pós-operatória é iminente em qualquer uma das técnicas adotadas.

DISCECTOMIA TORÁCICA ENDOSCÓPICA

Entende-se neste capítulo por discectomia endoscópica aquela em que o procedimento endoscópico é a única forma de acesso, visualização e execução do procedimento cirúrgico. É também referida como discectomia totalmente endoscópica. Essa técnica deve ser diferenciada daquela em que a endoscopia é um procedimento complementar da cirurgia aberta ou da cirurgia minimamente invasiva empregada com a finalidade de melhorar a visualização ou execução de um determinado procedimento. Quando a endoscopia é utilizada dessa maneira, ela pode ser referida como discectomia videoassistida.

Até poucos anos, a utilização da endoscopia na coluna estava sujeita a certas limitações técnicas, como os sistemas óticos com canal de trabalho estreito ou mesmo a pequena variedade de instrumentais. A ressecção óssea, a limitação anatômica para o acesso e a falta de mobilidade constituíam barreiras ao desenvolvimento da técnica. Com o surgimento de novos sistemas óticos com canal de trabalho intraendoscópicos reduzidos e instrumentais correspondentes, a cirurgia totalmente endoscópica teve um grande avanço.

Indicações

Hérnias discais laterais ou centrolaterais sem grande compressão da medula e que permanecem sintomáticas a despeito dos tratamentos conservadores.

Contraindicações

Hérnias centrais com grave compressão medular. Apenas as patologias situadas lateralmente são passíveis de serem tratadas por esta operação, pois a manipulação da medula espinhal deve ser evitada em razão dos riscos de lesão medular e também porque os órgãos torácicos impedem o acesso lateral percutâneo. Comparada com a região lombar, a região torácica está sujeita a riscos maiores de lesão nas estruturas neurais e adjacentes e, consequentemente, há mais limitações técnicas na realização da discectomia totalmente endoscópica. Em certas condições anatômicas, a cirurgia convencional pode ser a única opção viável.

Pré-requisitos

A RM é imprescindível para a determinação dos detalhes da herniação e de sua repercussão sobre as estruturas neurais. A TC permite um planejamento mais preciso baseado nas características anatômicas próprias do paciente. Pela TC pode se determinar com maior precisão o ponto de entrada ideal para o acesso percutâneo à coluna vertebral.

Técnica cirúrgica

Posicionamento do paciente

O paciente deve ser posicionado em decúbito ventral em uma mesa radiotransparente sobre um coxim pélvico e um torácico (Figura 9-1). A cirurgia requer o uso de um radioscópio.

Técnica transforaminal

Determinação da rota para acesso transforaminal

O acesso deve ser determinado levando-se em consideração a patologia do paciente e sua anatomia particular, observada pela TC (Figura 9-2) e pela radioscopia durante a cirurgia.

Durante a execução do acesso deve-se estar atento às estruturas em risco, que são, lateralmente, o pulmão, medialmente, a medula espinhal, e, ventralmente, os grandes vasos do tórax. O acesso pode ser obstruído por estruturas ósseas, anatômicas ou degeneradas,

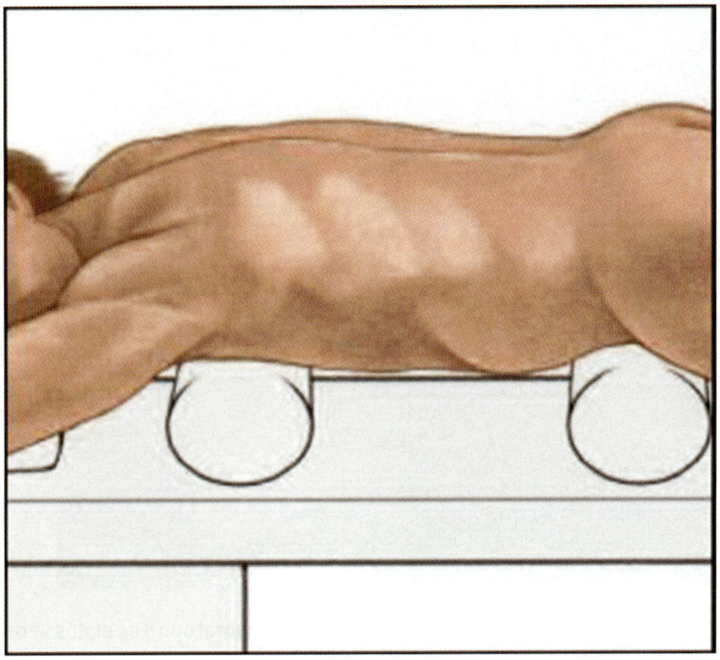

FIGURA 9-1 • Decúbito ventral com coxim torácico e pélvico. (Cortesia de Dr. Sebastian Ruetten, Hospital St. Anna, Herne, Alemanha.)

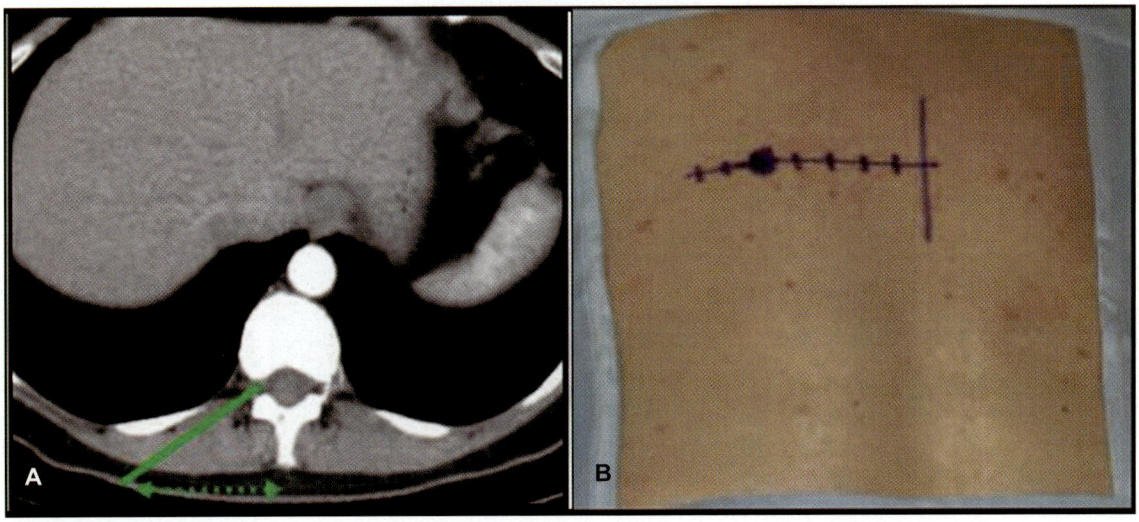

FIGURA 9-2 • A. O trajeto ideal da abordagem transforaminal é traçado utilizando-se a tomografia pré-operatória (linha verde contínua). A distância da extremidade posterior do trajeto ao processo espinhoso é determinada (linha verde tracejada). B. A medida dessa distância é usada para determinar o ponto de entrada no nível a ser abordado no paciente. (Cortesia de Dr. Sebastian Ruetten, Hospital St. Anna, Herne, Alemanha.)

como costelas, processos transversos ou osteófitos. O acesso percutâneo ao disco torácico é menos lateral se comparado com o acesso para abordagem das hérnias lombares. O fio-guia deve ser orientado no forame estritamente no sentido caudal e paralelo aos platôs vertebrais (Figura 9-3). Na visão anteroposterior, ao fazer contato com o disco, deve estar situada no forame exatamente entre as linhas pediculares medial e lateral (Figura 9-4).

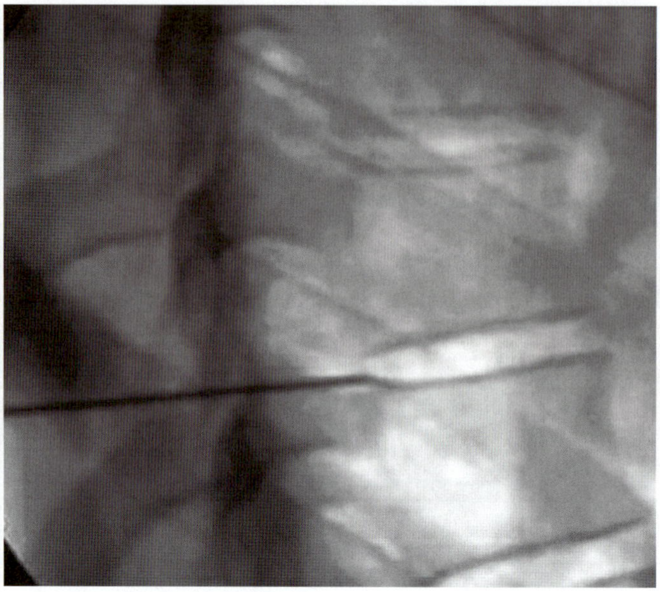

FIGURA 9-3 • Observar a direção do fio-guia na margem posterior do disco intervertebral entre os platôs vertebrais na visão radioscópica lateral. (Cortesia de Dr. Sebastian Ruetten, Hospital St. Anna, Herne, Alemanha.)

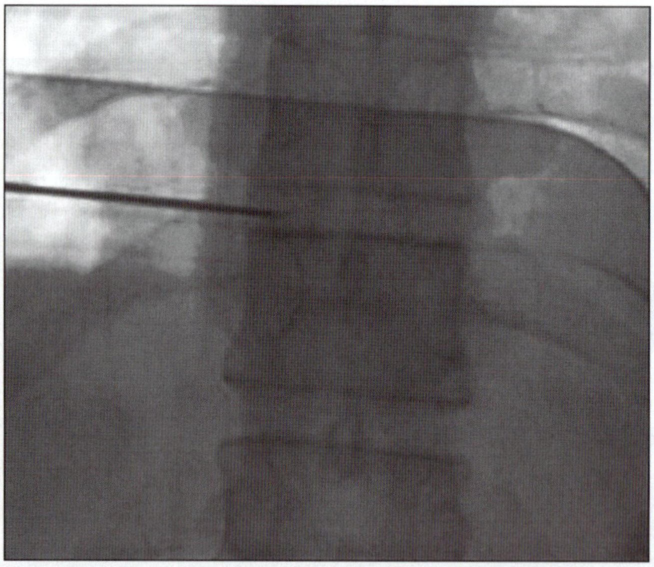

FIGURA 9-4 • Visão radioscópica anteroposterior. Observar a extremidade do fio-guia ao fazer contato com o disco entre as linhas pediculares medial e lateral. (Cortesia de Dr. Sebastian Ruetten, Hospital St. Anna, Herne, Alemanha.)

Após o posicionamento do fio-guia, são introduzidos o dilatador, a bainha de trabalho e a ótica. A seguir, o fragmento discal pode ser removido sob visão direta endoscópica (Figura 9-5).

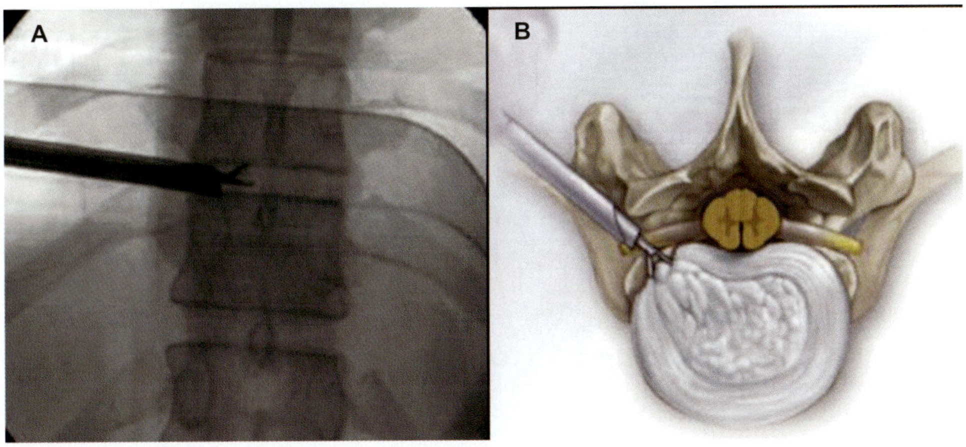

FIGURA 9-5 • A. Visão radioscópica anteroposterior durante a remoção do fragmento discal. B. Ilustração no plano transversal da discectomia endoscópica. (Cortesia de Dr. Sebastian Ruetten, Hospital St. Anna, Herne, Alemanha.)

Técnica interlaminar

Determinação da rota para acesso interlaminar

O ponto de entrada na pele deve se situar sobre a articulação zigoapofisária ou sobre o disco intervertebral na linha pedicular medial (Figura 9-6).

A partir deste ponto o canal vertebral pode ser alcançado evitando-se a medula. Depois de introduzidos o dilatador, a bainha de trabalho e a ótica, deve ser fresada uma pequena porção medial da articulação facetária e, se necessário, também das lâminas cranial e caudal (Figura 9-7). A parte lateral do canal vertebral deve estar acessível até o disco intervertebral, sem a necessidade de se manipular medialmente a medula espinhal.

Pós-operatório

Quando não há intercorrências peroperatórias, os pacientes podem receber alta com 24 horas de pós-operatório se estiverem clinicamente bem e sem dor. Recomenda-se apenas

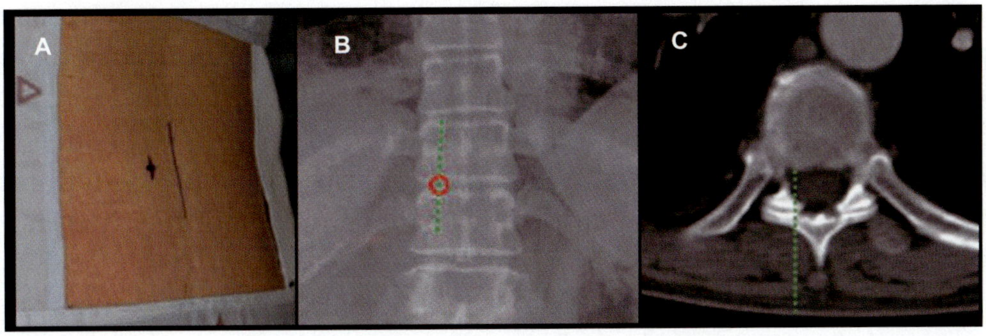

FIGURA 9-6 • Marcação do ponto de entrada na pele do paciente, (A) tendo como referência a linha pedicular medial observada na imagem radioscópica peroperatória (B) e na imagem tomográfica pré-operatória (C). (Cortesia de Dr. Sebastian Ruetten, Hospital St. Anna, Herne, Alemanha.)

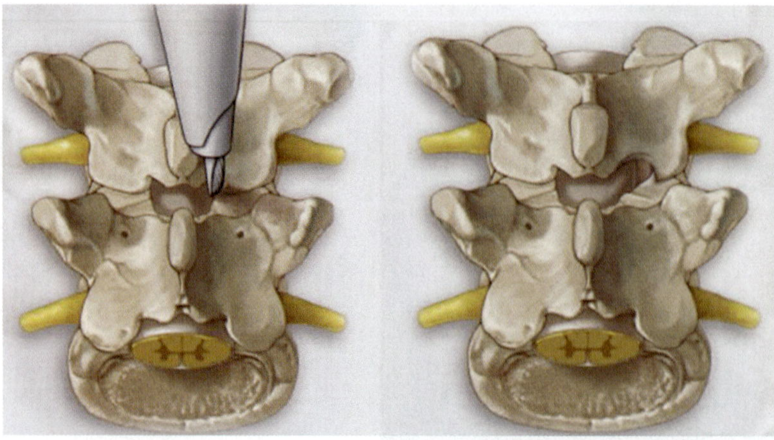

FIGURA 9-7 • Laminotomia com pequena ressecção da porção medial da articulação facetária para criação da janela óssea de acesso ao espaço discal. (Cortesia de Dr. Sebastian Ruetten, Hospital St. Anna, Herne, Alemanha.)

uma semana de repouso relativo. Após esse período, caminhadas e atividades aquáticas podem ser recomendadas, assim como o retorno ao trabalho leve.

Complicações

As complicações são as mesmas da cirurgia aberta convencional e incluem: lesão dural, hematoma peridural, infecção, lesão radicular, instabilidade e ausência de melhora. Complicações mais raras, porém mais catastróficas, são lesão de órgãos intratorácicos (coração, pulmão e grandes vasos) e paraplegia pós-operatória.

Caso clínico

Paciente de 42 anos, sexo masculino, com história de dormência na metade inferior do corpo mais intensa na planta dos pés acompanhada de dor abdominal em faixa irradiando-se bilateralmente para a região do hipocôndrio superior, realizou extensiva propedêutica abdominal prévia com resultados normais. Na apresentação, com quatro semanas de evolução, apresentava exame neurológico normal com discreta limitação da amplitude dos movimentos da coluna toracolombar. A pesquisa do sinal de Babinski e de clônus foi negativa. A RM revelou hérnia discal torácica central no nível T11-T12 com alteração no sinal da medula (Figura 9-8). O paciente teve melhora progressiva com o tratamento de suporte com analgésico e anti-inflamatório, permanecendo assintomático nas revisões de seis meses e de um ano.

Este caso ilustra a evolução favorável da hérnia discal torácica com compressão medular, porém com sintomas regressivos. Pacientes sem sintomas medulares importantes ou sem progressão do *status* neurológico podem ser submetidos a período de tratamento conservador e observação.

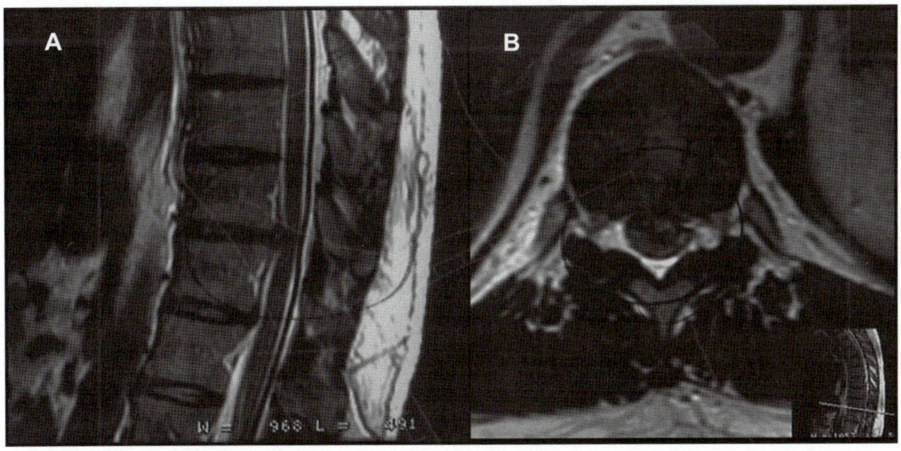

FIGURA 9-8 • A e B. Ressonâncias magnéticas em cortes sagital e axial entre T11-T12 evidenciando a compressão e a alteração do sinal da medula.

Referências

Andrade MAP, Leal JS. Doenças da coluna. In: Fahel E, Savassi-Rocha PR (eds.). Abdome agudo não-traumático. 1 ed. Rio de Janeiro: Medbook; 2008. p. 220-52.

Awwad EE, Martin DS, Smith KR, Jr., Baker BK. Asymptomatic versus symptomatic herniated thoracic discs: their frequency and characteristics as detected by computed tomography after myelography. Neurosurgery. 1991 Feb;28(2):180-6.

Boos N, Aebi M. Spinal disorders: fundamentals of diagnosis and treatment. Berlin; New York: Springer; 2008.

Crafoord C, Hiertonn T, Lindblom K, Olsson SE. Spinal cord compression caused by a protruded thoracic disc; report of a case treated with antero-lateral fenestration of the disc. Acta Orthop Scand. 1958;28(2):103-7.

Komp M, Hahn P, Merk H, Godolias G, Ruetten S. Bilateral operation of lumbar degenerative central spinal stenosis in full-endoscopic interlaminar technique with unilateral approach: prospective 2-year results of 74 patients. J Spinal Disord Tech. 2011 Jul;24(5):281-7.

Levi N, Gjerris F, Dons K. Thoracic disc herniation. Unilateral transpedicular approach in 35 consecutive patients. J Neurosurg Sci. 1999 Mar;43(1):37-42; discussion -3.

Perez-Cruet MJ, Kim BS, Sandhu F, Samartzis D, Fessler RG. Thoracic microendoscopic discectomy. J Neurosurg Spine. 2004 Jul;1(1):58-63.

Rosenthal D, Rosenthal R, de Simone A. Removal of a protruded thoracic disc using microsurgical endoscopy. A new technique. Spine (Phila Pa 1976). 1994 May 1;19(9):1087-91.

Ruetten S, Komp M, Godolias G. A New full-endoscopic technique for the interlaminar operation of lumbar disc herniations using 6-mm endoscopes: prospective 2-year results of 331 patients. Minim Invasive Neurosurg. 2006 Apr;49(2):80-7.

Ruetten S, Komp M, Merk H, Godolias G. A new full-endoscopic technique for cervical posterior foraminotomy in the treatment of lateral disc herniations using 6.9-mm endoscopes: prospective 2-year results of 87 patients. Minim Invasive Neurosurg. 2007 Aug;50(4):219-26.

Ruetten S, Komp M, Merk H, Godolias G. Full-endoscopic anterior decompression versus conventional anterior decompression and fusion in cervical disc herniations. Int Orthop. 2009 Dec;33(6):1677-82.

Ruetten S, Meyer O, Godolias G. Endoscopic surgery of the lumbar epidural space (epiduroscopy): results of therapeutic intervention in 93 patients. Minim Invasive Neurosurg. 2003 Feb;46(1):1-4.

Sheikh H, Samartzis D, Perez-Cruet MJ. Techniques for the operative management of thoracic disc herniation: minimally invasive thoracic microdiscectomy. Orthop Clin North Am. 2007 Jul;38(3):351-61; abstract vi.

Simpson JM, Silveri CP, Simeone FA, Balderston RA, An HS. Thoracic disc herniation. Re-evaluation of the posterior approach using a modified costotransversectomy. Spine (Phila Pa 1976). 1993 Oct 1;18(13):1872-7.

Vanichkachorn JS, Vaccaro AR. Thoracic disk disease: diagnosis and treatment. J Am Acad Orthop Surg. 2000 May-Jun;8(3):159-69.

White AA, Panjabi MM. Clinical biomechanics of the spine. 2nd ed. Philadelphia: Lippincott; 1990.

Wood KB, Garvey TA, Gundry C, Heithoff KB. Magnetic resonance imaging of the thoracic spine. Evaluation of asymptomatic individuals. J Bone Joint Surg Am. 1995 Nov;77(11):1631-8.

Xiong Y, Lachmann E, Marini S, Nagler W. Thoracic disk herniation presenting as abdominal and pelvic pain: a case report. Arch Phys Med Rehabil. 2001 Aug;82(8):1142-4.

Young S, Karr G, O'Laoire SA. Spinal cord compression due to thoracic disc herniation: results of microsurgical posterolateral costotransversectomy. Br J Neurosurg. 1989;3(1):31-8.

10

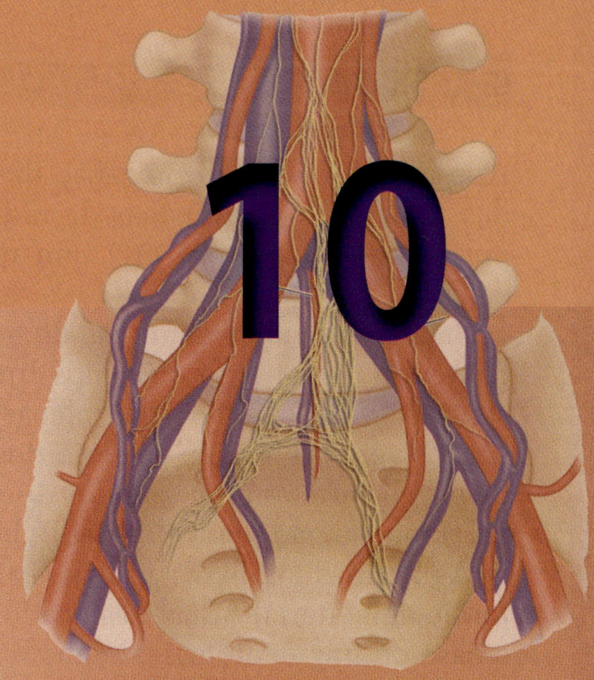

Hérnia lombar

Carlos Tucci Neto

INTRODUÇÃO

A hérnia de disco lombar (HDL) é um evento sintomático da cascata degenerativa do disco intervertebral, ou doença degenerativa do disco (DDD), particularmente da sua fase de instabilidade (Kirkaldy-Willis) e deve ser compreendida como tal: um episódio passageiro e autolimitado (Figura 10-1) no curso de uma doença crônica (DDD) para a qual, até o presente momento, não há alternativa curativa efetiva com duração a longo prazo.

Durante sua evolução, a DDD promove o desarranjo das lamelas do ânulo fibroso, quando se criam zonas de fragilidade mecânica por meio das quais fragmentos do disco intervertebral são expulsos para além das bordas ósseas do corpo vertebral, quando eventualmente comprimem as raízes nervosas adjacentes, provocando a radiculite característica da hérnia de disco.

O tratamento da HDL é dos mais gratificantes para pacientes e cirurgiões por suas altas (e duradouras) taxas de sucesso, com qualquer modalidade terapêutica, em parte por sua história natural de remissão completa (radiológica e clínica). A imagem leiga, no entanto, é de uma doença grave, com grande potencial de piora e de indicação cirúrgica iminente. Cabe ao cirurgião, portanto, trazer à discussão a evidência científica disponível (com transparência e isenção) e individualizá-la para cada paciente, compartilhando a decisão sobre as alternativas terapêuticas disponíveis.

CLASSIFICAÇÃO

Apesar da pouca padronização da nomenclatura radiológica da HDL, o atual consenso das sociedades americanas de radiologia especializada e cirurgia da coluna, descritas por Fardon e Milette (2001), tem aplicação prática e ajuda na criação de uma linguagem comum.

Primeiramente, a definição de hérnia discal é o deslocamento de qualquer volume de conteúdo discal para além dos limites do espaço do disco intervertebral (limitado no sentido craniocaudal pelas placas terminais e circunferencialmente pelas bordas dos corpos vertebrais, com exceção dos osteófitos). As hérnias discais migradas para dentro do corpo vertebral (ou nódulos de Schmorl) e anteriores são entidades de pouca relevância clínica e não serão abordadas neste capítulo.

As hérnias lombares podem ser descritas como protrusões ou extrusões, consoante a forma do material discal deslocado. São designadas protrusões discais as hérnias em que a base do fragmento discal é maior que a altura deste e extrusões discais são as hérnias em que a altura do fragmento é maior que sua base em qualquer plano de corte (Figura 10-2). Hérnias extrusas podem ser denominadas sequestradas quando o fragmento discal perdeu a continuidade com o disco original. Migração é o termo que define o deslocamento do fragmento herniado que está significativamente distante do disco original.

A localização da HDL nas zonas central, do recesso lateral, foraminal ou extraforaminal (Figura 10-3) no corte axial da ressonância magnética (RM) no plano do disco intervertebral é um descritor relevante, porque permite a correlação clara entre a sintomatologia presente e a anatomia.

DIAGNÓSTICO

A dor radicular por HDL é precisamente localizada pelo paciente num dermátomo específico (Figura 10-4), nitidamente diferente dos quadros crônicos degenerativos em que

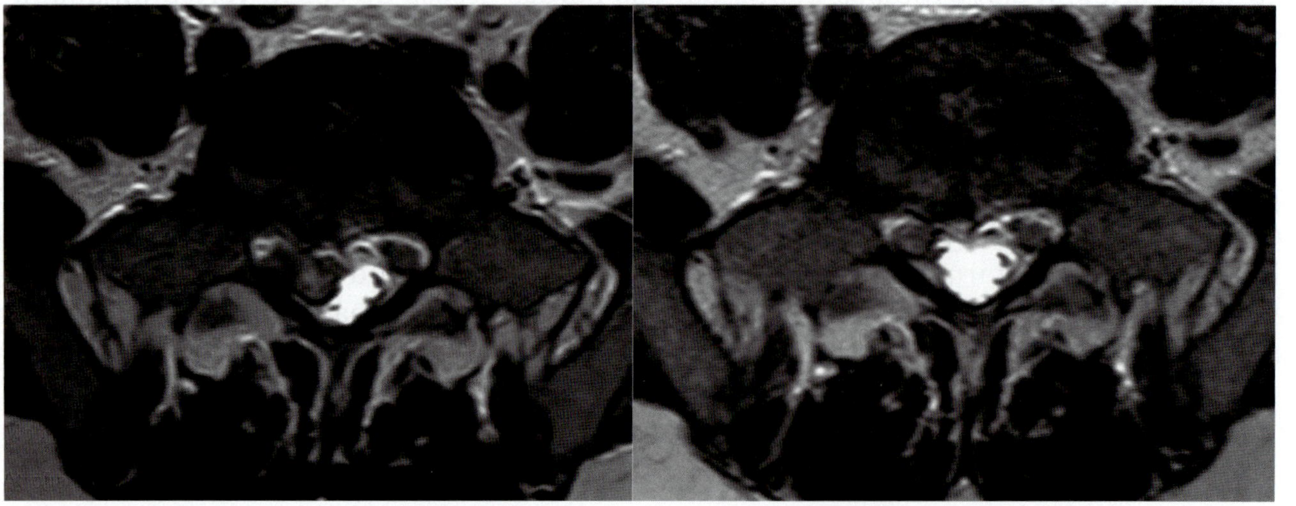

FIGURA 10-1 • Hérnia de disco visualizada em corte axial de RM.

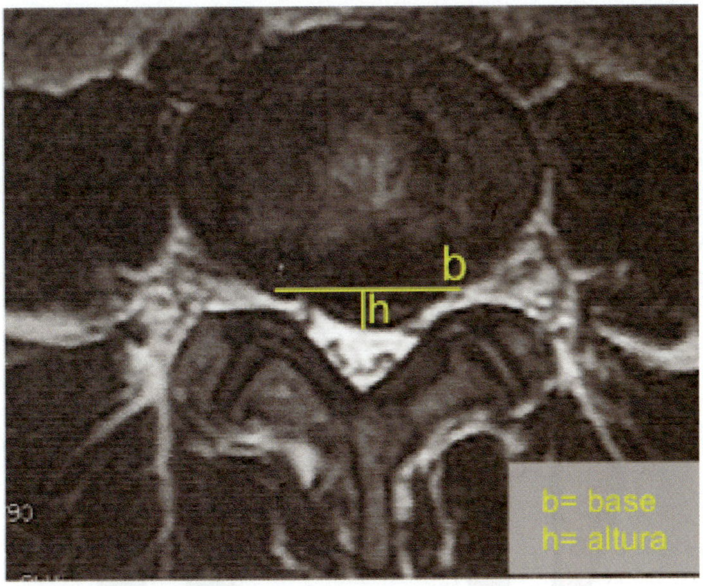

FIGURA 10-2 • Imagem de ressonância magnética do mesmo paciente, portador de HDL L5-S1, submetido a tratamento fisioterápico apenas. Evolução natural da HDL num período de 12 meses.

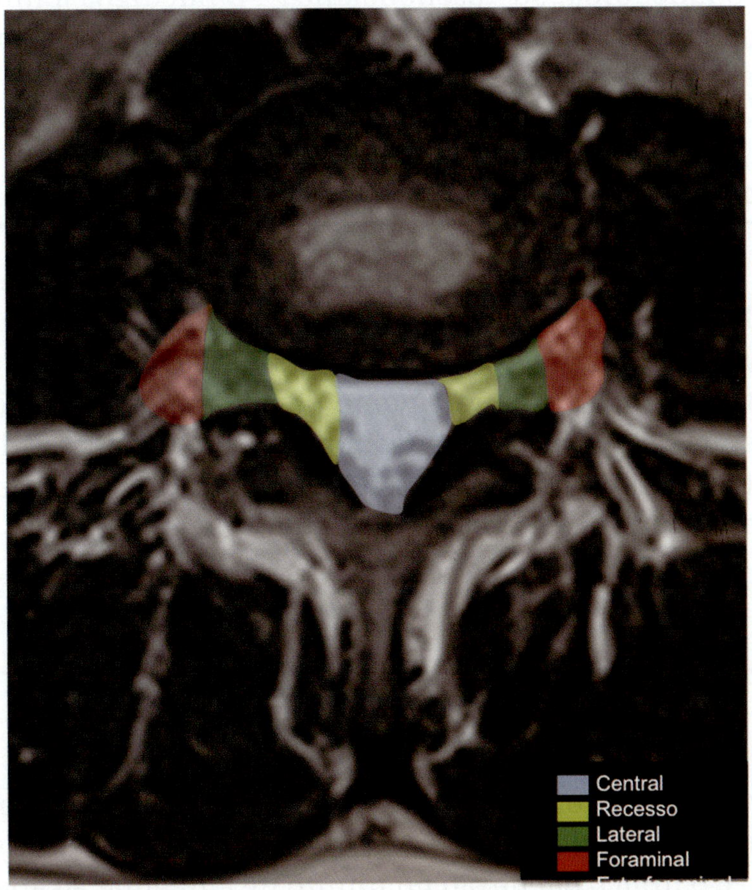

FIGURA 10-3 • Zonas anatômicas do corte axial da ressonância magnética (T2).

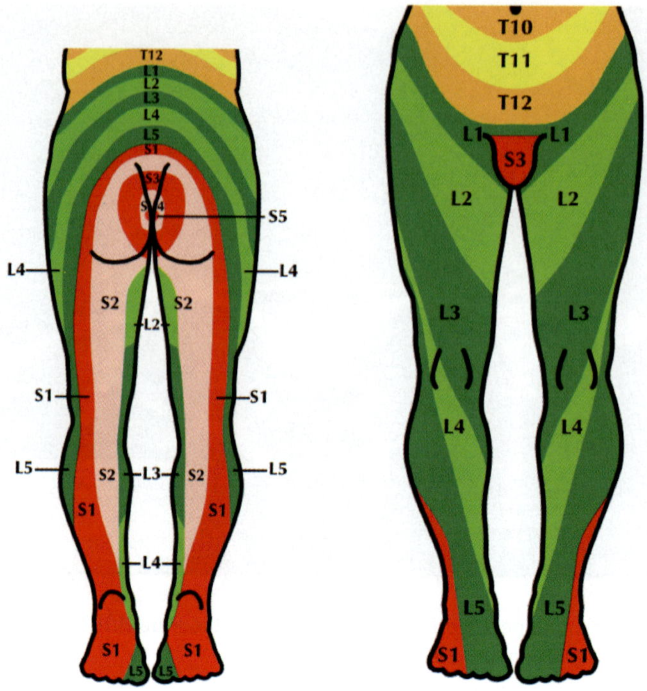

FIGURAS 10-4 • A e B. Dermátomos dos membros inferiores.

há irradiação vaga e indefinida, ou “pseudociática”. É fidedigna a informação de que “a perna dói mais que a coluna”, assim como a descrição, em geral bastante precisa, de sintomas de hipoestesia no território específico de uma raiz.

Exame de risco psicológico

Se a abordagem à HDL é individualizada e subjetiva, conhecer o perfil psicológico de cada paciente pode tornar a escolha por tratamento mais precisa. A decisão sobre a modalidade de tratamento, a progressão para alternativas terapêuticas mais agressivas e a mensuração do sucesso de cada tratamento dependem do estado emocional de cada paciente. É recomendada aplicação do questionário Método de Avaliação de Risco Psicológico (DRAM) é aplicável no cotidiano do consultório ou avaliação por psicólogos especializados, especialmente ao tomar decisão por tratamentos mais agressivos.

Exame físico

Inspeção

A marcha do indivíduo com dor radicular, especialmente quando a compressão se dá na axila da raiz nervosa, é bastante característica. De maneira geral, o indivíduo mantém o membro acometido e o tronco em flexão no intuito de aumentar a capacidade volumétrica do canal vertebral e dos forames.

O tônus muscular deve ser comparado com o lado não afetado e pode revelar perda assimétrica significativa nos grupos musculares das raízes acometidas.

Exame neurológico

Sensibilidade

A pesquisa de sensibilidade tátil (superficial e profunda) e dolorosa é feita nos dermátomos lombares e sacrais. A queixa de hipoestesia em sela deve ser investigada criteriosamente em busca de síndrome da cauda equina.

Reflexos

Os reflexos patelar (raiz de L4) e aquileu (raiz de S1) fazem parte do exame da coluna lombar e devem ser descritos com respeito à presença de simetria e atividade. Alteração nesses padrões direciona o diagnóstico, mas não determina gravidade nem o prognóstico.

Força

A força é o item do exame neurológico com maior potencial prognóstico no tratamento da HDL. No entanto não há clareza na literatura sobre qual grau de força indica tratamento cirúrgico; nos indivíduos que apresentam força até o grau III, o retorno dessa função é previsível a curto prazo. Na piora do quadro de déficit de força preexistente, o cirurgião deve conduzir o tratamento para a intervenção cirúrgica, o que não significa garantia de piora do quadro neurológico em caso contrário.

A perda aguda das funções motoras das raízes lombares inferiores e sacrais, hipoestesia em sela e alteração das funções vesicais são sinais de síndrome da cauda equina e indicam descompressão cirúrgica de urgência.

Manobras especiais

Exame do quadril e sacroilíaca

Especialmente nos quadros sugestivos de radiculopatias lombares altas (raízes L1 a L3), o exame da articulação coxofemoral pode diferenciar a dor irradiada das lesões degenerativas do quadril das síndromes compressivas das raízes lombares altas.

O músculo piriforme, que atua como abdutor e rotador lateral do quadril, também deve ser investigado nos quadros de radiculopatia baixa, S1 em particular. A história é vaga, de dor glútea e irradiação inespecífica para o membro inferior, com piora durante atividade física, caminhada e posição sentada por tempo prolongado. O exame físico revela dor à palpação da incisura isquiática e a manobra clássica de flexão, adução e rotação interna é positiva.

A articulação sacroilíaca deve ser suspeitada como origem de dor quando não há um padrão dermatométrico clássico de irradiação, predominando dor glútea. A palpação dolorosa da projeção superficial das articulações sacroilíacas e a execução de manobras especiais podem direcionar o diagnóstico para dor sacroilíaca, cujo exame padrão ouro para diagnóstico é o bloqueio anestésico.

Exames complementares

Radiografia simples

A utilidade prática dos exames de radiografia simples (incidências anteroposterior [AP] e perfil) é determinar o número de vértebras lombares e eventuais malformações para planejamento cirúrgico. As incidências em perfil com flexão e extensão são úteis na investigação de instabilidades grosseiras causadoras de radiculopatia (espondilolisteses, por exemplo), mas com pouca relevância nos quadros de radiculopatia por HDL.

Tomografia

O advento da RM e sua gradual disponibilidade tornaram a tomografia um exame secundário no estudo da HDL. No entanto, em casos nos quais se investiga se a radiculopatia está relacionada com alguma instabilidade, a tomografia permite melhor análise da orientação das facetas e do alargamento dos espaços articulares. Na HDL, no entanto, este exame tem pouca utilidade.

Ressonância magnética

Com sensibilidade superior a 90%, a RM é o exame de imagem de eleição para estudo da HDL, no entanto há grande incidência de achados patológicos assintomáticos (sinal e altura dos discos e alterações dos platôs vertebrais, por exemplo) e que não serão considerados no planejamento terapêutico, devendo ser detalhadamente expostos ao paciente.

A aplicação acadêmica da RM deve ser reservada aos casos em que a indicação cirúrgica é iminente (cauda equina, progressão neurológica, dor persistente ou mudança do padrão doloroso), já que a forma, o volume ou a localização da HDL não alteram o prognóstico na maioria dos casos, mas auxiliam no planejamento cirúrgico, especialmente por determinarem a localização do fragmento discal e sua extensão.

Na prática, no entanto, a RM é o exame que permite que o paciente compartilhe o raciocínio médico e entenda com clareza sua doença e o procedimento cirúrgico. O uso indiscriminado deste exame deve ser desencorajado pelo médico, já que as alterações radiológicas da remissão do fragmento herniário são visíveis, em média, após mais de um ano após o início dos sintomas.

TRATAMENTO

A HDL é uma doença do nervo causada por um disco degenerado que, nunca é demais lembrar, tem sua evolução bem esclarecida pelos trabalhos de Kirkaldy Willis. Assim, o princípio do tratamento deve ser focado na radiculopatia e suas manifestações (especialmente dor e duração dos sintomas).

A sugestão de tratamento deve levar em conta o perfil psicológico e de vida de cada paciente. As expectativas e a interpretação de sucesso do tratamento são menos favoráveis em indivíduos com algum distúrbio psicológico (impossível para a maioria dos cirurgiões identificar); é mais seguro avaliar (e tratar) esses desvios de comportamento antes de investir em opções terapêuticas mais agressivas.

Para uma tomada de decisão racional e individualizada, o paciente deve adquirir a compreensão plena da sua doença e uma expectativa alinhada com o médico assistente, que, por sua vez, deve considerar características pessoais, como profissão e idade, além do já mencionado perfil psicológico, para evoluir no protocolo de tratamento com respeito às demandas individuais de cada paciente, tendo em mente o grande potencial de remissão espontânea do quadro clínico e radiológico das hérnias lombares.

Um protocolo de tratamento deve levar em conta o grande potencial de melhora (ou controle analgésico) das mais diversas alternativas de tratamento, respeitando a evolução das opções mais conservadoras até a cirurgia como alternativa final. O critério sugerido para a evolução na direção de tratamentos menos agressivos deve combinar a melhor evidência disponível, a vivência prática de cada cirurgião e o respeito às crenças, à cultura e aos medos de cada paciente.

A cauda equina é a indicação absoluta para tratamento cirúrgico, enquanto déficit de força progressivo ou agudo deve ser avaliado individualmente.

Uma "escada de tratamento" em que estão dispostas todas as alternativas terapêuticas, da mais conservadora (paliativas) às mais agressivas (curativas), auxilia na compreensão das alternativas disponíveis, sempre tendo como pano de fundo o conceito de que a HDL é, por sua própria história natural, de evolução favorável para a remissão completa da queixa clínica e das alterações radiológicas.

TRATAMENTO NÃO CIRÚRGICO

Repouso

O repouso deve ser evitado a todo custo. Há significativa melhora na velocidade de recuperação nos pacientes que se mantêm ativos durante os períodos de dor aguda intensa. Eventualmente, a dor obriga ao repouso indesejado; nestes casos, o bom-senso prevalece, mas a mensagem deve ser de promover o retorno precoce e gradual às atividades cotidianas.

Medicação

O objetivo de qualquer modalidade paliativa de abordagem à HDL é, dentro de parâmetros seguros, manter a dor sob controle até a remissão espontânea da compressão e sensibilização química inflamatória da raiz. Assim, a dor deve ser abordada pelas diferentes modalidades analgésicas ou multimodais. Os melhores resultados são obtidos com a combinação de anti-inflamatórios, analgésicos (opioides fracos ou fortes em associação aos de ação local) e relaxantes musculares (usualmente os antidepressivos tricíclicos, por suas duas ações). A Organização Mundial da Saúde (OMS) sugere uma escala de tratamento da dor oncológica que pode ser adaptada para o tratamento de HDL.

A opção pelo anti-inflamatório ideal para cada caso deve ser baseada na duração e intensidade dos sintomas e na preferência pessoal de cada médico. O autor deste capítulo tem preferência pelos corticosteroides injetáveis de depósito, que possuem ação rápida e duradoura, com capacidade de manter a dor sob controle quando associados a analgésicos e relaxantes musculares, além de fisioterapia estruturada.

As medicações anticonvulsivantes, com suposta ação neuropática, como gabapentina e pregabalina, carecem de estudos de melhor evidência para aplicação eficaz em quadros de radiculopatia lombar aguda.

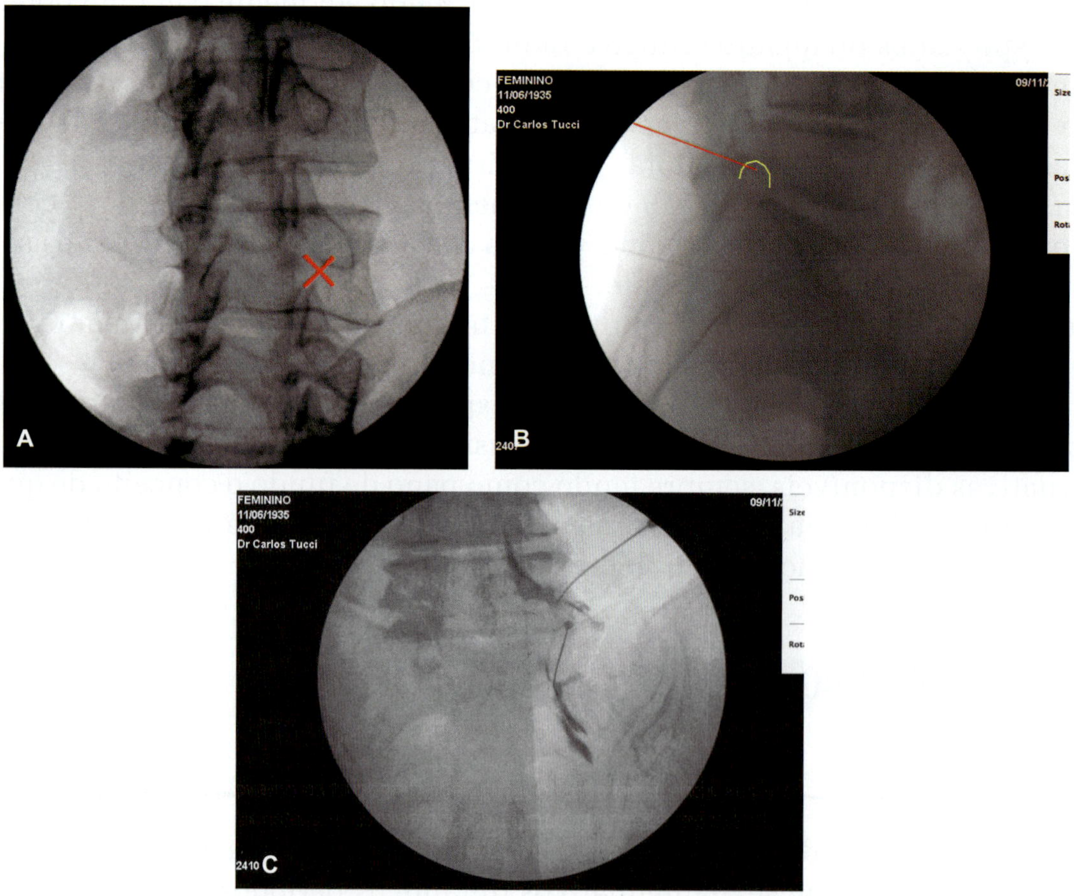

FIGURA 10-5 • A. Visão "em túnel" do bloqueio transforaminal. A marca indica o ponto de entrada na projeção oblíqua do intensificador de imagens. B. Projeção em perfil do intensificador de imagens para abordagem da raiz de L5. C. Imagens contrastadas das raízes de L5 e S1.

Fisioterapia

Há suficiente (e confiável) evidência de que a fisioterapia é eficaz no controle da dor por HDL. No entanto, para a obtenção de melhores resultados, é sugerido um protocolo estruturado de avaliação e conduta, com metas e duração claras, que deve ser de completo conhecimento e sob orientação do cirurgião assistente.

Resultados bastante encorajadores têm sido associados aos pacientes tratados segundo os grupos específicos (estabilização, tração, flexão e extensão, manipulação) propostos segundo a avaliação das regras de predição clínica (e não radiológica). Neste modelo, doenças semelhantes em pacientes distintos podem ser tratadas pelo protocolo de tração ou extensão com resultados positivos. Não há essa possibilidade, no entanto, sem coesão e integração das equipes de reabilitação e médica.

A resposta à fisioterapia deve ser monitorada pelo médico assistente, com base na avaliação subjetiva do paciente, com questionários (Oswestry e SF-36 e escala visual analógica de dor [EVA]) e não ultrapassar seis a 12 semanas, com retorno gradual à atividade de vida cotidiana.

Bloqueios

Os bloqueios anestésicos são uma alternativa terapêutica promissora. O princípio de que a radiculite se dá não apenas por compressão, mas por sensibilização química concomitante (o anestésico local tem a capacidade de equilibrar a acidez da reação inflamatória, reduzindo o estímulo doloroso, mas não é capaz de alterar a velocidade de redução volumétrica do fragmento discal), explica os altos índices de sucesso (até 50% dos bloqueios evitam a cirurgia a longo prazo).

É recomendado que o médico assistente proceda ao bloqueio ou acompanhe sua realização, o que pode ser feito mediante tomografia ou intensificador de imagens. Este autor prefere a realização por intensificador de imagens, pela praticidade e domínio da técnica, conhecimento da anatomia mais familiar ao cirurgião, menor exposição do paciente à radiação e por ser possível observar as reações do paciente durante e após o procedimento. A eficácia entre bloqueios realizados por tomografia e intensificador, no entanto, é semelhante.

A técnica de bloqueio para HDL – epidural transforaminal – é desenvolvida a partir do conhecimento da anatomia radiológica e do princípio de visão em túnel das estruturas anatômicas da coluna lombar e sua relação com a raiz a ser abordada (Figura 10-5). O paciente é sedado superficialmente, de forma que possa se comunicar e expor qualquer queixa (a proximidade da agulha da raiz acometida causa a reprodução da dor referida e a injeção do anestésico local alivia-a imediatamente).

A medicação escolhida deve evitar bloqueio motor e máxima duração anestésica; a sugestão é a betametasona 3 mg/ml (dose máxima 3 a 6 mg por raiz) diluída em ropivacaína a 0,2%, num volume total de 2 ml a 5 ml de solução por raiz. As alternativas são metilprednisolona 40 mg/ml (dose máxima 20 mg a 40 mg por raiz) e bupivacaína a 0,25% (volumes maiores exigem solução menos concentrada de anestésico). O bloqueio pode ser repetido por até três vezes se o primeiro efeito foi satisfatório e a duração maior que duas semanas.

O bloqueio epidural transforaminal pode ser indicado a qualquer momento do tratamento, mas é preferencialmente reservado para a eventual falha do uso de medicação e fisioterapia. O objetivo é manter a dor sob controle na vigência do programa de fisioterapia e predizer o procedimento cirúrgico, já que há relação entre o efeito do bloqueio e o desfecho cirúrgico.

TRATAMENTO CIRÚRGICO

É a alternativa terapêutica de evidência mais sólida.

O princípio da cirurgia para HDL é a descompressão da raiz acometida pela retirada do fragmento herniado e ampliação do recesso lateral e do forame. A microdiscectomia (com o uso de microscópio ou lupas cirúrgicas e iluminação adequada com focos frontais potentes) é o procedimento de escolha.

Mais recentemente, a partir de estudos anatômicos da zona triangular de segurança e do desenvolvimento de instrumental especializado, a microdiscectomia por endoscopia tem apresentado resultados semelhantes com agressão de tecidos moles significativamente menor e sob anestesia local, com igual capacidade de descompressão pelas vias interlaminar e transforaminal. De forma geral, a cirurgia endoscópica requer uma longa curva de aprendizado e treinamento. No entanto a gama de patologias que podem ser tratadas dessa forma aumentará com o contínuo desenvolvimento de equipamentos e a melhora na habilidade dos cirurgiões.

A cirurgia endoscópica vem ganhando popularidade nos últimos anos e conquistando médicos e pacientes, com potencial promissor de disputar com a microdiscectomia como alternativa de eleição para hérnia de disco lombar.

MICRODISCECTOMIA LOMBAR

Indicações

A cirurgia é a opção de tratamento mais eficaz e consagrada pelo uso desde 1934 (Mixter). Apenas não é necessária na maioria dos casos (4% dos casos de radiculopatia necessitarão apenas de tratamento cirúrgico). A indicação cirúrgica é definida individualmente para cada caso e paciente, mas está principalmente ligada à persistência da dor ao tratamento não cirúrgico num período menor que seis meses (com índices ótimos de sucesso antes dos dois meses de evolução) e não superior a um ano de duração dos sintomas.

Contraindicações

Não há contraindicações absolutas à microdiscectomia lombar para HDL. O risco maior de insucesso na cirurgia é a má indicação. Os casos de recidiva de hérnia, falha no tratamento cirúrgico prévio ou lombalgia crônica associada devem ser avaliados com critério, individualmente.

Anatomia relacionada

As raízes lombares são nomeadas conforme o pedículo da vértebra sob o qual se localizam (isto é, a raiz de L5 está sob o pedículo de L5 e no espaço discal entre L5 e S1) e podem sofrer compressão em qualquer ponto do seu trajeto da cauda equina à saída do forame correspondente. Há uma relação previsível entre a localização do fragmento herniado e a raiz acometida. Tomando a raiz de L5 como exemplo, é possível que esta seja comprimida no nível L5-S1, mas também nos níveis acima de L5-S1, caso a hérnia discal esteja localizada centralmente no canal vertebral (quando a raiz de L5 é denominada "transeunte"). Uma vez mais, o exame físico minucioso e sua correlação com os achados de imagem garantem o sucesso do tratamento instituído.

Nos raros casos em que há compressão de mais de uma raiz e a correlação anatomoclínica não está clara, o recurso de bloqueio diagnóstico (1 ml de bupivacaína em cada raiz investigada, com intervalo maior que 12 horas entre os bloqueios) prévio à cirurgia elucida maiores dúvidas.

O conhecimento da anatomia do recesso lateral é a chave para uma descompressão eficaz (além de evitar que futuramente haja questionamento sobre fibrose cicatricial após manipulação, que parece ser secundária à descompressão insuficiente do recesso lateral).

Técnica cirúrgica

Via de acesso

A abordagem para as hérnias lombares centrais e no recesso lateral se dá pela via de acesso posterior mediana, com dissecção subperiosteal sobre a lâmina da vértebra cranial adjacente ao disco herniado. As hérnias foraminais ou extraforaminais devem preferencialmente ser abordadas por uma via de acesso paraespinhal (Wiltse) para evitar a artrectomia (facetectomia).

A abordagem do nível errado é falha comum e deve ser evitada por meio da checagem pelo intensificador do nível abordado em três momentos: antes da incisão da pele, imediatamente antes da abordagem do ligamento amarelo e sobre o disco herniado.

A seguir, uma cureta pequena (2 mm ou 3 mm) afiada descola um segmento do ligamento amarelo da sua inserção na lâmina superior. Um saca-bocados tipo Kerrison (2 mm ou 3 mm) inicia a laminotomia até a liberação completa do ligamento amarelo da lâmina cranial.

Neste tempo, quando disponível, uma broca desbasta a cortical dorsal da lâmina superior, afilando-a. Sob a lâmina, inserem-se cotonoides para a dissecção romba do intervalo entre a face ventral da lâmina e o saco dural, protegendo-o.

A laminotomia é ampliada com o instrumental de Kerrison até a soltura completa do ligamento amarelo e visualização do saco dural. A seguir, uma espátula romba é usada para localizar o "ombro" da raiz, deslocando-a no sentido medial, sob pouca tração, isolando, com a ajuda do cotonoide, a raiz e o saco dural do fragmento discal herniado.

Uma pequena incisão em cruz sobre o disco herniado pode ser necessária para iniciar a fragmentectomia com uma pinça de disco (Love). O disco deve ser ressecado até que não haja qualquer volume entre as bordas ósseas dos corpos vertebrais. O espaço discal é explorado com uma espátula pequena para a ressecção de fragmentos livres do disco. A discectomia completa não produz resultados superiores nos resultados a longo prazo.

A laminotomia é completada após a ressecção da hérnia de disco até que o recesso lateral fique livre, entre os pedículos superior e inferior, inclusive do ligamento amarelo completo, mediante o uso do saca-bocados tipo Kerrison usado sob a lâmina (*undercut*); o forame também é explorado e descomprimido de sua cobertura óssea da mesma maneira.

Pós-operatório

A microdiscectomia permite um pós-operatório com mobilização precoce e alta nas primeiras 24 a 48 horas. O retorno às atividades cotidianas deve ser iniciado após a cicatrização da ferida cirúrgica, além de sessões de fisioterapia para mobilização neural, propriocepção, autocuidado e analgesia. Com frequência os pacientes ativos e de ocupação de pouca atividade física não requerem mais que sete a 14 dias para restabelecimento completo.

Referências

Boden, SD. Abnormal magnetic-resonance scans of the lumbar spine in asymptomatic subjects. A prospective investigation. J Bone Joint Surg 1990; 72-A: 403-408.

Daubs, M. Clinical impression versus standardized questionnaire: the spinal surgeon's ability to assess psychological distress. J Bone Joint Surg 2010; 92: 2078-2083.

Fardon, DF. Nomenclature and classification of disc pathology. Spine 2001; 26(5): E93-E113.

Hahne, AJ. Conservative management of lumbar disc herniation with associated radiculopathy. Spine 2010; 35(11): E488-E504.

Jensen, TS. Natural course of disc morphology in patients with sciatica. Spine 2006; 31(14):1605-1612.

Kambin P. Arthroscopic and Endoscopic Spinal Surgery. second ed. Philadelphia: Humana Press, 2005.

Kirkaldy-Willis, WJ. Instability of the lumbar spine. Clin Orthop Relat Res 1982 May; 165:110-23.

Mixter, WJ. Rupture of the intervertebral disc with involvement of the spinal canal. New England J Med 1934; 211: 210-215.

Rhee, JM. Radiculopathy and the herniated lumbar disc. Controversies regarding pathophysiology and management. J Bone Joint Surg 2006; 88: 2070-2080.

Riew, KD. Nerve root blocks in the treatment of lumbar radicular pain. A minimum five-year follow-up. J Bone Joint Surg 2006; 1722-1725.

Ruetten, S. Full-endoscopic interlaminar and transforaminal lumbar discectomy versus conventional microsurgical technique: a prospective, randomized, controlled study. Spine 2008; 33(9): 931-939.

Schoenfeld, AJ. Treatment of lumbar disc herniation: evidence-based practice. Int J Gen Med 2010; 3: 209-214.

Weinstein, JN. Surgical versus nonoperative treatment for lumbar disc herniation. Spine 2008; 33(35): 2789-2800.

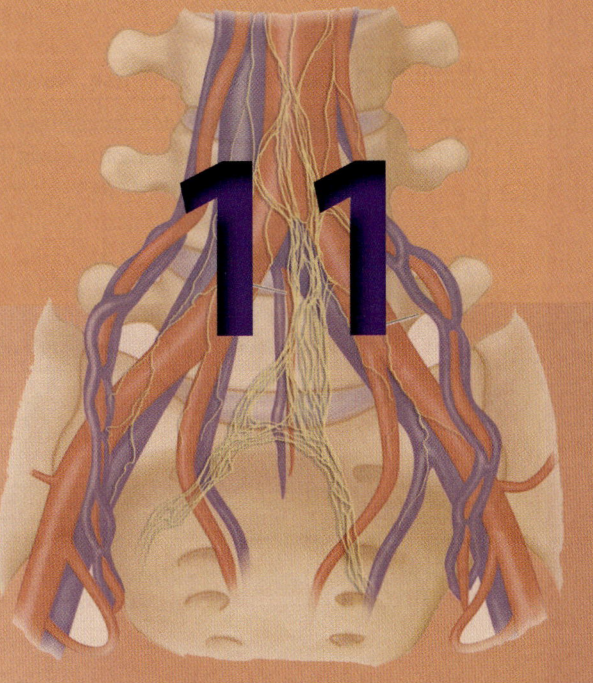

11

Espondilolistese

Marcos Antonio Tebet
Wagner Paqualini
Alex Pereira Alves
Thiago Leonardi Azuaga

INTRODUÇÃO

O termo espondilolistese é derivado dos vocábulos gregos *spondylos*, que significa vértebra, e *olisthesis*, que significa deslizar. A primeira observação de espondilolistese foi realizada em 1772 por Herbiniaux, obstetra belgo, durante um parto dificultado por um estreitamento no canal de parto devido a deslizamento da vértebra L5 sobre o sacro.

Este termo foi utilizado em 1854 por Kilian pela primeira vez. É definido como uma translação de um corpo vertebral sobre a vértebra caudal adjacente em uma direção anterior ou, nos casos mais graves, anterior e caudal. Espondilólise é um defeito na *pars interarticularis*, porém sem deslizamento.

CLASSIFICAÇÃO

A classificação de Wiltse, Newman e Macnab (Quadro 11-1) é uma das mais utilizadas, com base em critérios etiológicos e topográficos, com cinco tipos, sendo difícil prever a progressão e a resposta ao tratamento. O reconhecimento de que a descompressão cirúrgica pode levar a uma instabilidade da coluna vertebral fez surgir um sexto tipo: o iatrogênico.

Outro sistema utilizado é o proposto por Meyerding em 1932 (Figura 11-1), em que o grau de deslizamento é calculado pela proporção entre o diâmetro anterossuperior do sacro e a distância que a vértebra L5 deslizou anteriormente. Assim, temos: grau I: 25%

QUADRO 11-1 Classificação de Wiltse, Newman e Macnab

Tipo I	– Displásica: anormalidades congênitas dos elementos posteriores
Tipo II	– Ístmica: defeito na *pars interarticularis*. Três tipos:
	Lítica – fratura por fadiga da *pars*
	Alongamento da *pars*
	Fratura aguda da *pars*
Tipo III	– Degenerativa: degeneração do disco e facetas, gerando instabilidade e mobilidade no segmento
Tipo IV	– Traumática: fratura aguda dos pedículos, facetas ou lâminas (exceto *pars*)
Tipo V	– Patológica: devido a processos neoplásicos ou metabólicos

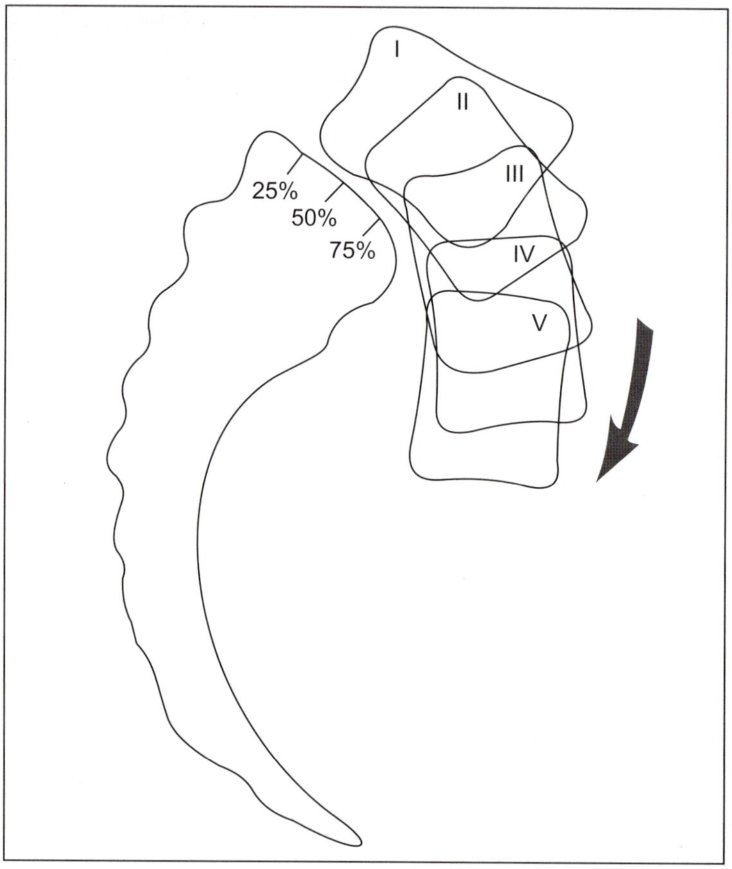

FIGURA 11-1 • Classificação de Meyerding.

ou menos; grau II: entre 25% e 50%; grau III: entre 50% e 75%; e grau IV: maior que 75%. O grau V, como sendo espondiloptose, não pertence à descrição original.

Esta escala de Meyerding só descreve o grau de escorregamento tangencial, porém nas displasias de alto grau existe cifose além da translação tangencial. O sistema de graduação mais utilizado para escorregamentos de alto grau é o proposto por Newman e modificado por DeWald, em que a cúpula e a superfície anterior do sacro são divididas em 10 partes (Figura 11-2). A medida é feita com base na posição do canto posteroinferior do corpo da quinta vértebra em relação à cúpula do sacro (primeiro número); o segundo número é dado pela posição do canto anteroinferior do corpo da vértebra L5 em relação à superfície anterior de S1.

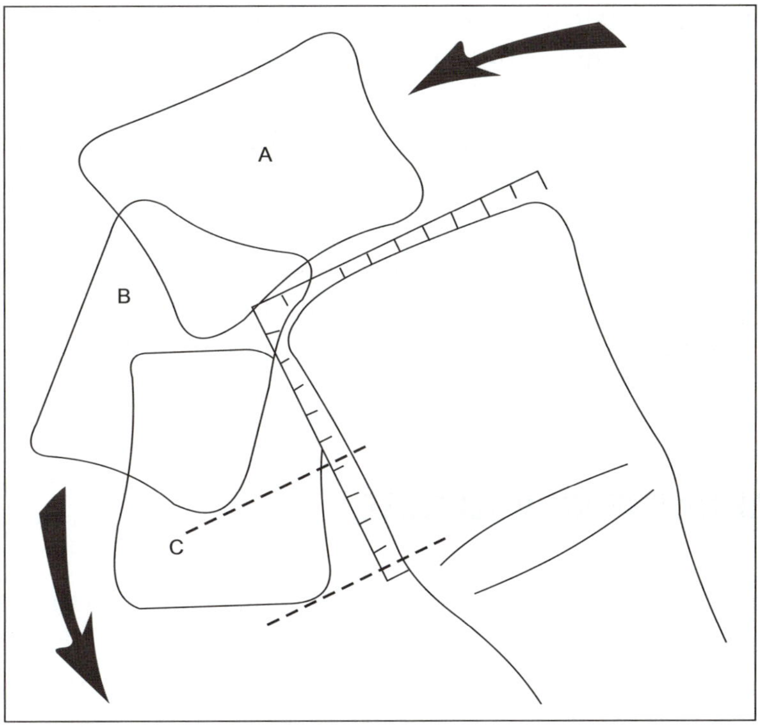

FIGURA 11-2 • Sistema de graduação de Newman modificado por DeWald.

EPIDEMIOLOGIA E ETIOLOGIA

A incidência de espondilólise na população geral é de cerca de 6%, com uma proporção de homens:mulheres de 2:1.

A incidência de espondilolistese em crianças até 6 anos é de 2,6%, e em adultos é de 5,4%.

A espondilolistese degenerativa raramente afeta indivíduos com menos de 40 anos e é quatro a cinco vezes mais comum em mulheres do que em homens. Em um estudo realizado por Love *et al.*, indivíduos que tinham uma orientação facetária de mais de 45° no plano sagital tinham 25 vezes mais chances de desenvolver espondilolistese degenerativa.

Parece haver uma associação genética e familiar com espondilólise e espondilolistese; 26% dos pacientes com espondilolistese ístmica tinham familiares de primeiro grau com a mesma patologia.

A incidência varia de acordo com a raça, sendo mais comum em caucasianos do que em negros. Em uma tribo de esquimós no Alasca a incidência chega a cerca de 50%.

A etiologia exata da maioria dos casos continua obscura.

Lesões displásicas da *pars interarticularis*, fratura ou alongamento, espinha bífida oculta, um amplo canal espinhal distal e displasia de ambas as facetas (lombar inferior e sacral superior) são achados comuns na espondilolistese, especialmente nas de alto grau.

A faceta sacral superior, em conjunto com a faceta inferior lombar, forma um gancho ósseo que previne a translação. A displasia pode ocorrer em qualquer uma das facetas ou em ambas. Com isso o efeito de gancho é perdido.

Espondilólise/espondilolistese é rara em pacientes não deambuladores, dando importância ao papel do ortostatismo e de microtraumas repetitivos no desenvolvimento da espondilólise.

Estudos biomecânicos demonstraram um aumento no estresse na *pars interarticularis* com a coluna em extensão e aumento das forças de cisalhamento através da mesma área com a persistência da lordose.

Atividades que aumentam lordose e mantêm a coluna em extensão, como ginástica olímpica, mergulho, levantamento de peso, voleibol, futebol americano, e patologias como cifose, aumentam a incidência de fratura da *pars*, espondilólise e espondilolistese.

BALANÇO SAGITAL NA ESPONDILOLISTESE

As espondilolisteses são divididas em alto grau (escorregamento maior que 50%) e baixo grau (escorregamento menor que 50%).

As classificações utilizadas para espondilolistese não são úteis para indicação de tratamento cirúrgico e, como já observado na última década, o balanço sagital é o fator chave para o tratamento cirúrgico.

Uma explicação para a etiologia da espondilolistese desenvolvimental, levando em consideração o balanço sagital, é que, na presença de espondilólise e displasia óssea, o estresse mecânico aplicado na junção lombossacra é ainda mais alterado devido à morfologia sacropélvica anormal, o que leva a um balanço espinopélvico secundário anormal. Uma deformidade secundária do corpo de L5, sacro e pelve, devido à remodelação óssea pelas placas de crescimento (lei de Heuter-Volkman), também altera as forças biomecânicas na coluna lombossacra, o que contribui para a progressão da espondilolistese em um processo parecido com a doença de Blount.

A incidência pélvica (PI) é parâmetro específico e constante para cada indivíduo, medido na radiografia lombossacra, na incidência de perfil, definido como o ângulo entre a linha que une o ponto médio do platô superior de S1 e o centro de rotação femoral e a linha perpendicular ao platô superior de S1. O PI aumenta leve e consistentemente na vida adulta. O valor do PI é maior na espondilolistese e seu aumento é linear conforme a gravidade do escorregamento.

O *tilt* pélvico (PT) e a inclinação sacral (*sacral slope* [SS]) medem a orientação sacropélvica no plano sagital e são medidos na radiografia lombossacra em perfil. O SS é definido como o ângulo entre o platô superior de S1 e a horizontal, enquanto o PT é o ângulo formado entre a linha que une o ponto médio do platô superior de S1 e o centro de rotação femoral com a vertical.

O PI é a soma de PT e SS, portanto o PI é um forte determinante da orientação espacial da pelve no ortostatismo, ou seja, quanto maior for o PI, maior serão o PT ou o SS, ou ambos. Os valores normais do PI, SS e PT em crianças são de 49,1°, 41,4° e 7,7° respectivamente. Em adultos esses são de: 51,8° de PI, 39,7° para SS e 12,1° para PT.

Os valores na espondilolistese estão expressos na Tabela 11-1.

TABELA 11-1 Valores da espondilolistese de acordo com o grau de escorregamento

	Grau I	Grau II	Grau III	Grau IV	Grau V
PI	57,7°	66°	78,8°	82,3°	79,4°
SS	43,9°	49,8°	51,2°	48,5°	45,9°
PT	13,8°	16,2°	27,6°	33,9°	33,5°

No estudo realizado por Roussouly *et al.*, com pacientes com PI e SS elevados, houve aumento da força de cisalhamento na junção lombossacral, o que gera mais tensão sobre a *pars interarticularis* de L5. Já naqueles pacientes com baixo PI e menor SS, pode haver um impacto entre os elementos posteriores de L5 entre os de L4 e de S1 durante a extensão, causando, assim, um efeito de "quebra-nozes" na *pars interarticularis* da quinta vértebra lombar.

A projeção sacral (distância do sacro a uma linha de prumo desde C7) é outro determinante biomecânico; normalmente a linha de prumo passa através de S1.

Devido a essas alterações morfológicas, o equilíbrio sagital só pode ser obtido pela hiperlordose. Será necessária maior inclinação vertical do sacro para manter o equilíbrio sagital quando apenas a hiperlordose não o mantiver. Essa verticalização do sacro é acompanhada de contratura dos isquiotibiais, que rodam os ísquios caudalmente e a pelve anterior em direção cefálica.

Com esses dados existem, portanto, três desfechos biomecânicos: primeiro, as forças geradas por um aumento da lordose lombar acarretam o desenvolvimento e a progressão da espondilolistese; segundo, as mudanças biomecânicas geram alterações na postura e na marcha, que são mecanismos compensatórios para manter o equilíbrio sagital; e, finalmente, as alterações biomecânicas modelam as vértebras adjacentes.

FATORES DE PROGRESSÃO

De acordo com Boxal *et al.*, o melhor parâmetro para prever progressão é um alto valor do ângulo de deslizamento (> 55°), ângulo este formado pela interseção de uma linha traçada paralela à face inferior de L5 e uma perpendicular à face posterior do corpo de S1. Relatam ainda que pode haver progressão mesmo depois de uma artrodese posterior sólida.

Pacientes com baixos PI e SS (mecanismo de "quebra-nozes") apresentam baixo risco de progressão. Alto grau de displasia e de escorregamento (> 50%) também foi relatado como sendo um fator para progressão da espondilolistese.

Outro fator a favor da progressão para as espondilolisteses ístmicas é o sexo feminino, escorregamento > 50% e crianças antes do estirão de crescimento.

Foi observado que pacientes com espondilolistese por displasia têm maior chance de progressão do que os com espondilolistese espondilolítica.

MANIFESTAÇÕES CLÍNICAS

Os sintomas podem ser divididos naqueles em crianças e adultos.

Nas crianças a espondilolistese geralmente é assintomática. Exagerada lordose lombar pode ser o primeiro sinal de alerta, sendo encontrado encurtamento dos isquiotibiais, com a verticalização do sacro, as nádegas adotando forma de coração devido à proeminência óssea. Com a progressão o paciente desenvolve uma postura típica devido a encurtamento dos isquiotibiais, verticalização do sacro e lordose aumentada, conhecida como sinal de Phalen-Dickson (flexão dos joelhos e do quadril). Nos casos sintomáticos a dor lombar mecânica é a queixa mais comum. A gravidade da dor pode ou não estar relacionada com o grau de deslizamento. Radiculopatia é menos comum, porém é observada com translação progressiva quando a instabilidade está presente. Radiculopatia de L5 é mais frequente que de S1. A compressão da raiz de S1 ocorre nos altos graus de deslizamento devido à tensão de estiramento da raiz acima da borda do sacro. A dor aumenta com a extensão da coluna e melhora com o repouso.

Nos adultos a dor lombar com ou sem irradiação para membros inferiores é comum, tipicamente mecânica e piora com a extensão. A dor deve ser diferenciada da discogênica, que piora com a flexão e com o sentar. Claudicação neurogênica também é um sintoma comum, definido como dor nas extremidades inferiores, parestesia ou fraqueza associada a deambular ou permanecer sentado. A dor é o sintoma predominante, presente em 94% dos pacientes, seguida por parestesia (63%) e fraqueza (43%). A claudicação neurogênica deve ser diferenciada da vascular, conforme mostra a Tabela 11-2.

TABELA 11-2 Diagnóstico diferencial entre claudicação neurogênica e claudicação vascular

Avaliação	Vascular	Neurogênica
Distância caminhada	Fixa	Variável
Fatores de piora	Ortostatismo	Sentar/flexão coluna
Fatores de piora	Andar	Andar/ficar em pé
Subir ladeira	Piora	Melhora
Teste bicicleta	Positivo (doloroso)	Negativo (indolor)
Pulsos	Ausente	Presente
Pele	Brilhante/perda de fâneros	Normal
Fraqueza	Raro	Comum
Lombalgia	Ocasional	Comum
Mobilidade lombar	Normal	Limitada
Atrofia muscular	Incomum	Ocasional
Característica da dor	Cãibra/distal para proximal	Parestesia/proximal para distal

DIAGNÓSTICO

O diagnóstico é realizado com radiografias da coluna lombar nas incidências de frente e perfil em ortostatismo. Outras incidências utilizadas são: perfil localizado e oblíquas direita e esquerda.

Nas radiografias oblíquas, é visualizado o "cachorro escocês", em que a "coleira" é a lise na *pars*.

Tomografia computadorizada tem pouco valor no diagnóstico, podendo demonstrar defeito na *pars* e esclerose.

A ressonância magnética é o exame de escolha para visualizar o disco no nível da deformidade, sendo utilizada nos casos de radiculopatia e para visualizar edema ósseo e defeitos na *pars*. Exames de imagem mais avançados, como a tomografia computadorizada por emissão de fóton único (SPECT), são mais sensíveis e fornecem maiores detalhes. Anderson *et al.* relataram que 20% dos pacientes com resultados negativos em uma cintilografia óssea padrão com suspeita de espondilólise aguda demonstraram uma lesão da *pars* quando avaliados com SPECT.

TRATAMENTO DA ESPONDILOLISTESE

A espondilolistese pode ser de baixo grau (deslizamento < 50%) ou de alto grau (deslizamento > 50%), e ambos os tipos podem ser tratados de forma conservadora. Entretanto as espondilolisteses de alto grau respondem pior ao tratamento conservador quando em comparação com as de baixo grau. O tratamento conservador está mais bem indicado para deslocamentos inferiores a 30%-50% na criança em crescimento e para alguns deslocamentos superiores a 50% em adultos jovens. Para os pacientes sintomáticos, excelente resposta clínica tem sido obtida com a restrição da atividade física e o uso de órteses (TLSO) a fim de evitar os movimentos repetitivos de hiperextensão na coluna lombar.

Para os pacientes com dor lombar crônica, Panjabi demonstrou que o fortalecimento de grupamentos musculares específicos melhora a resposta do paciente à dor e passou a recomendar o fortalecimento dos músculos transverso abdominal, oblíquo interno e multífido. Além do fortalecimento desses grupamentos musculares específicos citados previamente, o fortalecimento dos flexores do quadril e o alongamento dos isquiotibiais também melhoram a resposta do paciente à dor lombar.

Segundo DeWald, os objetivos do tratamento cirúrgico da espondilolistese são a fusão do menor número possível de segmentos móveis da coluna, restaurando o eixo sagital vertical, estando o sacro e a coluna lombar na posição mais normal possível, e a fusão dos espaços discais não competentes. Esse tipo de tratamento está indicado a crianças assintomáticas com deslizamento maior que 50%, pacientes assintomáticos com maturidade esquelética e escorregamento maior que 75%, pacientes sintomáticos que não respondem ao tratamento conservador, progressão da deformidade e déficit neurológico.

Quanto a pacientes adultos sintomáticos com espondilolistese degenerativa de baixo grau, Moller e Hedlund demostraram, em um estudo prospectivo randomizado, que a artrodese posterolateral (APL) *in situ* apresenta melhores resultados clínicos quando em comparação com programas de exercícios supervisionados. Entretanto a APL se mostrou incapaz de manter a correção intraoperatória do ângulo de escorregamento em virtude da progressiva degeneração do espaço discal anterior. Suk *et al.* e La Rosa *et al.* realizaram um estudo comparativo entre a APL e a artrodese 360° (APL + PLIF) e descobriram que muitos parâmetros radiológicos pós-operatórios, como a taxa de fusão, a redução do escorregamento, a redução do ângulo de escorregamento e a manutenção da correção da deformidade, mostraram-se superiores nos pacientes com artrodese 360°. Entretanto, clinicamente, em nenhum destes estudos a APL ou PLIF se mostrou estatisticamente superior.

A descompressão está indicada nos casos de radiculopatia. Normalmente a raiz de L5 é acometida, sendo comprimida em nível foraminal pela parte proximal da *pars*, à medida que o deslizamento se acentua, ou pelo tecido fibrocartilaginoso na *pars* defeituosa. Nos casos de radiculopatia ou outros déficits neurológicos, como a cauda equina, a descompressão está indicada, sendo o procedimento de Gill a base para a descompressão pela remoção da lâmina solta. A realização exclusiva da descompressão da raiz nervosa pode ser realizada em pacientes adultos com radiculopatia e espondilolistese de baixo grau mediante o procedimento de Gill. Entretanto está contraindicada a pacientes pediátricos, devendo sempre ser acompanhada de uma artrodese.

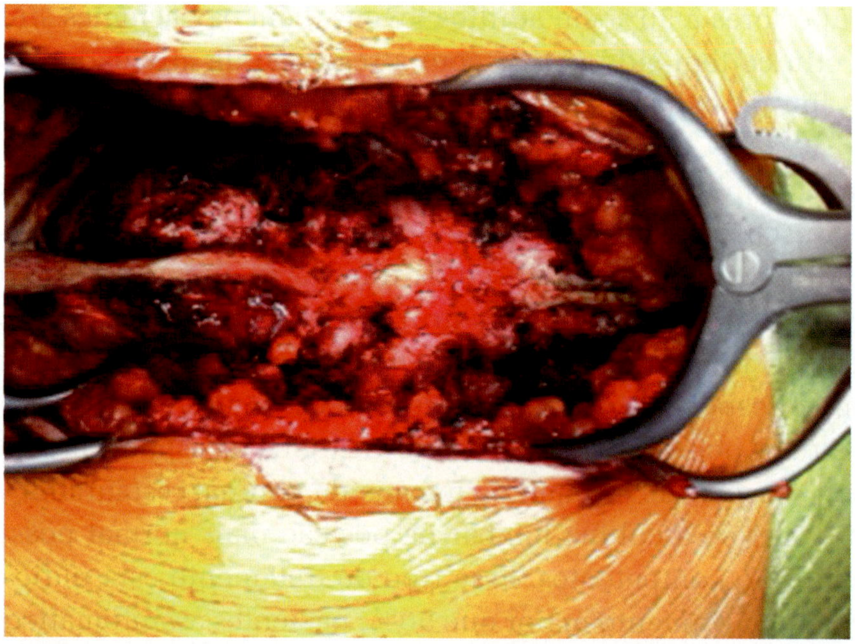

FIGURA 11-3 • Incisão mediana lombar com exposição subperiosteal dos processos espinhosos da quarta e quinta vértebras lombares e da primeira vértebra sacral.

PROCEDIMENTO DE GILL

Com o paciente posicionado na mesa operatória em decúbito ventral, e por meio de uma incisão mediana lombar, realiza-se a exposição subperiosteal dos processos espinhosos da quarta e quinta vértebras lombares e da primeira vértebra sacral (Figura 11-3).

Visualizar a mobilidade existente no arco posterior da quinta vértebra lombar e com uma goiva ressecar os processos espinhosos de L5, S1 e metade inferior do processo espinhoso de L4.

Liberar o ligamento amarelo da parte inferior da lâmina de L4 mediante dissecção romba e ressecá-lo no espaço L4-L5.

Por meio de dissecção romba, liberar o ligamento amarelo da parte inferior da lâmina de L5. Excisar a parte lateral de um dos lados do arco solto de L5, desarticulando entre as facetas L5-S1 e continuando a dissecção subperiosteal em direção ao defeito na *pars*.

Retração da raiz nervosa superior e medialmente. Dissecção cuidadosa entre a raiz e o tecido fibrocartilaginoso decorrente do defeito na *pars*, visualizando sua liberação até a passagem pelo forame intervertebral.

Examine os discos intervertebrais de L4 e L5 para ver a necessidade de sua excisão.

Realizar o mesmo procedimento do outro lado do arco solto de L5 até a sua completa remoção (Figuras 11-4 e 11-5).

Pós-operatório

Os cuidados pós-operatórios incluem o uso de uma dose única de narcóticos epidurais ou parenterais. Fisioterapia é aconselhada para mobilização inicial do paciente que ge-

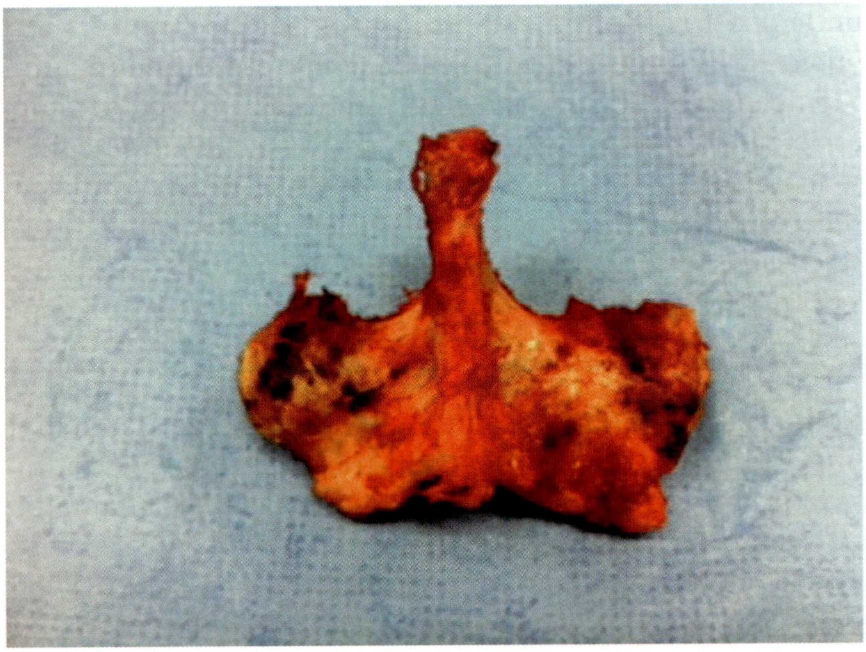

FIGURA 11-4 • Completa remoção do arco solto de L5.

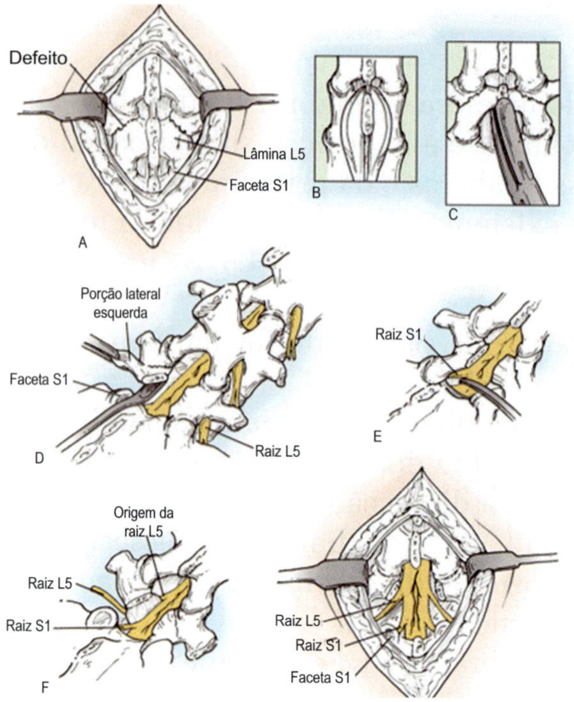

FIGURA 11-5 • Técnica de Gill. A. Incisão mediana e dissecção subperiosteal. B. Teste da mobilidade do arco posterior. C. Ressecção da parte medial do arco posterior solto. D. Liberação da parte lateral da lâmina solta da articulação com o sacro e do defeito na *pars*. E. Checar a raiz nervosa para verificar possível retração. F. Liberação da raiz nervosa até a zona foraminal. G. Ressecção em torno do pedículo para liberação da raiz nervosa caso seja necessário.

ralmente se inicia no primeiro dia após a cirurgia. Profilaxia farmacológica para trombose venosa profunda não é rotineiramente usada nos pós-operatório, entretanto medidas como o uso de meia elástica ou dispositivos de compressão pneumática são aconselhadas até o paciente deambular. A sonda vesical é retirada após o paciente conseguir ir ao banheiro com assistência (um ou dois dias). A dieta é progredida conforme tolerado, a deambulação é encorajada e o paciente recebe alta quando a deambulação é independente e apenas medicação para dor via oral é necessária.

Caso clínico

Paciente do sexo masculino, 39 anos, com queixa inicial de lombociatalgia irradiada para membro inferior direito sem resposta ao tratamento conservador realizado com medicação por via oral (corticosteroides, analgésicos e anti-inflamatórios) e fisioterapia para fortalecimento de musculatura transversa abdominal e oblíqua interna por 10 semanas. Indicada artrodese por via posterior de L4-S1 com descompressão L5-S1 (Figura 11-6).

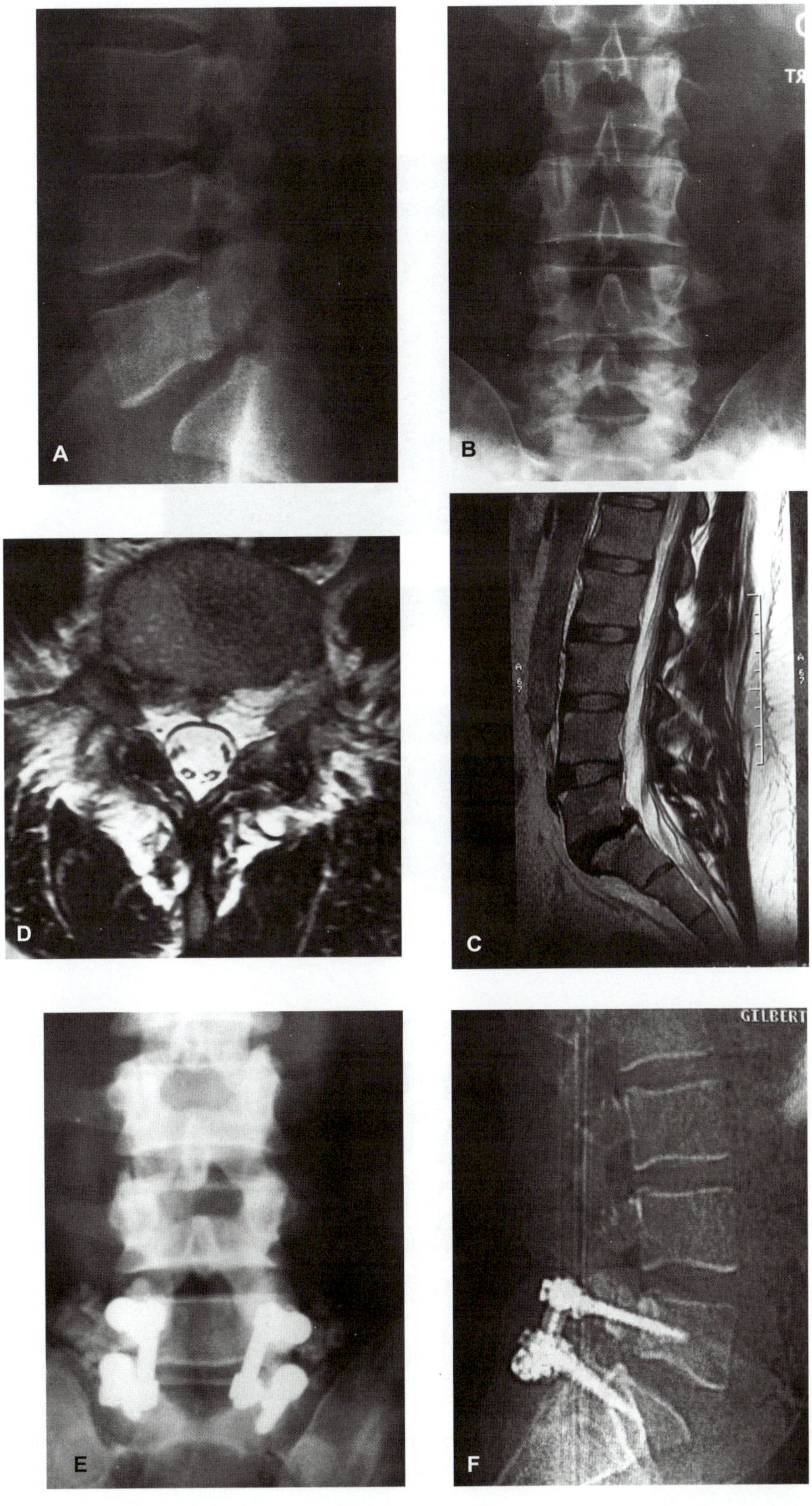

FIGURA 11-6 • A. Raios X em perfil mostrando lise do *pars* de L5. B. RX anteroposterior da coluna lombar. C. Corte sagital de ressonância magnética. Espondilolistese grau I com protrusão do disco intervertebral. D. Corte transverso ao nível de L5 mostrando compressão do forame intervertebral à esquerda. Mostra controle radiográfico pós-operatório. E. Controle radiográfico pós-operatório em AP mostrando área de laminectomia de L5 e presença de enxerto transverso sacro bilateral. F. Controle radiográfico em perfil mostrando a presença de parafusos pediculares em L5 e S1. (*Continua*)

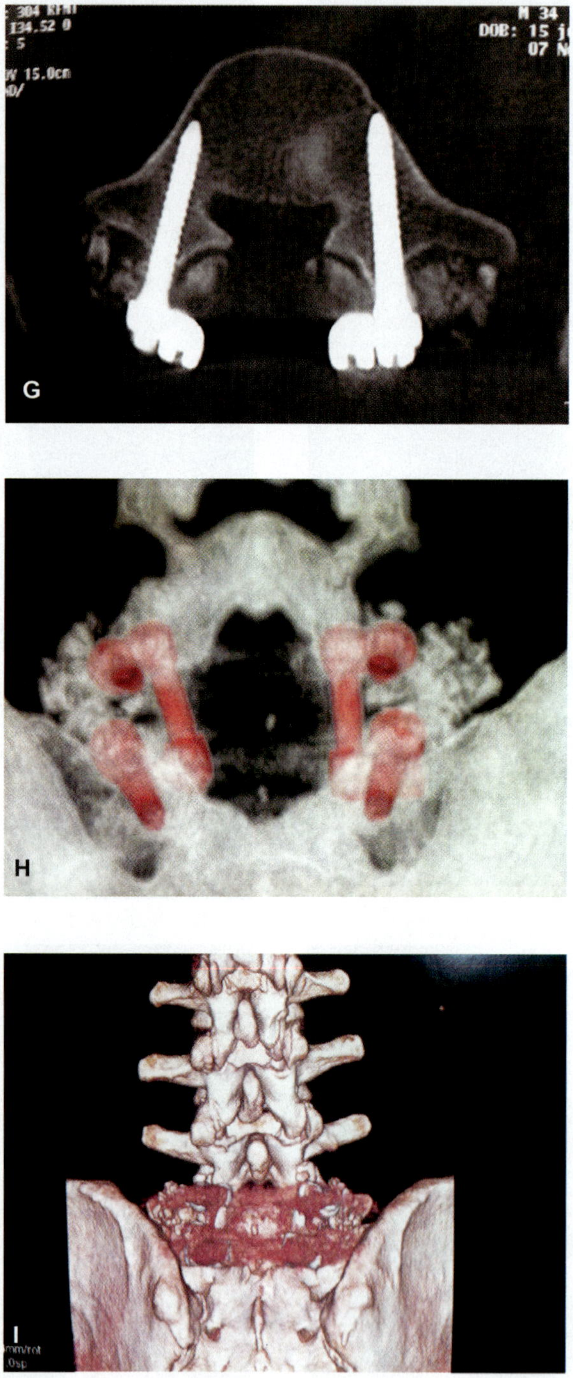

FIGURA 11-6 (*CONT.*) • G. Corte transverso de tomografia computadorizada mostrando ausência do arco posterior de L5 removido pela técnica de Gill. H e I. Imagem de reconstrução por tomografia computadorizada mostrando a presença de enxerto ósseo locado em posição posterolateral.

Referências

Berthonnaud É, Dimnet J, Roussouly P, et al. Analysis of the sagittal balance of the spine and pelvis using shape and orientation parameters. J Spinal Disord Tech. 2005;18:40-47.

Boxall D, Bradford DS, Winter RB, et al. Management of severe spondylolisthesis in children and adolescents, J Bone Joint Surg. 1979;61:479-495.

DeWald R. Spondylolisthesis. In: Bridwell K, DeWald R, eds. The Textbook of Spinal Surgery. 2nd ed. Philadelphia: Lippincott-Raven, 1997. p.1202-10.

DeWald RL. Spondylolisthesis. In Bridwell KH , DeWald RL, eds. The textbook of spinal surgery. ed. 2. Philadelphia: Lippincott-Raven; 1997,.

Dietrich M, Kurowski P. The importance of mechanical factors in the etiology of spondylolysis. Spine. 1985; 10:532-542.

Fredrickson BE, Baker D, McHolick WJ, et al. The natural history of spondylolysis and spondylolisthesis. J Bone Joint Surg. Am. 1084; 66: 699-707.

Frennered AK, et al. Midterm follow-up of young patients fused in situ for spondylolisthesis. Spine (Phila Pa 1976). 1991;16:409-416.

Gill GG, Manning JG, White HL: Surgical treatment of spondylolisthesis without spine fusion: Excision of the loose lamina with decompression of the nerve roots. J Bone Joint Surg Am. 1955;37:493-520.

Hensinger RN: Spondylolysis and spondylolisthesis in children and adolescents. J Bone Joint Surg Am. 1989;71:1098-1107.

Herbiniaux G. Traite sur divers accouchemens labprieux, et sur polypes de la matrice. Brussels: JL DeBoubers; 1782.

Katz JN, Dalgas M, Stucki G, et al. Degenerative lumbar spinal stenosis: Diagnostic value of the history and physical examination. Arthritis Rheum. 1995;38:1236-1241.

La Rosa G, Conti A, Cacciola F, et al. Pedicle screw fixation for isthmic spondylolisthesis: does posterior lumbar interbody fusion improve outcome over posterolateral fusion? J Neurosurg. 2003;99:143-50.

Labelle H, Roussouly P, Berthonnaud É, et al. Spondylolisthesis, pelvic incidence and spinopelvic balance: a correlation study. Spine. 2004;29:2049-2954.

Lonstein JE. Spondylolisthesis in Children Cause, Natural History and Management. Spine 24:2640-2648, 1999.

Love TW, Fagan AB, Fraser RD: Degenerative spondylolisthesis: Developmental or acquired? J Bone Joint Surg Br. 81:670-674, 1999.

Mac-Thiong J-M, Berthonnaud É, Dimar JR II, et al. Sagittal alingnment of the spine and pelvis during growth. Spine. 2004;291642-1647.

Mac-Thiong J-M, Labelle H, Berthonnaud É, et al. Sagittal spinopelvic balance in normal children and adolescents. Eur Spine J. 2007;227-234.

Mardjetko S, Albert T, Andersson G, et al. Spine/SRS spondylolisthesis summary statement. Spine. 2005;30:S3.

McPhee JB, O´Brien JP, McCall IW, Park WM. Progression of lumbosacral spondylolisthesis. Australas Radiol. 1981;25:91-95.

Meyerding HW. Spondylolisthesis. J Bone Joint Surg. 1931; 13: 39-48.

Moller H, Hedlund R. Surgery versus conservative management in adult isthmic spondylolisthesis: a prospective randomized study: part 1. Spine. 2000;25:1711-5.

Panjabi MM. The stabilizing system of the spine: Part I. Function, dysfunction, adaptation, and enhancement. J Spinal Disord. 1992;5:383-389.

Roussouly P, Gollogly S, Berthonnaud É, et al. Sagittal alignment of the spine and pelvis in the presence of L5-S1 isthmic lysis and low-grade spondylolisthesis. Spine. 2006;31:2484-2490.

Steiner ME, Micheli LJ. Treatment of symptomatic spondylolysis and spondylolisthesis with the modified Boston brace. Spine (Phila Pa 1976). 1985;10:937-943.

Stewart TD. The age incidence of neural arch defects in Alaskan natives, considered from the standpoint of etiology. J Bone Joint Surg Am. 1953;35:937.

Suk SI, Lee CK, Kim WJ, et al. Adding posterior lumbar interbody fusion to pedicle screw fixation and posterolateral fusion after decompression in spondylotic spondylolisthesis. Spine. 1997;22:210-9.

Wiltse LL, Newman PH, MacNab W. Classification of spondylolysis and spondylolisthesis. Ciln Orthop Relat Res. 1976;117:23.

Wiltse LL. The etiology of spondylolisthesis. J Bone Joint Surg Am. 1962;44:539-560.

12

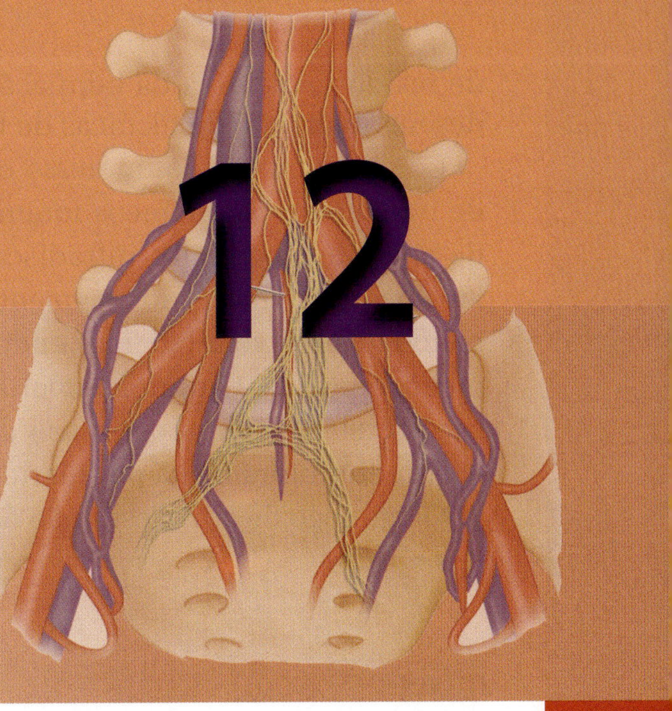

Discectomia percutânea

Alexandre Fogaça Cristante
Rafael Bellucci Kohlmann

INTRODUÇÃO

Hérnias discais lombares são manifestações comuns das doenças degenerativas da coluna, sendo a principal causa de dor lombar irradiada. Com os avanços das técnicas de diagnóstico por imagem têm-se identificado muito mais hérnias discais, mesmo em pacientes assintomáticos.

A hérnia discal ocorre principalmente entre a quarta e quinta décadas de vida, apesar de ser descrita em todas as faixas etárias.

As hérnias discais decorrem de uma falha do ânulo fibroso em conter o material do núcleo pulposo, gerando uma compressão sobre as raízes lombares, podendo causar dor e até mesmo alterações neurológicas radiculares.

O tratamento inicial das hérnias sintomáticas deve ser o tratamento, chegando a 75% de melhora em 10 a 30 dias, como demonstrado no trabalho clássico publicado por Hakelius em 1970. Após seis a oito semanas de tratamento conservador sem melhora é que podemos considerar o tratamento cirúrgico, que deve ser indicado inicialmente também nos casos de déficit neurológico progressivo ou na presença de síndrome da cauda equina.

Atualmente o tratamento cirúrgico mais utilizado é a microdiscectomia aberta, sendo que aproximadamente 300 mil doentes são submetidos a procedimentos cirúrgicos abertos para o tratamento de sintomas decorrentes da herniação discal. Os casos tratados desta maneira chegam a 90% de melhora; entretanto complicações como atrofia da musculatura paraespinal, hematoma epidural, infecção, reabilitação prolongada, instabilidade residual, recidiva da herniação do disco e síndrome pós-laminectomia estimulam o desenvolvimento de técnicas de tratamento minimamente invasivas.

Com o aumento do interesse em técnicas minimamente invasivas, diversos métodos de tratamento percutâneos foram desenvolvidos. Alguns métodos sugerem a colocação de aparelhos cortantes intradiscais para descomprimir o espaço discal, para que com isso ocorra retração do fragmento herniado e descompressão indireta da raiz. Outros métodos envolvem técnicas endoscópicas com visualização direta da hérnia e dos elementos neurais. Quimionucleólise inicialmente mostrou-se promissora, porém complicações relacionadas com o uso das enzimas e resultados inferiores aos da discectomia aberta diminuíram sua popularidade nos Estados Unidos.

O emprego de artrodeses não é indicado rotineiramente nos casos de hérnia primária.

CLASSIFICAÇÃO

As hérnias lombares podem ser classificadas de acordo com seu tempo de evolução, localização e morfologia.

Em relação ao tempo, elas podem ser agudas – menos de três a seis meses – ou crônicas – acima de seis meses.

Quanto à localização, podem ser central, centrolateral, foraminal e extraforaminal (Figura 12-1).

Morfologicamente, utilizamos a ressonância nuclear magnética como parâmetro para dividir em:

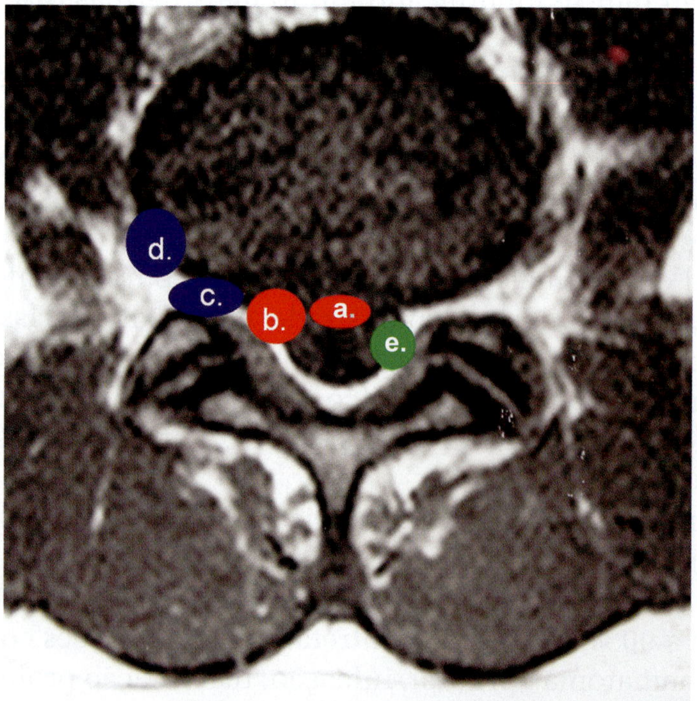

FIGURA 12-1 • Localização das hérnias: (a) central; (b) centrolateral; (c) foraminal; (d) extraforaminal; (e) sequestrada.

- Protrusa: há um abaulamento excêntrico, com o ânulo fibroso intacto.
- Extrusa: o material do núcleo ultrapassa o ânulo fibroso, mas ainda há continuidade com o restante do disco.
- Sequestrada: aquela em que não há continuidade entre o fragmento e o espaço discal.

DIAGNÓSTICO

O diagnóstico de hérnia discal lombar é feito com base no quadro clínico, devendo ser confirmado por exames complementares.

Na região lombar, o quadro clínico típico de uma hérnia discal inclui lombalgia inicial, que pode evoluir para lombociatalgia e, finalmente, persistir como dor ciática, irradiada para os membros inferiores, podendo ou não estar acompanhada de alterações neurológicas.

Em quadros mais graves, como a síndrome da cauda equina, podem estar presentes alterações esfincterianas e anestesia em sela, devendo estas alterações serem sempre pesquisadas.

Exames complementares

Depois da suspeita clínica de hérnia discal devem ser realizados exames complementares para confirmação do diagnóstico e para descartar outras patologias, como lesões tumorais ou infecciosas.

A investigação deve iniciar com a radiografia simples; embora não seja um exame adequado para o diagnóstico de hérnias, ela pode ser importante para descartar outras patologias, além de ser um exame de baixo custo e fácil acesso.

A ressonância nuclear magnética (RNM) atualmente é o exame de escolha no diagnóstico, podendo avaliar melhor a morfologia e a localização da hérnia, o estado do disco intervertebral, bem como descartar outras patologias.

Testes eletrodiagnósticos podem ser utilizados principalmente se houver suspeita de dúvida diagnóstica. Eles podem auxiliar no diagnóstico de doenças neurológicas, como a esclerose múltipla ou a esclerose lateral amiotrófica, que, em estágios iniciais, pode se assemelhar a uma hérnia discal.

TRATAMENTO

A história natural da dor irradiada se caracteriza por um rápido alívio da sintomatologia com um tempo médio de quatro a seis semanas, com recorrência de aproximadamente 5% a 10%, sem importar o tipo de tratamento instaurado.

A princípio deve-se iniciar com o tratamento conservador, que recomenda inicialmente repouso, o qual deve ser absoluto apenas nos primeiros dois dias; inicia-se tratamento medicamentoso, que deve incluir o uso de anti-inflamatórios. Podemos ainda fazer uso de bloqueio da raiz afetada com anestésico e corticoide, que atua diretamente sobre a hérnia, reduzindo o seu volume, e sobre a raiz, diminuindo sua resposta inflamatória.

O tratamento conservador inclui fisioterapia de apoio com analgesia e relaxamento, principalmente mediante exercícios e alongamentos.

Deve-se insistir com o tratamento conservador por até seis a oito semanas, sendo que, após este período, sem apresentar melhora, está indicado o tratamento cirúrgico. São ainda indicações absolutas de tratamento cirúrgico imediato a síndrome da cauda equina e o déficit neurológico progressivo.

O tratamento cirúrgico inclui uma grande variedade de opções, com medidas percutâneas, endoscópicas, por acessos minimamente invasivos, tratamentos abertos, ainda podendo ou não ser realizada a artrodese do seguimento.

Atualmente o tratamento de escolha ainda é a microdiscectomia aberta, com taxas de sucesso de 90%, como citado anteriormente, porém com as complicações citadas anteriormente, além de lesar a musculatura paraespinal. Devido a isso tem aumentado o uso de procedimentos percutâneos, principalmente nos casos em estágios iniciais, guardando os procedimentos abertos para casos mais avançados ou para revisões.

A discectomia lombar percutânea foi primeiramente descrita por Hijikata, em 1975. Muitas técnicas foram descritas desde então com estudos indicando que o tratamento era bem-sucedido para dor e incapacidade decorrentes das hérnias de disco pequenas associadas a radiculopatia.

A taxa de sucesso descrita para a discectomia lombar percutânea varia de 29% a 96% contra 72% a 90% para a técnica de microdiscectomia, dependendo da forma de avaliação dos resultados. Exemplos das técnicas de discectomia lombar percutânea incluem a quimionucleólise, a discectomia percutânea automática, a discectomia endoscópica, a descompressão do disco baseada no *laser*, a nucleoplastia com tecnologia de coablação baseada na radiofrequência e, mais recentemente, a hidrodiscectomia. Estas técnicas variam muito no mecanismo de ação, assim como na quantidade de disco que é removida.

Alguns dispositivos para a discectomia percutânea foram criticados pela baixa probabilidade de remoção do fragmento do material nuclear do disco na porção posterior ou do segmento herniado. Alguns métodos removem quantidades muito pequenas de tecido com pouca mudança volumétrica do disco. É provável que a melhora clínica após a discectomia percutânea ocorra mais pela redução na pressão intradiscal do que pela remoção direta do tecido herniado em muitas situações. Entretanto estudos em cadáver com a hidrodiscectomia pelo SpineJet® demonstram alterações macroscópicas maiores do disco com remoção de uma quantidade previsível e significativa do material discal.

Mochida *et al.* demonstraram degeneração discal acelerada e perda da altura do disco tratado após discectomia percutânea com maiores volumes de disco removido (> 3 g). Outros estudos avaliaram as mudanças no tamanho do disco herniado e a degeneração do disco na RNM, na tomografia computadorizada (TC) ou na mielografia após o tratamento. A maior parte dos estudos demonstrou somente mudanças pequenas na área e dos diâmetros sagital e anteroposterior do disco tratado. Poucos demonstraram alterações pronunciadas no tamanho da herniação após o tratamento. Entretanto não há evidência significativa de que as mudanças no tamanho da hérnia após a discectomia percutânea ou na microdiscectomia tenham correlação com o resultado clínico. Não há estudos até o momento que tenham analisado o efeito da hidrodiscectomia pelo SpineJet® no tamanho do disco após o tratamento ou de degeneração discal medida por métodos de imagem nem como estas características poderiam se correlacionar com resultados clínicos.

Há poucos estudos randomizados e controlados comparando a discectomia percutânea diretamente com as técnicas mais tradicionais de microdiscectomias. Em um estudo randomizado incluindo pacientes com hérnia de disco extrusa e pequena ou doentes com hérnias de disco contidas, a discectomia percutânea endoscópica demonstrou produzir resultados comparáveis aos das microdiscectomias abertas. Entretanto outro estudo randomizado com doentes que tinham somente hérnias de disco contidas demonstrou que a microdiscectomia era superior à discectomia percutânea automática, com quantidade variável de material discal removida pela técnica percutânea. Ainda há um estudo que comparou duas técnicas de discectomia percutânea. A comparação entre a quimionucleólise e a discectomia percutânea automática demonstrou que ambas as técnicas reduziram significativamente a dor e o déficit neurológico do doente, mas a quimonucleólise foi superior.

No momento há controvérsias sobre o papel da discectomia percutânea para as hérnias contidas, em que o ânulo fibroso externo ainda está intacto, ou hérnias extrusas pequenas, anteriores ao ligamento longitudinal posterior, confinada ao nível do espaço discal, e não maior do que um terço do diâmetro do canal espinal.

Apesar de não haver estudos que comparem diretamente a microdiscectomia aberta com a hidrodiscectomia, acredita-se que a técnica da hidrodiscectomia pelo SpineJet® ofereça vantagens sobre a laminotomia aberta e outras técnicas alternativas de discectomia percutânea. O dispositivo é estreito (3,2 mm dentro de uma cânula de 3,8 mm), não utiliza energia térmica, não há necessidade de aparelho de sucção separado e o tecido nuclear alvo é preferencialmente extraído sem dano adicional ao ânulo fibroso ou às placas terminais vertebrais. Estudos demonstraram a retirada de uma quantidade consistente e grande do material nuclear (2-3 g).

HIDRODISCECTOMIA

Consiste na remoção de hérnia discal lombar com auxílio de uma cânula de 3 mm de diâmetro, onde é introduzido um cateter que, em sua extremidade, emite jatos d'agua a 900 km/hora e simultaneamente aspira o conteúdo discal, assim diminuindo o seu tamanho.

Indicações

A técnica de hidrodiscectomia está indicada aos pacientes jovens que apresentem hérnias contidas, recorrentes e apenas na falha do tratamento conservador.

Contraindicações

São contraindicações para esta técnica os casos de hérnias extrusas, presença de fragmentos livres, compressão nervosa por estruturas ósseas, espondilolistese, estenose óssea, altura discal inferior a 50%, degeneração discal importante, fratura ou tumor.

Anatomia relacionada

Para a realização segura de procedimentos percutâneos posterolaterais lombares é fundamental o conhecimento acurado da anatomia da zona foraminal e, principalmente, da zona triangular de segurança.

A zona triangular de segurança foi inicialmente descrita por Mirkovic *et al.*, em 1995, que a definiu como um espaço da zona foraminal, em formato triangular, onde se poderia introduzir com segurança uma cânula de procedimento em processos percutâneos posterolaterais lombares sem colocar em risco as estruturas vasculoneurais circunjacentes. É o local onde são efetuados os procedimentos percutâneos posterolaterais lombares.

Choy, em 2000, realizou um estudo de dissecção anatômica em 14 cadáveres humanos frescos, num total de 100 zonas foraminais estudadas, e concluiu que a zona triangular de segurança apresenta como limites: lateral (o nervo), inferior (platô vertebral superior da vértebra inferior) e medial (a dura-máter espinal) (Figura 12-2); e, ainda, que a mesma admite cânula de procedimento de diâmetro externo progressivamente maior de L2-L3 a L5-S1. A menor média encontrada ao nível L2-L3 foi de 7,55 mm e a maior ao nível L5-S1 foi de 12,59 mm, portanto bem acima da maior cânula que é utilizada atualmente, que é 6,4 mm.

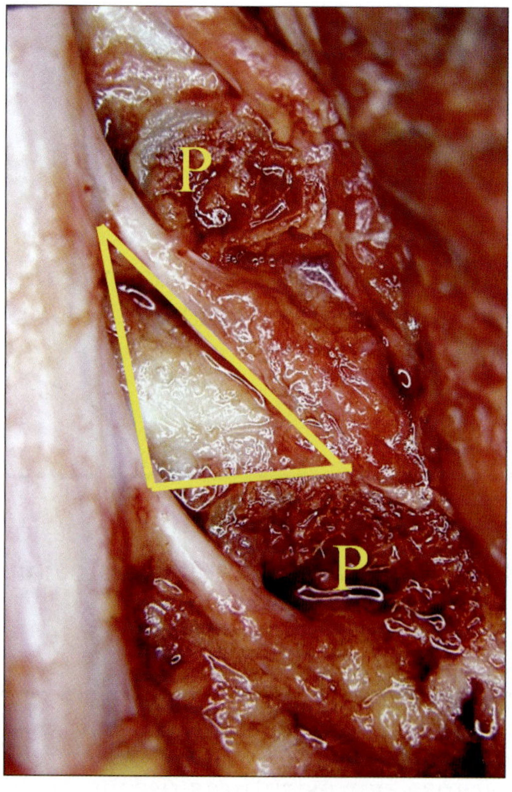

FIGURA 12-2 • Dissecção de cadáver mostrando a zona triangular de segurança. P = Pedículo.

Técnica cirúrgica

Para esta técnica é necessário o uso de mesa transparente e um aparelho de fluoroscopia.

O paciente é posicionado em decúbito ventral e o procedimento é realizado com anestesia local e sedação. São realizados os procedimentos de assepsia e antissepsia rotineiramente.

A introdução do fio-guia deve ser feita com o auxílio de fluoroscopia e pode ser realizada por duas técnicas: usando-se o método de triangulação para se obter o ponto de entrada ou utilizando-se uma incidência oblíqua.

Usando-se a técnica de triangulação, deve-se inicialmente realizar uma imagem anteroposterior e marcar os platôs vertebrais e o centro do disco. Realiza-se, então, uma imagem de perfil e mede-se a distância do centro do disco à pele (Figura 12-3 A). Fazendo-se uma nova imagem anteroposterior e utilizando-se a mesma distância medida na incidência de perfil, localiza-se o ponto de entrada do fio-guia (Figura 12-3 B). Com estas medidas obtém-se o ângulo de penetração do fio-guia, que é de 45°, pois com estas medidas é formado um triângulo retângulo isósceles (Figura 12-3 C).

Outro método possível de se obter o ponto de entrada do fio-guia é utilizando-se uma imagem oblíqua em 45°, sendo que o ponto de entrada deve localizar-se lateralmente à faceta (Figura 12-4), de modo a penetrar exatamente na zona triangular de segurança.

Após a introdução do fio-guia procede-se com o dilatador, seguido da cânula, para finalmente poder introduzir o microressector, aparelho com o qual é realizada a ressecção do conteúdo do disco (Figura 12-5).

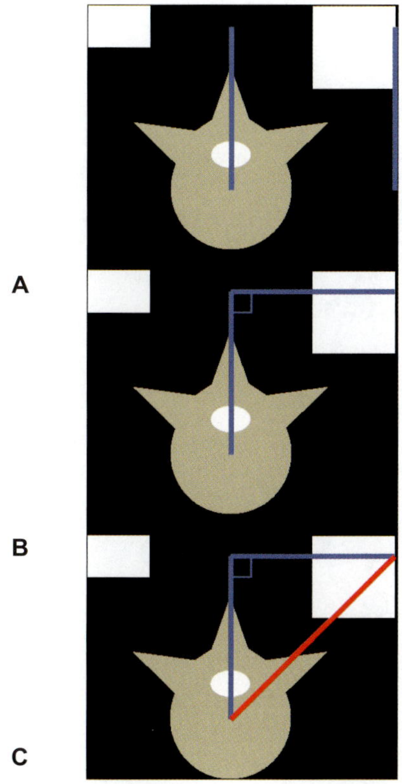

FIGURA 12-3 • Sequência da técnica de triangulação para introdução do fio-guia.

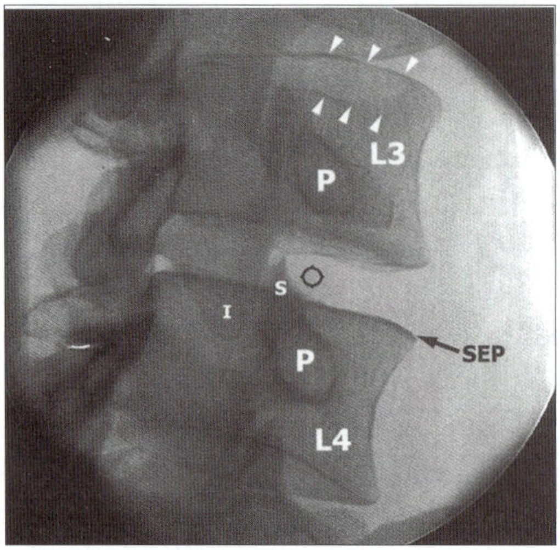

FIGURA 12-4 • Imagem oblíqua da fluoroscopia mostrando a localização do ponto de entrada do fio-guia no disco L3-L4.

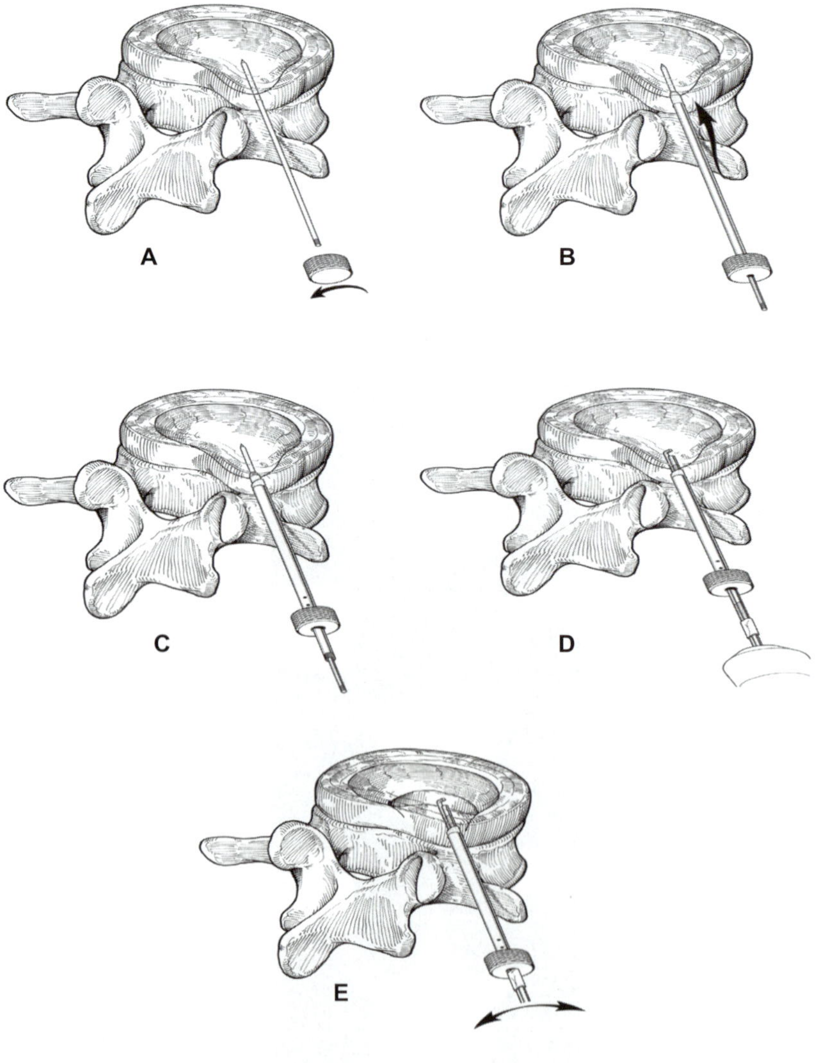

FIGURA 12-5 • Passos da hidrodiscectomia: A. Introdução do fio-guia. B. Introdução do dilatador. C. Introdução da cânula. D. Introdução da microressector. E. Após ressecção do disco.

Pós-operatório

Como se trata de um procedimento realizado com anestesia local, os pacientes podem receber alta assim que estiverem bem acordados e sem dor (normalmente antes de 24 horas). Devem permanecer em repouso por no máximo uma semana, evitando atividades intensas pelo período de um mês.

Caso clínico

Paciente do sexo feminino com 31 anos de idade, sem antecedentes de dor lombar ou de irradiação, com história de oito meses de dor lombar leve, com dor irradiada para membro inferior esquerdo de forte intensidade.

Ao exame físico apresentava hipoestesia no dermátomo de L5 à esquerda. Não foram evidenciadas alterações de força ou de reflexos e o teste de Lasègue era positivo a 45° à esquerda.

Foram feitas radiografias em que, não sendo encontradas alterações significativas (Figura 12-6), optou-se por realizar ressonância magnética, sendo evidenciada uma hérnia contida L4-L5 (Figura 12-7).

Após o diagnóstico foi instituído tratamento conservador adequado por sete meses, sem haver melhora do quadro. Optou-se, então, pelo tratamento cirúrgico a hidrodiscectomia (Figura 12-8).

Imediatamente após o procedimento a paciente já se encontrava com remissão completa dos sintomas, e um ano após a realização do procedimento, sem novas recidivas.

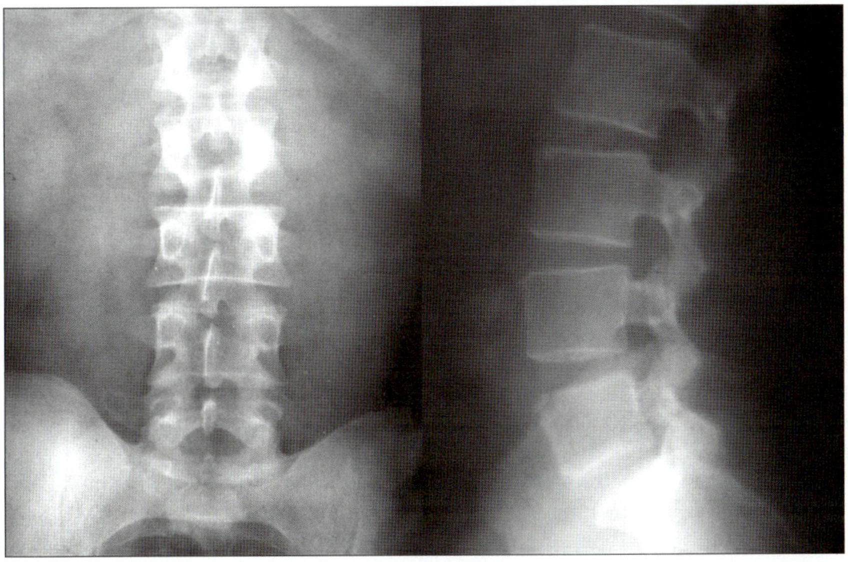

FIGURA 12-6 • Radiografias anteroposterior e de perfil, sem alterações significativas.

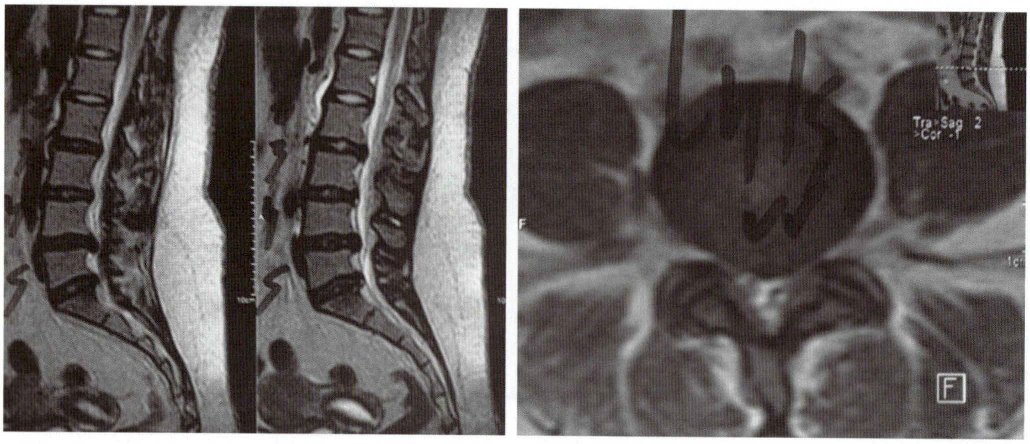

FIGURA 12-7 • Ressonância magnética, sagital e axial, mostrando hérnia contida L4-L5.

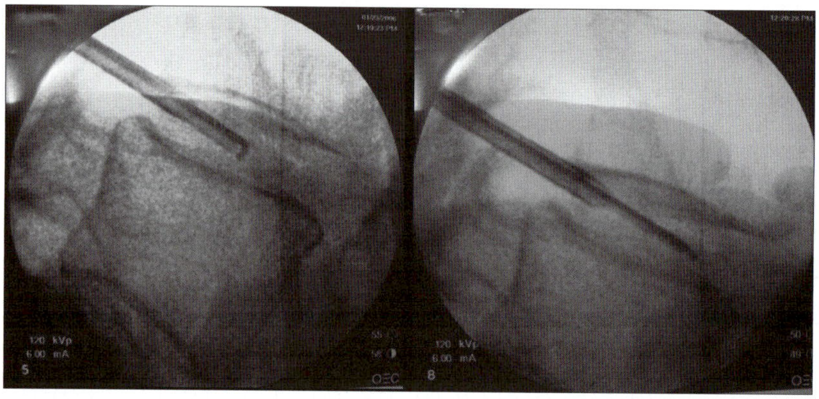

FIGURA 12-8 • Imagem da fluoroscopia intraoperatória da ressecção da hérnia pelo método de hidrodiscectomia.

Referências

Amoretti N, Huchot F, Flory P, Brunner P, Chevallier P, Bruneton JN. Percutaneous nucleotomy: preliminary communication on a decompression probe (Dekompressor) in percutaneous discectomy. Ten case reports. Clin Imaging. 2006;29(2):98-101.

Choy DS, Hellinger J, Tassi GP, Hellinger S. Percutaneous laser disc decompression. Photomed Laser Surg. 2007;26(1):60.

Herkowitz HN, Garfin SR, EismontI FJ, Bell GR, Balderston. The Spine – Rothman-Simeone. 6th ed. 2011. Philadelphia: Elsevier.

Hoppenfeld S. Percutaneous removal of herniated lumbar discs: 50 cases with ten-year follow-up periods. Clin Orthop Relat Res. 1989;238:92-97.

Krugluger J, Knahr K. Chemonucleolysis and automated percutaneous discectomy: a prospective randomized comparison. Int Orthop. 2000;24: 167-169.

Mirkovic SR, Schwartz DG, Glazier KD. Anatomic considerations in lumbar posterolateral percutaneous procedures. Spine (Phila Pa 1976). 1995, Sep;15;20(18):1965-71.

Mochida J, Toh E, Nomura T, Nishimura K. The risks and benefits of percutaneous nucleotomy for lumbar disc herniation: a ten year longitudinal study. J Bone Joint Surg Br. 2001;83:601-606.

Revel M, Payan C, Vallee C, et al. Automated percutaneous lumbar discectomy versus chemonucleolysis in the treatment of sciatica: A randomized multicenter Trial. Spine (Phila Pa 1976). 1993;18:1-7.

Shapiro S. Long-term follow-up of 57 patients undergoing automated percutaneous discectomy. J Neurosurg. 1995;83:31-33.

Viale LR, Vialle EN, Henao JE, Giraldo G. Hérnia Discal Lombar. Rev Bras Ortop. 2010;48(1):17-22.

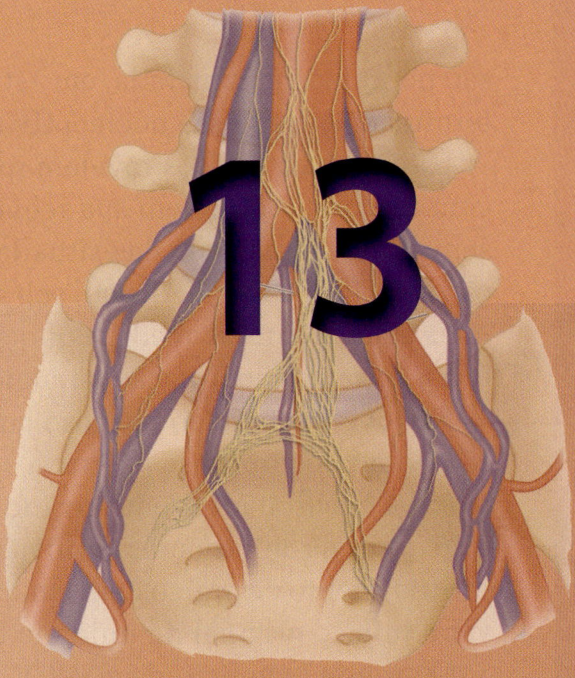

13

Terapia eletrotérmica intradiscal (IDET)

Pil Sun Choi
Marcelo Ferraz de Campos
José Carlos Rodrigues Junior

INTRODUÇÃO

Dor é uma experiência da qual “ninguém duvida quando a sente”. Para Hipócrates, a dor é uma sensação física decorrente de fenômenos físicos perceptíveis; para Aristóteles, é o que chamamos de emoção, ou seja, uma resposta da mente a estímulos físicos, mas que pode ser superada pelo domínio da razão. Nenhuma destas definições é suficiente.

Nos últimos 30 anos ocorreu uma rápida expansão no estudo da coluna vertebral, mas perdura o problema do diagnóstico anatomopatológico definitivo para a maioria dos casos de lombalgia.

Segundo estudos epidemiológicos, 80% dos indivíduos, em algum período de suas vidas, serão acometidos por pelo menos um episódio de dor lombar. Nos indivíduos com menos de 45 anos de idade, a dor nas costas é uma das mais importantes causas de incapacidade. Esta se inclui entre as afecções musculoesqueléticas relacionadas com o trabalho (AMERT) decorrentes de esforços excessivos e posturas estático-dinâmicas inadequadas e prolongadas. Trabalhadores com 25 a 45 anos de idade envolvidos em mão de obra pesada apresentam risco 2,5 vezes maior de ausência ao trabalho devido à dor vertebral em relação àqueles com menos de 25 anos. O risco de ocorrência ao ano em indivíduos com episódio inicial de dor nas costas, durando três meses ou mais, é de 26,7%, contra 19,9% quando o episódio inicial dura um dia. Fatores psicossociais, desmotivação e descontentamento com a atividade ocupacional, hipocondria, alcoolismo e depressão contribuem para a indução de dor lombar.

A síndrome de dor lombar, que na maioria das vezes ocorre com irradiação para nádega, região da articulação sacroilíaca e extremidades inferiores na ausência de compressão neural, é demonstrada, em estudos anatômicos, como decorrente do rompimento das terminações nervosas nociceptivas no anel fibroso dos discos lombares.

Estudos anatômicos revelam que o anel fibroso é inervado pelo nervo sino vertebral, com um predomínio em sua região central. Fissuras que se irradiam no anel fibroso desenvolvem-se nas lamelas situadas mais centralmente e estendem-se para fora em direção à periferia. O anel discal, sob a pressão do disco vertebral, torna-se progressivamente mais fraco e fino. À medida que este estado patológico se desenvolve, a intensidade da dor e o grau de inclinação antálgica do paciente aumentam.

No jovem, o núcleo pulposo contém 80% mais água do que no idoso, por isso a pressão do núcleo pulposo exercida sob o anel fibroso se torna maior. No idoso o disco vertebral é desidratado e endurecido.

A cirurgia minimamente invasiva da coluna (CMICV) tem como objetivo realizar o procedimento cirúrgico com a máxima precisão e mínima agressão e, se possível, preservar a função original da unidade funcional da coluna vertebral.

O grande benefício da CMICV é a mínima agressão aos tecidos sadios que não estão envolvidos na doença durante o acesso cirúrgico, provocando menos dor no pós-operatório e permitindo uma rápida reabilitação e o retorno às suas atividades cotidianas.

A terapia eletrotérmica intradiscal (IDET), no conceito descrito anteriormente, é uma técnica minimamente invasiva para tratamento da dor discogênica e/ou hérnia discal contida pequena.

Nesta técnica, há uma diminuição de 10% a 15% do volume do núcleo pulposo, o que reduz em mais de 90% a pressão intradiscal e, consequentemente, a pressão sobre a raiz nervosa promove a termo modulação do ânulo posterior (anuloplastia), isto é, promove, por meio da aplicação da energia eletrotérmica, a retração/contração de fibras colágenas e de nociceptores presentes na porção posterior do disco, que é, sabidamente, como descrito, a fonte da dor discogênica.

Existem inúmeros trabalhos publicados sobre o procedimento IDET, aprovado pela Food and Drug Administration (FDA) desde 1998, apresentando bons resultados em torno de 75%, em pacientes bens selecionados, sendo uma opção de tratamento minimamente invasivo para a dor discogênica e/ou pequenas hérnias discais contidas após falha no tratamento conservador.

CLASSIFICAÇÃO

Hérnia de disco é a projeção, para além dos limites do disco intervertebral, de qualquer um ou mais de seus componentes: núcleo pulposo, cartilagem, fragmentos do ânulo ou apófise óssea fragmentada.

Classificação das hérnias

Existem várias formas de classificação das hérnias:

No plano horizontal a hérnia pode ser classificada em:

- Focal: quando é menor que 25%.
- De base larga: quando seu tamanho está entre 25% e 50% da circunferência total do disco.

De acordo com seu tamanho em relação com sua base, em:

- Protrusa: quando o tamanho da hérnia é menor que a sua base.
- Extrusa: quando o tamanho da hérnia é maior que a sua base. A extrusão pode ser dividida em:
  - Sequestrada: quando houve perda total de contato com o disco;
  - Migrada: quando o material não está no local de extrusão, independentemente de estar sequestrado ou não.

De acordo com a integridade do ânulo fibroso:

- Contida: quando está coberta pelo ânulo externo.
- Não contida: quando não possui cobertura.

Em virtude de sua localização anatômica:

- No interior do canal, no plano horizontal, como central, posterolateral, foraminal ou extraforaminal, pelo volume e conteúdo.

Classificação por ressonância magnética da degeneração do disco intervertebral

Em 1988, Modic *et al.* desenvolveram um sistema de classificação das alterações da medula óssea vertebral adjacentes a discos degenerados, observadas em imagens de ressonância magnética (RM) ponderadas em T1 e T2.

Em pacientes com dor lombar severa e colapso da altura intervertebral discal, aumenta a densidade das fibras nervosas sensitivas nas placas terminais com defeitos associados em sua cartilagem, sugerindo fortemente que são fontes de dor.

As alterações do sinal na placa terminal são achados comuns em RM em pacientes com dor lombar. Entretanto podem estar presentes em indivíduos sem dor.

Pinheiro-Franco afirma que a avaliação das várias alterações de Modic é útil para adquirir conhecimento sobre a relação entre as características de imagens das RMs, a presença de dor lombar e sua história natural.

- Modic 1

Consiste em alterações basicamente inflamatórias dentro da placa terminal cartilaginosa e da medula óssea vertebral. A histologia de Modic 1 revela ruptura e fissura das placas terminais com regiões de degeneração e regeneração e tecidos de granulação vascular adjacentes às placas terminais. É observada uma quantidade elevada de osso reativo envolvendo as trabéculas espessadas, osteoclastos e osteoblastos proeminentes. Entre os tipos de Modic, é sugerido que as alterações observadas no Modic 1 se correlacionam mais com a dor. Crock sugere que o traumatismo repetido sobre o disco vertebral resulta na produção de mediadores inflamatórios no núcleo pulposo e que a difusão destas substâncias químicas tóxicas por meio das placas terminais pode originar uma reação inflamatória local, resultando na dor lombar.

- Modic 2

Achados histopatológicos demonstram a ruptura das placas terminais com evidência de traumatismo repetitivo crônico (aumento do osso reativo e do tecido de granulação) similar à observada em Modic 1. Entretanto a medula adjacente não apresenta elementos hematopoéticos e é substituída por uma quantidade abundante de tecido adiposo (medula amarela). Essas alterações são comuns em pacientes com doença degenerativa discal (DDD) em estágio terminal, podendo representar a "fase de reestabilização" descrita por Kirkaldy-Willins.

- Modic 3

Representa um estágio esclerótico, correspondendo a esclerose nas radiografias. A presença de esclerose é mais bem apreciada nas radiografias simples do que na RM, já que é a reflexão do osso denso enovelado dentro do corpo vertebral. As imagens de RM demonstram a presença de elementos da medula, como tecido hematopoético normal, tecido fibrovascular e conteúdo lipídico entre as trabéculas ósseas.

DIAGNÓSTICO

O diagnóstico da dor lombar requer história e exame físico cuidadoso a fim de se identificarem os fatores ou lesões que possam estar causando a dor, devendo ser confirmado por exames complementares.

O primeiro objetivo da história é determinar a seriedade da queixa, e, para isso, devemos utilizar de ferramentas para determinação da dor mediante questionários e escalas de dor.

No exame físico deve-se avaliar que planos de movimentos da coluna são dolorosos e se existe restrição ao movimento. A região lombar deve ser examinada na busca por anormalidades anatômicas e palpada para a detecção da extensão dos movimentos passivo e ativo, além da realização de testes funcionais para avaliação e mensuração das tarefas físicas.

Exames complementares

Ressonância magnética

- Para avaliar as alterações degenerativas da placa terminal utilizando a classificação de Modic, encontrada no exame de RM:

- Modic 1: diminuição do sinal em T1 e aumento da intensidade nas imagens em T2;
- Modic 2: hipersinal em T1 e isodenso ou hiperintenso em T2;
- Modic 3: diminuição do sinal em ambas as imagens, T1 e T2, o que estaria relacionado com a extensiva esclerose óssea.

• Para avaliar a patogênese da síndrome dolorosa envolvendo a degeneração do disco intervertebral, Henry Crock introduziu o termo "ruptura discal interna" (RDI), que descreve a situação na qual a estrutura interna e a função metabólica do disco são alteradas. O disco fica dolorido em virtude dessas alterações internas, enquanto seu aspecto externo continua sendo essencialmente normal. Desta forma, a RM sugere que as lacerações anulares podem ser observadas utilizando-se spin-echo ou as imagens ponderadas em T2 realçadas com gadolínio, vistas em pacientes com lombalgia crônica, sendo determinadas como "zona de alta intensidade" (ZAI). Alguns autores relatam que a ZAI é diagnóstico de disco intervertebral dolorido, porém as tentativas de estabelecer que a ZAI seja um sinal patognomônico de RDI têm sido controversas.

Discografia provocativa

A discografia provocativa é um método invasivo, de indicação restrita, que pode, em casos selecionados, ser indicada para a determinação do disco que causa o processo álgico, quando a RM demonstrar o acometimento de dois ou mais discos degenerados. Esse exame é uma importante ferramenta no auxílio do diagnóstico da dor lombar. Consiste no aumento da pressão intradiscal por meio de uma punção com a agulha no núcleo pulposo e sua correlação com os sintomas do paciente. A principal indicação da discografia é quando ocorre falha no diagnóstico não invasivo, por não oferecer informações suficientes. No entanto Carragee *et al.*, em estudo multicêntrico recente, sugeriram que a discografia pode acelerar a degeneração discal.

TRATAMENTO

O tratamento pode ser conservador ou cirúrgico, conforme a patologia do paciente. Nos casos cirúrgicos, a relação a seguir restringe-se às técnicas minimamente invasivas por via percutânea.

Tratamento conservador

Repouso relativo, uso de calor local, administração de anti-inflamatórios não esteroidais (AINEs), combinados ou não com analgésicos potentes, fisioterapia, prescrição de exercícios de fortalecimento das musculaturas paravertebral, abdominal e dos membros inferiores após alívio da dor e cuidados posturais para evitar o aumento da pressão intradiscal integram o tratamento conservador.

Na persistência ou no agravamento dos sintomas, podem-se utilizar outras opções de tratamento, como bloqueios epidurais ou infiltrações foraminais com corticoide. Não havendo alívio com esses tratamentos propostos, a cirurgia pode ser indicada.

Tratamento cirúrgico

Os tratamentos cirúrgicos estão sendo realizados por meio de procedimentos cada vez menos agressivos. Houve um enorme desenvolvimento de procedimentos percutâneos para o tratamento da hérnia discal lombar, e o grande benefício dessas técnicas se baseia na rápida recuperação dos pacientes e na não agressão às estruturas não envolvidas na patologia de base.

Muitas dessas novas técnicas já têm respaldo científico na literatura, outras já substituíram as cirurgias convencionais e algumas são aceitas pelo menos como alternativas ao tratamento convencional.

Descompressão discal percutânea e anuloplastia assistida à energia eletrotérmica (IDETTM)

É uma técnica minimamente invasiva para tratamento da dor discogênica e/ou da hérnia discal contida pequena. A IDET™, além de descomprimir o disco (Smith & Nephew) em 10% a 15% do volume do núcleo pulposo, reduzindo em mais de 90% a pressão intradiscal e, consequentemente, a pressão sobre a raiz nervosa, como faz a Discal Nucleoplasty™, permite a anuloplastia, isto é, promove, por meio da aplicação da energia eletrotérmica, o *shrink* (retração/contração) de fibras colágenas e de nociceptores presentes em porção posterior do anel fibroso do disco, que sabidamente é a fonte que origina a dor discogênica (Freemont *et al.*, 1997; Shah *et al.*, 2001).

Esse procedimento, que foi aprovado pela FDA em 1998 (Saal e Saal, 1998), vem sendo utilizado no mundo inteiro.

Segundo a maioria dos autores (Karasek e Bogduk, 2000; Bogduk e Karasek, 2002; Kapural *et al.*, 2005), esta técnica apresenta bons resultados em torno de 75% dos casos em pacientes bem selecionados.

Entre todas as técnicas percutâneas que existem tanto para o tratamento da hérnia discal como para a degeneração discal, é a única que tem estudos clínicos randomizados (Pauza *et al.*, 2004; Freeman *et al.*, 2005). Porém estes estudos mostram resultados controversos. Pauza relata a sua efetividade e Freeman afirma ser similar a um placebo.

Contudo existe um consenso entre os adeptos desta técnica de que a IDET é uma opção minimamente invasiva para o tratamento da dor discogênica e/ou de pequenas hérnias discais contidas após a falha de tratamento conservador, pois evita em até 75% dos casos a cirurgia convencional (artrodese). É uma opção considerada padrão ouro no tratamento cirúrgico da dor discogênica, mas é considerada uma técnica muito agressiva, com os bons resultados variando de 35% a 85% dos casos.

No Brasil, a IDET começou a ser utilizada a partir de 2005, vindo a preencher uma lacuna terapêutica que existia entre os tratamentos conservador e cirúrgico convencional (artroplastia, artrodese etc.).

Terapia eletrotérmica intradiscal

Na IDET, as fibras de colágeno do disco são modificadas e os nociceptores causadores de lombalgia axial são destruídos por energia térmica proveniente de um cateter flexível inserido de forma percutânea, composto por uma mola termorresistente, dentro do disco, pelo lado contralateral à lesão com o uso de fluoroscopia (Figura 13-1).

Os dois mecanismos de ação da IDET são a modificação térmica das fibras de colágeno e a destruição dos receptores de dor do disco. A denervação por energia térmica é amplamente utilizada para lesões dos sistemas nervosos periférico e central. A modificação das fibras de colágeno pelo calor é realizada na sequência a seguir:

- Ocorre a quebra das pontes de hidrogênio das fibras de colágeno sensíveis ao calor; quando a temperatura do disco atinge 65°C, o colágeno se contrai em até 35% do seu tamanho original (Figura 13-2).
- A contração do tecido anular pode aumentar a integridade estrutural do disco degenerado e reparar as fissuras do ânulo.

Indicações

A IDET é indicada aos pacientes que apresentam um ou mais dos seguintes critérios:

- Um único disco acometido determinado por RM e/ou discografia; preservação de ao menos 50% da altura discal.

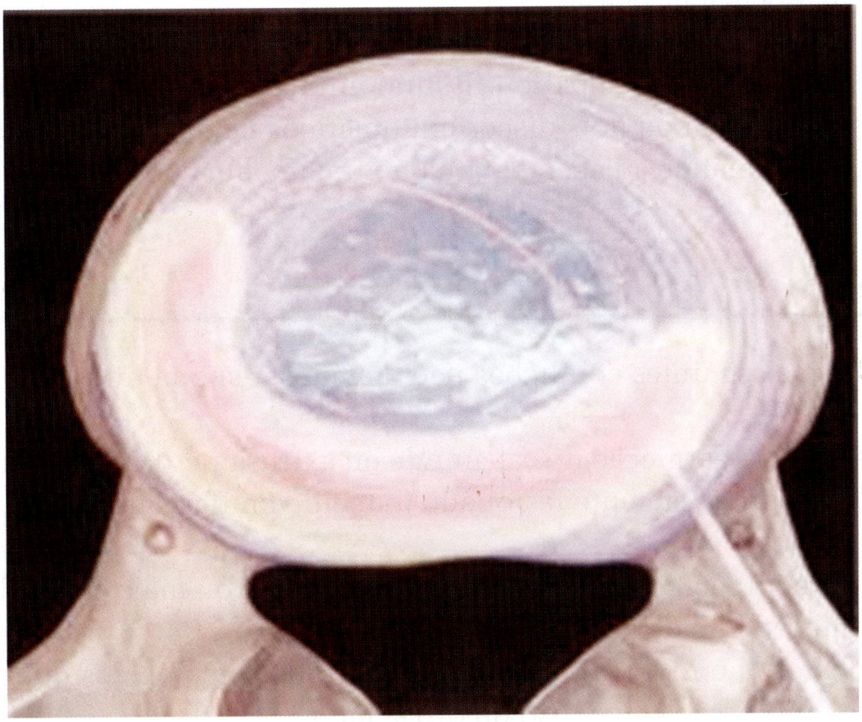

FIGURA 13-1 • Ilustração esquemática da técnica geral da IDET.

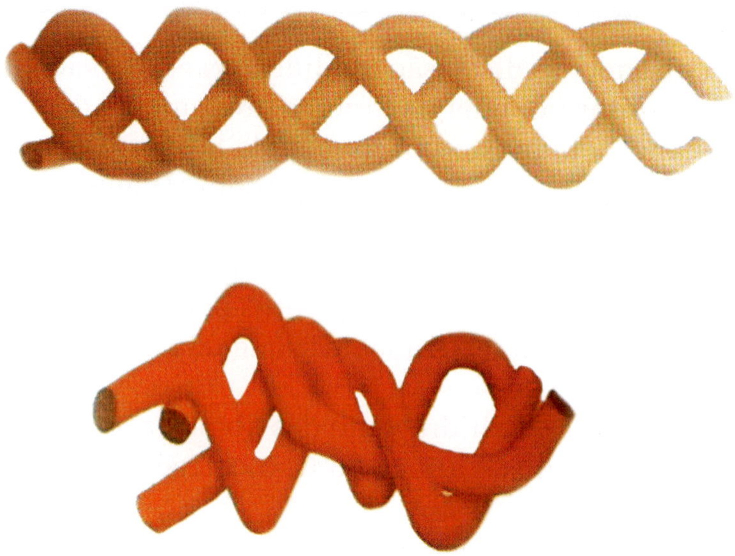

FIGURA 13-2 • Representação esquemática de uma fibra de colágeno em seu formato original de tripla hélice e após a modificação pelo calor, causando sua contração.

- Herniação discal contida.
- Dor axial predominante.
- Idade entre 18 e 55 anos.
- Lesão do ânulo posterior.
- Motivado e sem problemas psicológicos.
- Ausência de doença facetária.
- Ausência do sinal de Lasègue; presença de doença degenerativa discal na RM com degeneração discal global ou fissural anular evidente posterior ou posterolateral; presença de um ou dois discos sintomáticos na discografia provocativa e com um nível assintomático adjacente; falha no tratamento conservador.

Contraindicações

Os pacientes com as seguintes condições não devem ser submetidos à IDET:

- Evidência de uma herniação discal grande ou extrusa;perda de mais de 50% da altura discal; disco intensamente lesionado (o tecido anular é necessário para a colocação segura do cateter).
- Claudicação neurogênica por estenose de canal; três ou mais discos lombares sintomáticos; antecedente de cirurgia de coluna lombar.
- Espondilolistese no nível sintomático; distúrbios psicológicos que podem afetar o tratamento (depressão grave, uso de droga etc.).
- Gravidez (exposição à radiação).

Anatomia relacionada

A estrutura discal compreende o núcleo pulposo circundado pelo ânulo fibroso e o platô cartilaginoso (*plata* terminal) de cada vértebra. Sua principal função é mecânica, tornando possíveis a absorção e a transmissão de forças aplicadas à coluna. Também é responsável pela flexibilidade da coluna, possibilitando a rotação e a translação entre corpos vertebrais adjacentes.

A morfologia do disco varia em formato e tamanho. O tamanho do disco aumenta de modo progressivo da região cervical para a lombar. Um adulto possui um disco lombar, em média, com 7 mm a 10 mm de altura e aproximadamente 4 cm de diâmetro.

Cada componente do disco possui embriogênese e composição diferentes, as quais serão consideradas individualmente.

Ânulo fibroso

A estrutura do ânulo compreende duas camadas com diferentes características teciduais:

1. Camada externa – o ânulo fibroso externo: é formada por fibras de colágeno do tipo I, idênticas às dos tendões dos músculos. Essa camada se insere firmemente no platô ósseo através das fibras de Sharpey.
2. Camada interna: consiste em uma estrutura fibrocartilaginosa disposta concentricamente em 15 a 25 lamelas, apresentando principalmente colágeno tipo II – similar à cartilagem hialina das articulações. Esse ânulo fibroso interno corresponde à parte mais alta do anel e á extensão craniocaudal da placa terminal. As fibras de colágeno nessas lamelas são paralelas entre si em uma orientação craniocaudal oblíqua. A inclinação dessas fibras se aproxima dos 60ºC em relação ao eixo central e elas se alternam para a direita e para a esquerda entre as camadas. As lamelas localizadas mais superficialmente podem ser isoladas e sujeitas à dissecção.

As lamelas mais profundas se fundem entre si e se tornam indefinidas, dificultando muito a distinção da área de transição entre o ânulo fibroso e o núcleo pulposo. As lamelas mais profundas e localizadas posteriormente contêm fibras de colágeno com maior inclinação, tendendo para uma orientação vertical. Esse fato anatômico ajuda a explicar a incidência relativamente maior de rupturas radiais nessa região do ânulo.

Fibras de elastina podem ser identificadas entre as camadas de colágeno no ânulo, possivelmente sendo responsáveis por dois fatos: (a) manutenção das camadas radiais unidas e (b) recuperação do formato original e do posicionamento do disco após sofrer deformação por movimentos rotacionais.

Núcleo pulposo

O núcleo pulposo deriva embriologicamente da notocorda. Ele corresponde à porção central do disco, formado por um gel proteico, com propriedades elásticas e deformáveis. As proteoglicanas que formam o núcleo pulposo estão entre as maiores moléculas do corpo. Elas estão dispersas em uma matriz hídrica (H_2O) cuja composição varia com a idade. Ao nascimento, aproximadamente 90% do conteúdo do núcleo são constituídos por água, mas, aos 40 anos de idade, a água representa somente 60% do núcleo.

Condrócitos, dispersos frouxamente na matriz, com uma densidade aproximada de 5.000 células/mm^3, são os responsáveis pela secreção das proteoglicanas.

Várias outras substâncias também fazem parte da matriz do núcleo, incluindo glicosaminoglicanos (sulfato de condroitina-2, sulfato de queratan e ácido hialurônico), prostaglandinas, fosfolipase A_2 e óxido nítrico. Muitas dessas substâncias são reconhecidos agentes nociceptores e mediadores da dor, explicando a intensa resposta inflamatória local quando entram em contato com a mucosa e os tecidos serosos, como a que ocorre no cenário da hérnia discal.

Os glicosaminoglicanos têm propriedades elétricas negativas, atraindo moléculas carregadas positivamente como cálcio, sódio e magnésio, gerando, portanto, um meio mais concentrado do que o plasma. Este meio atrai água osmoticamente. Com o envelhecimento, a proporção de glicosaminoglicanos dentro do núcleo se altera. A quantidade de sulfato de condroitina reduz e a de sulfato de queratan aumenta. Diferentemente do sulfato de condroitina, que pode gerar a ligação de até duas moléculas positivas, o sulfato de queratan possui somente um sítio de ligação. A mudança da composição do núcleo, favorecendo maior proporção de sulfato de queratan, resultará em menor atração de água para o núcleo pulposo com o processo de envelhecimento.

Platô cartilaginoso (placa terminal)

As superfícies superior e inferior do corpo vertebral são cobertas por cartilagem hialina: o platô cartilaginoso ou placa terminal. A placa terminal é mais elevada na porção central. Ela está intimamente fixada à estrutura óssea das vértebras, formando uma camada com finos poros – a lâmina crivosa –, ativamente envolvida na nutrição dos tecidos ao seu redor (ânulo fibroso e núcleo pulposo).

Nutrição

Quando nasce, o indivíduo apresenta uma concentração acentuada de vasos ao longo das lamelas posteriores do núcleo pulposo interno, alguns dos quais podem até mesmo penetrar o núcleo pulposo. Esses vasos são ramos de artérias nutridoras para o corpo vertebral, originadas das artérias espinhais. Com o envelhecimento, essa vascularização se reduz gradualmente até a maturação óssea, quando os vasos se limitam ao ânulo fibroso externo. No adulto, o disco intervertebral é uma estrutura com poucos vasos ou mesmo nenhum. Nessa fase, a nutrição discal ocorre principalmente por difusão.

A compreensão dos mecanismos envolvidos na nutrição discal no adulto é primordial. Estudos utilizando marcadores radiativos identificaram duas vias de nutrição discal: (a) a partir da periferia, por difusão, começando nos vasos ao longo do ânulo fibroso externo, e (b) através da lâmina crivosa, ao longo da placa terminal. Enquanto a primeira via é considerada menos importante, um forte papel é dado à segunda via nutricional.

Vários fatores parecem influenciar a difusão e nutrição discais. A concentração de glicosaminoglicanos, particularmente a proporção de condroitina e sulfato de queratan, é um deles. Diferenças no número de sítios para ligação catiônica também tornam essas moléculas diferentes em suas propriedades de absorção de água, influenciando, portanto, a difusão.

Alguns autores propuseram um mecanismo de bomba relacionado com o movimento de líquidos no disco. De acordo com essa teoria, uma redução no conteúdo de água do disco ocorre pela compressão exercida durante a postura em pé e a deambulação. A recuperação subsequente do volume discal aconteceria durante os períodos de repouso em posição de decúbito. São inúmeras as evidências que refutam essa teoria. Os achados de Urban *et al.* (1981), observando que o transporte centrífugo de líquido ocorria a partir do disco, sem importar a posição do indivíduo, estão entre elas.

Uma revisão completa dos outros fatores que influenciam a difusão, incluindo o papel da concentração de soluto, pH, O_2, lactato e outros, está além dos objetivos deste capítulo, podendo ser encontrada em outras fontes.

Inervação

Vários nervos estão envolvidos na inervação discal. O nervo sinovertebral origina-se do gânglio da raiz dorsal do nervo espinal. Ele passa através do forame intervertebral para se dividir em dois ramos: o ascendente maior e o descendente menor. Cada um desses ramos inclui um suporte glial de células de Schwann e recebe aferentes de níveis adjacentes.

O nervo sinovertebral apresenta um papel no suprimento da inervação da parte posterior do disco e do ligamento longitudinal posterior.

Uma variedade de ramos comunicantes simpáticos está envolvida no suprimento neural nessa região.

O ramo ventral primário do nervo espinal recebe um ou dois pequenos ramos da cadeia simpática. Um ramo neural constante passa entre o segundo gânglio simpático lombar e o ramo ventral de L1.

Uma vez unidos ao ramo ventral, esses ramos circundam o corpo vertebral profundamente ao psoas, e alguns ramos comunicantes podem até mesmo penetrar o músculo.

A parte posterolateral do disco é suprida pelo ramo ventral primário do nervo espinal adjacente e pelo ramo comunicante simpático. A parte lateral do disco também recebe pequenos ramos do ramo comunicante, que distribui para o músculo psoas; e o ligamento longitudinal anterior é suprido por ramos recorrentes do ramo comunicante simpático.

Esse padrão de inervação ajuda a explicar a intensa contratura muscular observada durante a ruptura discal, pois compreende um grupo de vários nociceptores e terminações nervosas livres (localizados ao longo do ânulo fibroso externo), ligamentos longitudinais anterior e posteriores e ramos presentes, que também fornecem suprimento muscular.

Técnica cirúrgica

Consentimento para o procedimento

Após informar o paciente sobre possíveis complicações, como lesão de raiz, discite, hérnia discal pós-IDET, quebra de cateter, queimadura de pele e disfunção vesical, o médico deve obter o consentimento para o procedimento cirúrgico.

Posicionamento do paciente

Todos os procedimentos percutâneos posterolaterais lombares são realizados em ambientes cirúrgicos, com técnicas de assepsia e antissepsia rigorosas.

O paciente é posicionado em decúbito ventral horizontal, em mesa radiolucente que permita controle fluoroscópico, com radioscopia posicionada para realizar imagens anteroposterior (AP), em perfil e oblíquas.

Marcação

A marcação do local de punção é realizada, sob controle fluoroscópico e com auxílio de marcador de pele, a partir do centro do disco desejado em AP (horizontal [Figura 13-3], e vertical [Figura 13-4]) e perfil (Figura 13-5).

A distância do centro do disco é transposta para a região posterior (Figura 13-6) e define-se o ponto de punção com inclinação de 45° (Figura 13-7).

Anestesia

O procedimento é realizado sob anestesia local, com lidocaína a 1% com vaso constritor, o que permite o diálogo entre o cirurgião e o paciente durante as várias etapas do procedimento. Assim, a qualquer manobra que ponha em risco o nervo, o paciente acusará a dor radicular e a manobra poderá ser suspensa imediatamente.

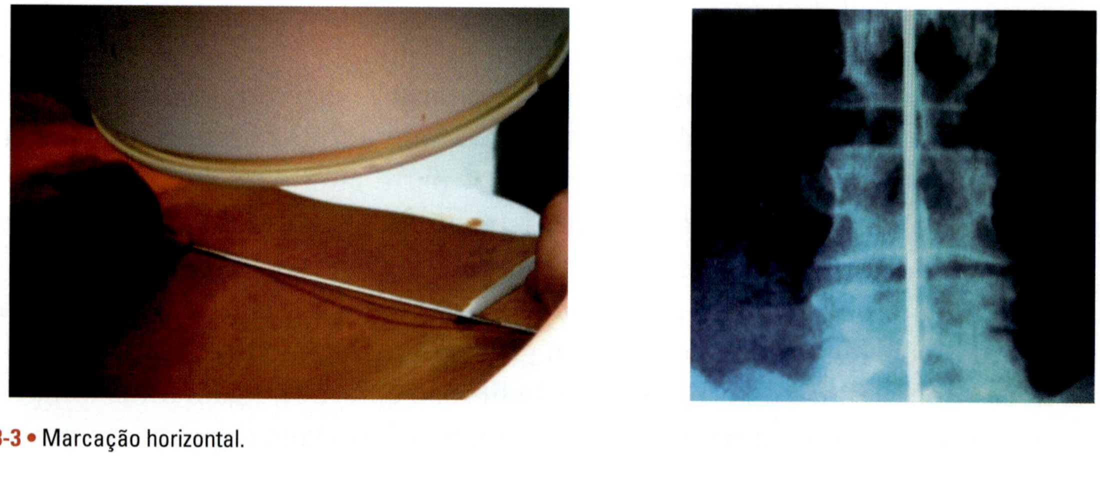

FIGURA 13-3 • Marcação horizontal.

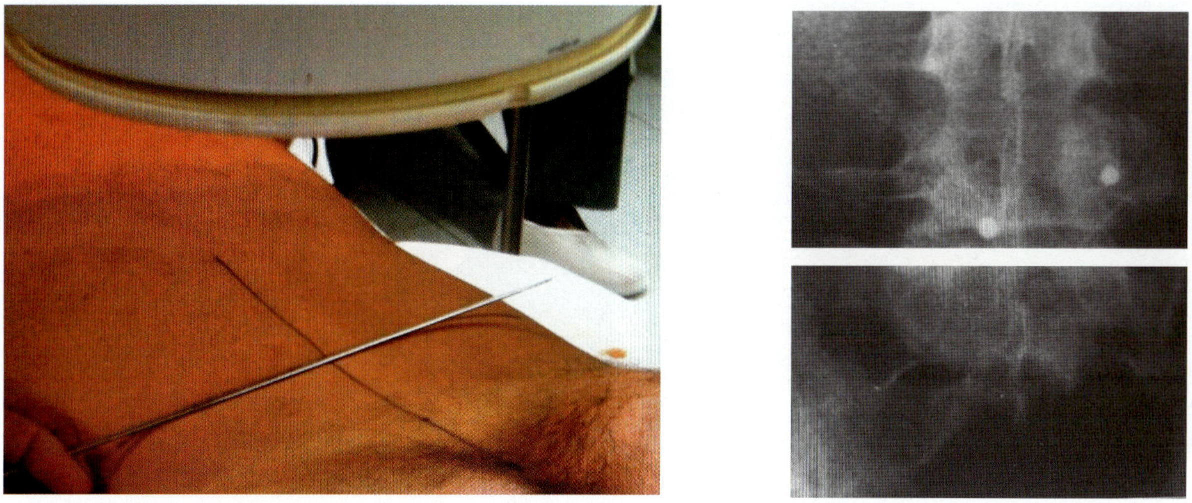

FIGURA 13-4 • Marcação vertical.

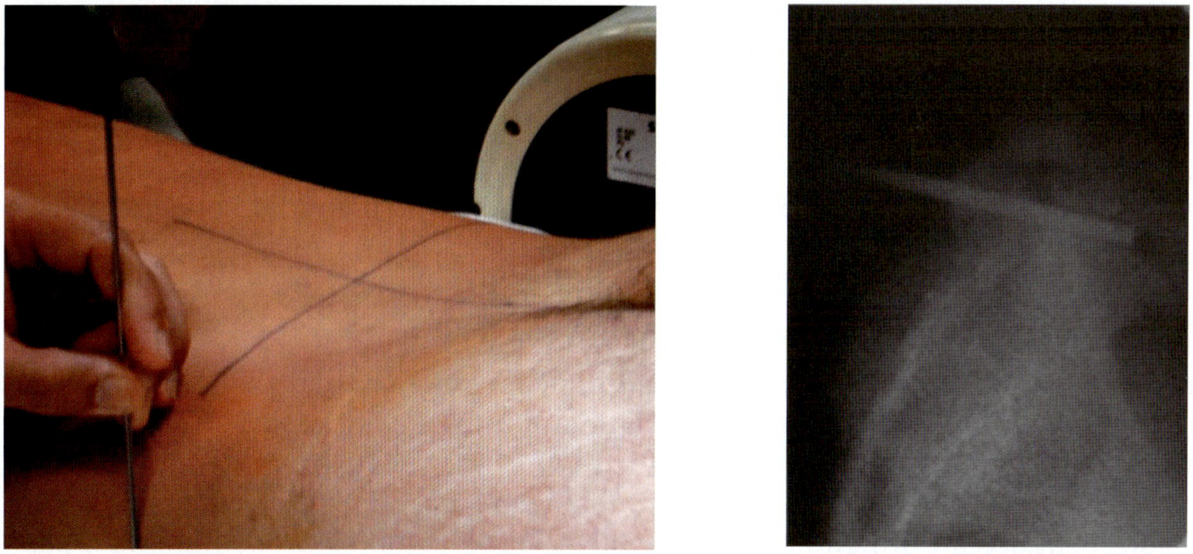

FIGURA 13-5 • Marcação em perfil.

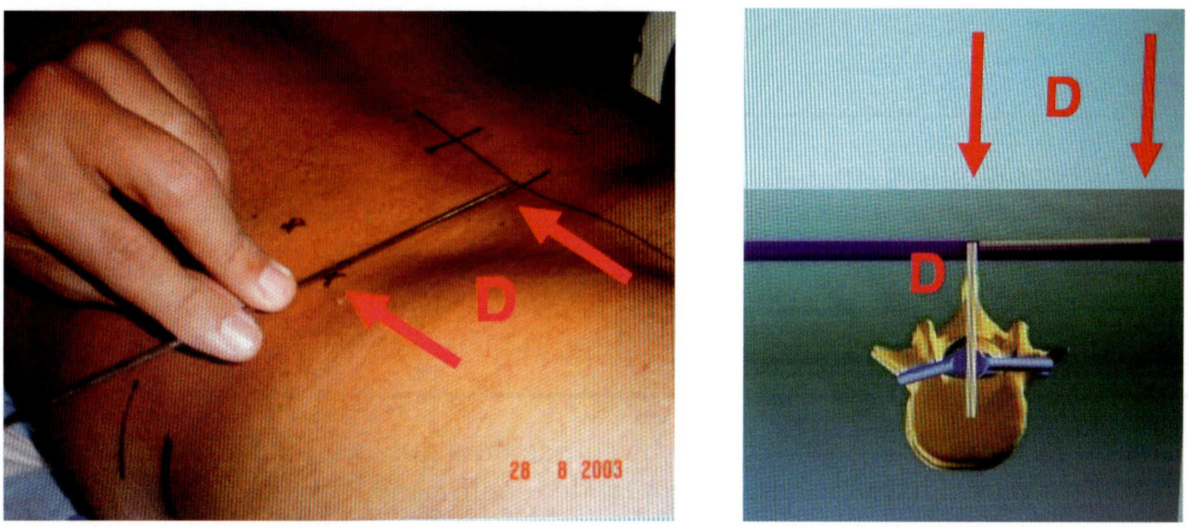

FIGURA 13-6 • Transposição da distância do centro do disco.

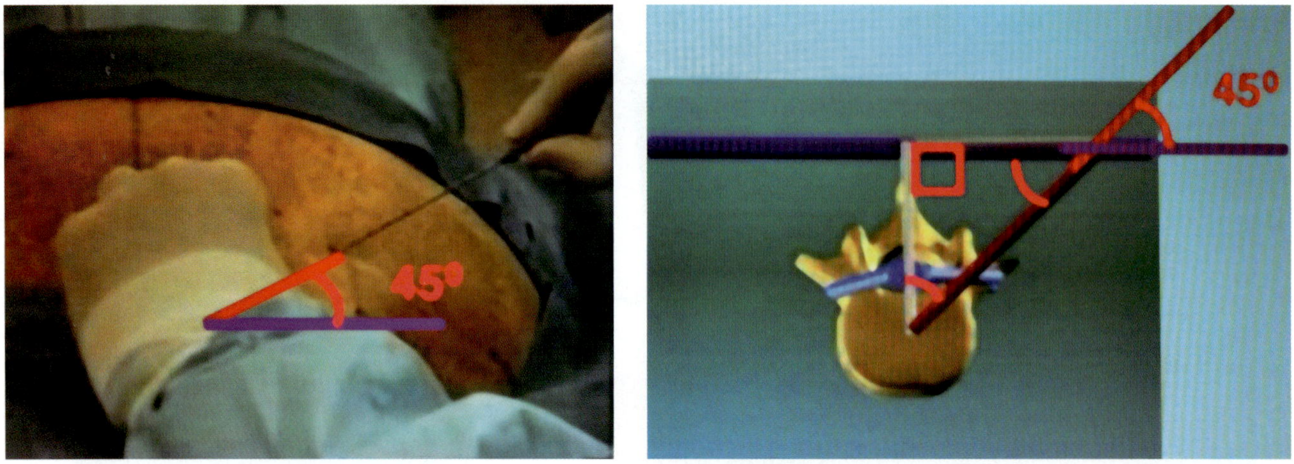

FIGURA 13-7 • Angulação da punção.

Introdução da agulha espinal

Uma agulha com introdutor 17 gauges é inserida no disco objetivando-se que esta seja introduzida através da zona triangular de segurança (Figura 13-8).

O posicionamento adequado da agulha é feito e confirmado por radioscopia (Figura 13-9).

Tratamento

Uma vez que a agulha esta posicionada de forma adequada no disco, o cateter térmico é inserido pela agulha. O cateter é posicionado circunferencialmente à superfície interna do ânulo posterior (Figura 13-10).

O cateter é aquecido de 37°C a 60°C. Aumenta-se, então, a temperatura na taxa de 1°C a cada 30 segundos até atingir entre 80°C e 90°C. Durante todo o procedimento o paciente é continuamente monitorado por estar sob sedação leve. Retira-se todo o conjunto e pequeno curativo no ponto de punção é realizado.

Complicações

Podem ocorrer complicações, como quebra do cateter, lesão da raiz do nervo e síndrome da cauda equina, além da necessidade de cirurgia posterior para tratamento da hérnia discal no segmento acometido.

Pós-operatório

Após a cirurgia, o médico deve comunicar ao paciente que sua recuperação é gradual e que ele deverá ser submetido a um programa de reabilitação. O processo de cicatrização atinge o seu pico em quatro meses após o procedimento.

Recomenda-se um retorno gradual às atividades diárias.

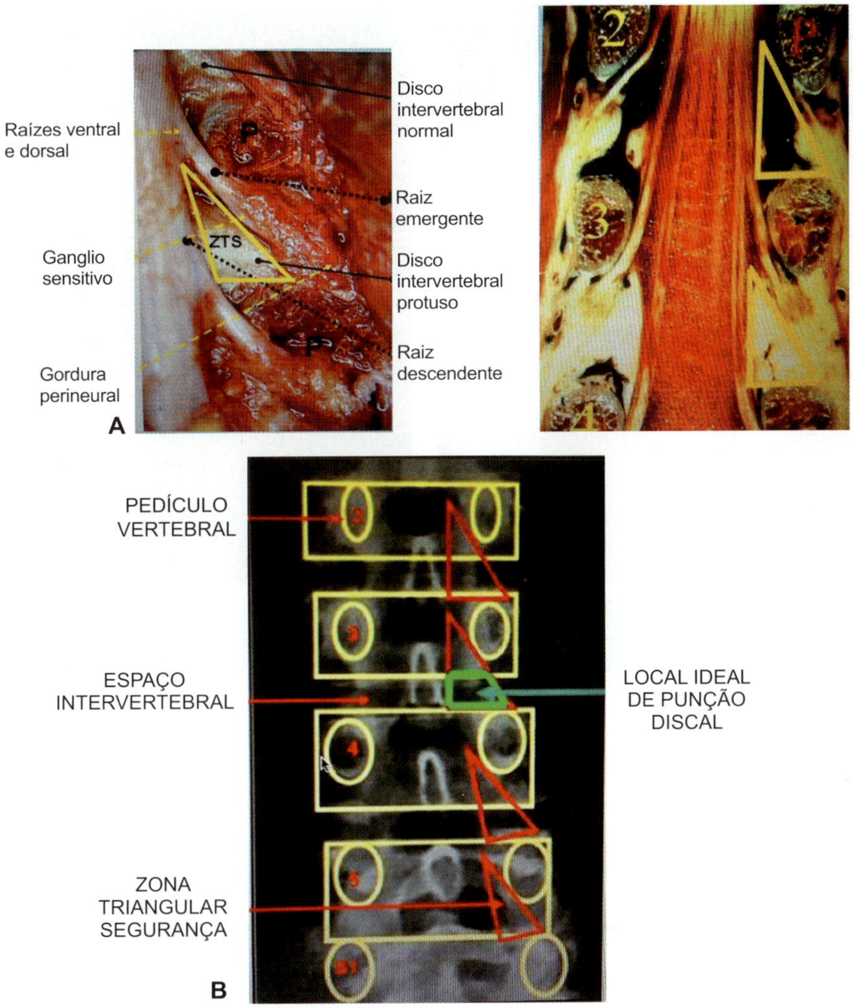

FIGURA 13-8 • Zona triangular de segurança.

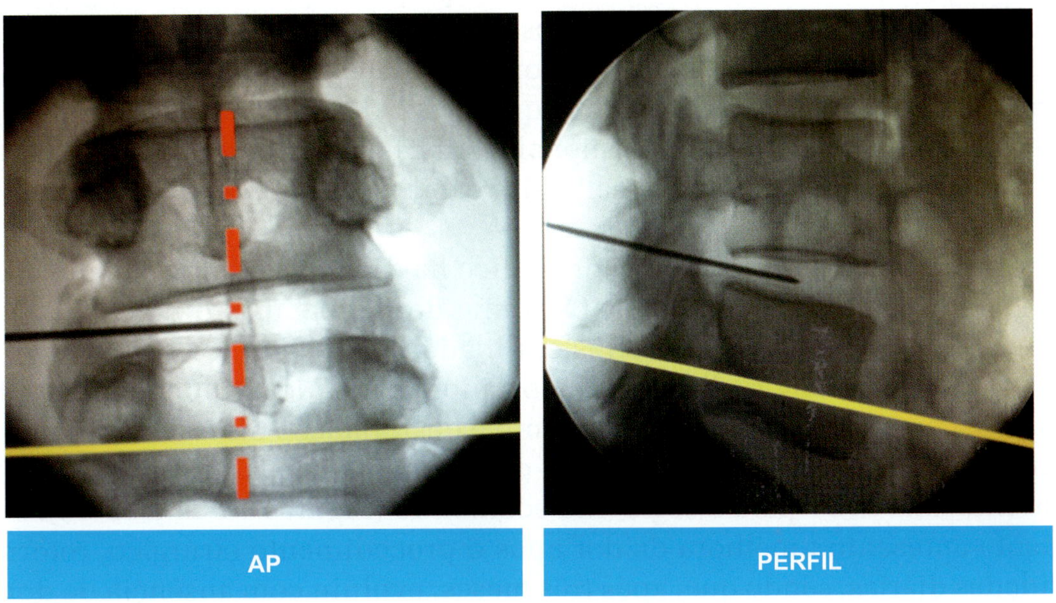

FIGURA 13- 9 • Posição adequada da agulha.

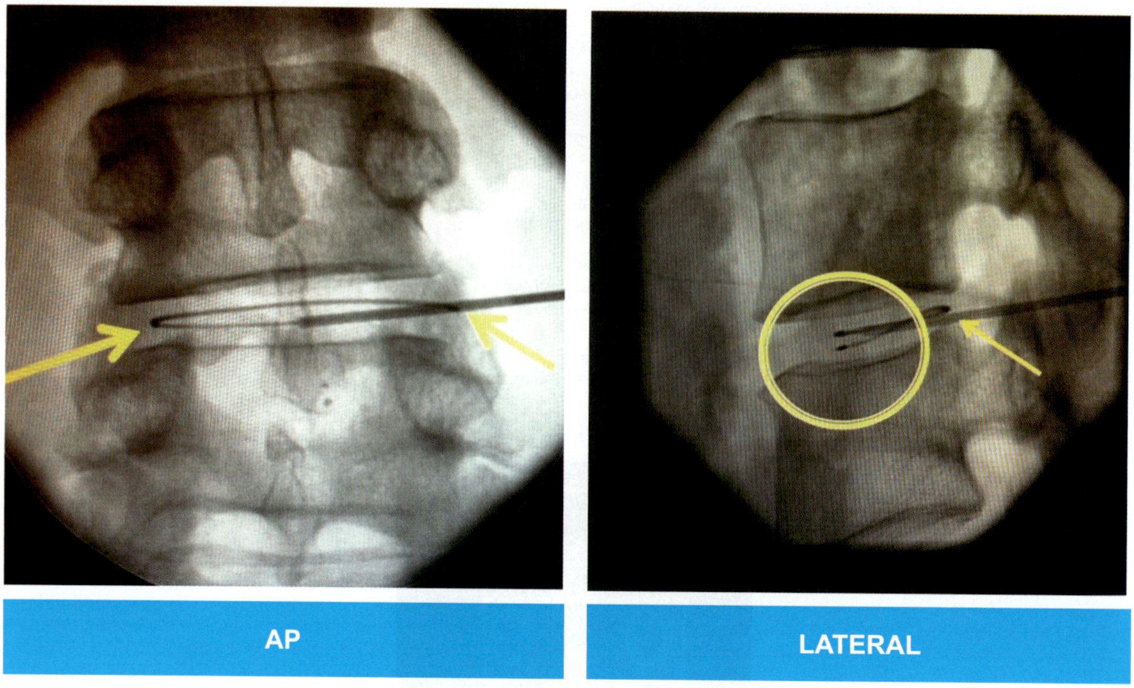

FIGURA 13-10 • Posição adequada do cateter.

Caso clínico

Paciente do sexo masculino, 34 anos de idade, com início dos sintomas de dor lombar há seis meses e piora ao se levantar pela manhã, na flexão, no esforço físico, além de restrição aos movimentos ativo e passivo. Na escala visual analógica de dor de 0 a 10 (EVA), refere sete pontos.

O paciente apresentava, no exame físico, dor à palpação profunda na região medial da coluna lombar, ausência de paresias e parestesias em membros inferiores, ausência do sinal de Lasègue, com reflexos profundos normais bilateralmente.

Foi realizado tratamento clínico com equipe multidisciplinar usando-se opiáceos, corticoides, anti-inflamatórios não hormonais (AINHs), anticonvulsivantes, antidepressivos, relaxantes musculares, sendo realizada reabilitação de forma contínua e intermitente.

O paciente evoluiu com piora do quadro álgico há dois meses, apresentando limitação funcional para suas atividades diárias. O exame de radiografias dinâmicas se mostrou dentro da normalidade, sem sinais de instabilidade.

Na RM da coluna lombar, realizada devido à piora da clínica, evidenciou-se altura discal preservada com a presença de abaulamento e desidratação difusa em único segmento L4-L5, caracterizado por hipossinal em T2, com a presença de ZAI (Figuras 13-11 a 13-13), sendo indicada IDET para o segmento acometido (Figuras 13-14 e 13-15).

O paciente apresentou melhora da dor após o procedimento cirúrgico, retornando às suas atividades diárias, sendo que, após três meses, evoluiu com ausência de dor lombar, e, atualmente, após um ano, sem remissão do quadro álgico.

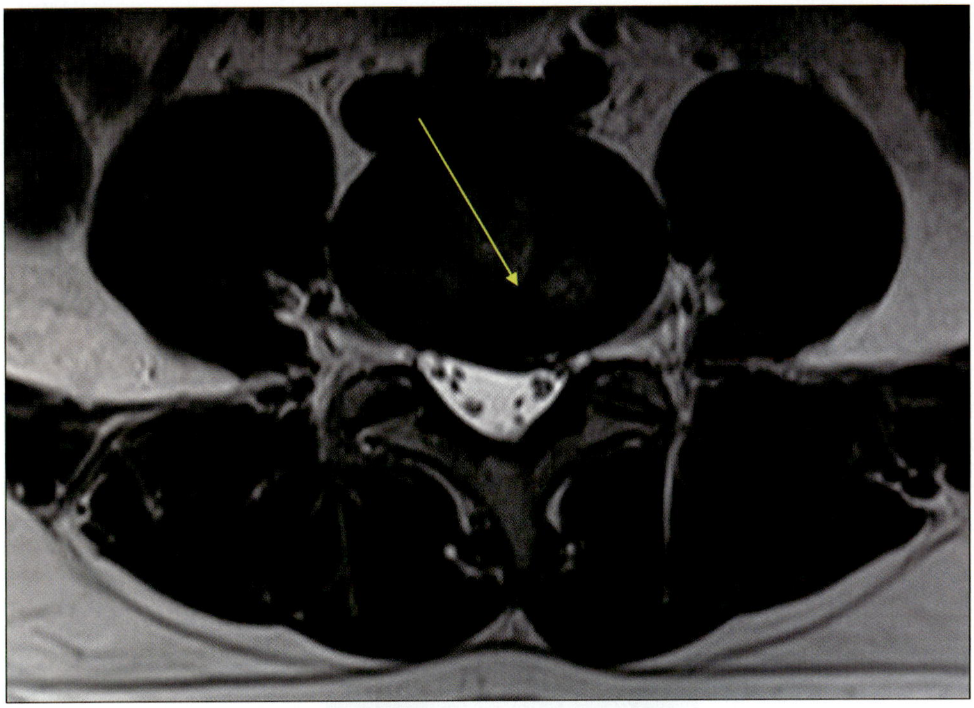

FIGURA 13-11 • RM axial de L4.

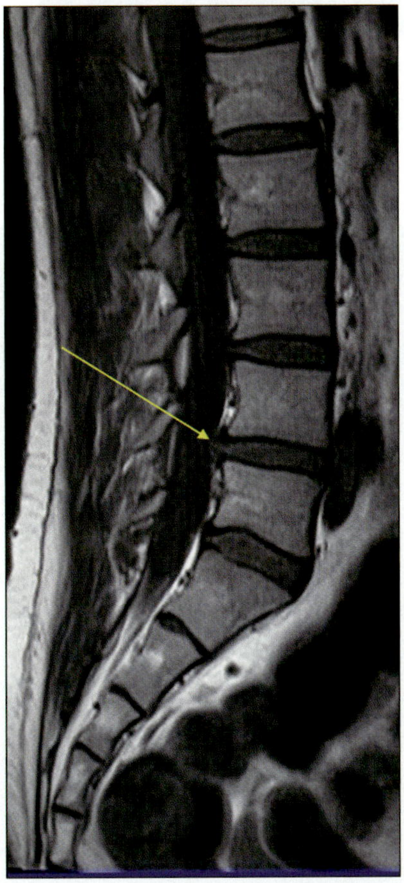

FIGURA 13-12 • RM T1.

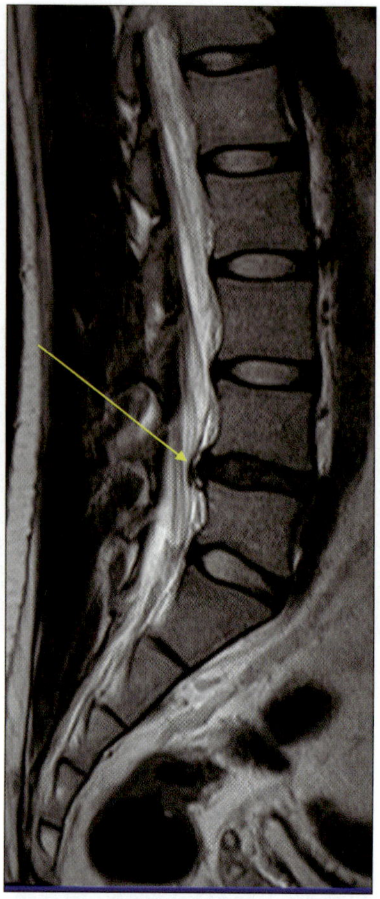

FIGURA 13-13 • RM T2.

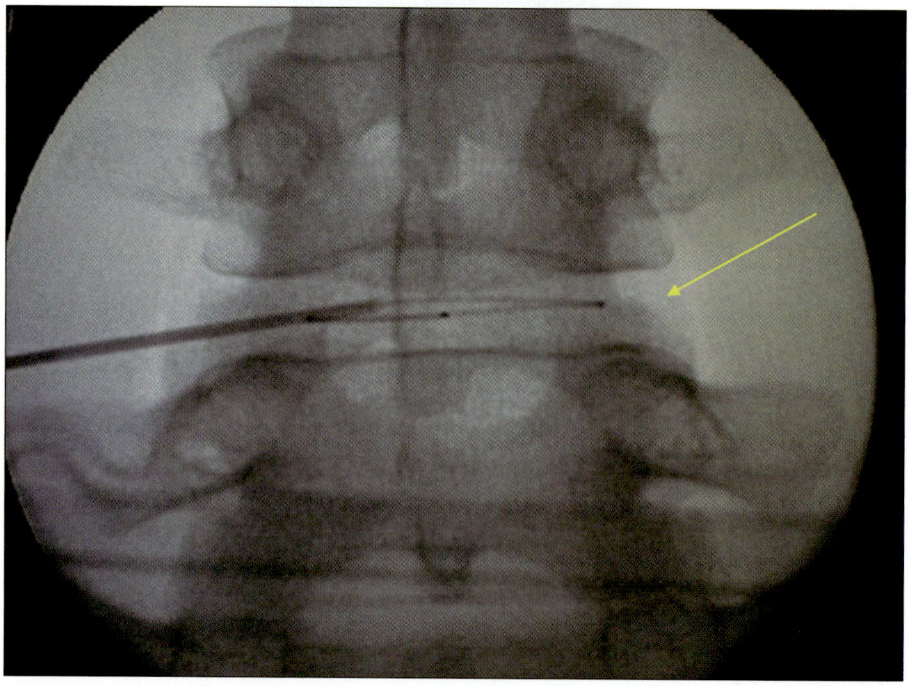

FIGURA 13-14 • IDET AP.

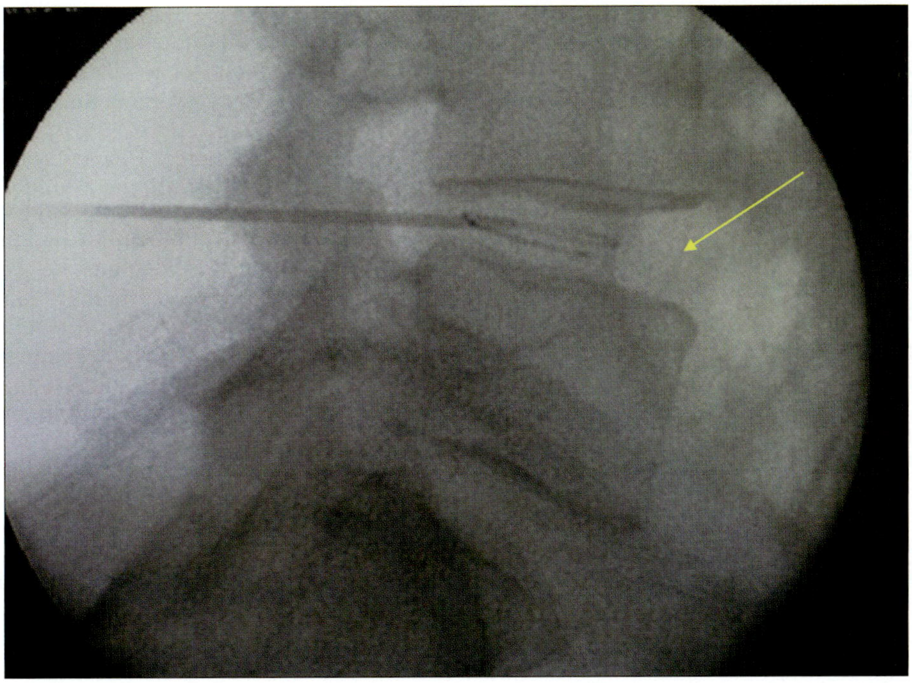

FIGURA 13-15 • IDET em perfil.

Referências

Aguiar LR, Martins C, Pinheiro-Franco JL, et al. O Disco Intervertebral – Anatomia e Aspectos Patogênicos. In: Pinheiro-Franco JL, Vaccaro AR, Benzel EC, Mayer HM, eds. Conceitos avançados em doença degenerativa discal lombar. Rio de Janeiro: Di Livros, 2010. p. 25-33.

Andersson GB, Mekhail NA, Block JE. Treatment of intractable discogenic low back pain. A systematic review of spinal fusion and intradiscal electrothermal therapy (IDET). Pain Physician. 2006;9(3):237-48.

Appleby D, Andersson G, Totta M. Meta-analysis of the efficacy and safety of intradiscal electrothermal therapy (IDET). Pain Med. 2006;7(4):308-16

Assietti R, Morosi M, Block JE. Intradiscal electrothermal therapy for symptomatic internal disc disruption: 24-month results and predictors of clinical success. J Neurosurg Spine. 2010;12(3):320-6.

Assietti R, Morosi M, Migliaccio G, et al. Treatment of discogenic low back pain with intradiscal electrothermal therapy (IDET): 24 months follow-up in 50 consecutive patients. Acta Neurochir Suppl. 2011;108:103-5.

Bogduk N, Karasek M. Two-year follow-up of controlled trial of intradiscal electrothermal anuloplasty for chronic low back pain resulting from internal disc disruption. Spine J. 2002;2:343-50.

Boswell MV, Trescot AM, Datta S, et al. Interventional technicques: evidence-based practice guidelines in the management of chronic spinal pain. Pain Physician. 2007;10:7-111.

Carragee EJ, Don AS, Hurwitz EL, et al. Does discography cause accelerated progression of degeneration changes in the lumbar disc: a ten-year matched cohort study. Spine (Phila Pa 1976). 2009;34:2338-2345.

Carragee EJ, Hannibal M. Diagnostic evaluation of low back pain. Orthop Clin North Am. 2004;35:7-16.

Chen ZY, Ma L, Li T. Imaging of low back pain: comparative role of high intensity zone in diagnosing the discogenic low back pain with evidence-based radiology. Chin Med J. 2009;122(24):3062-5.

Choi PS. Cirurgia minimamente invasiva na doença degenerativa da coluna lombar. In: Defino HLA, ed. Doenças Degenerativas da Coluna Lombar. Rio de Janeiro: Guanabara Koogan; 2010:71-81.

Choi PS, Basile Jr R. Estudo anatômico da zona triangular de segurança aplicada aos procedimentos percutâneos posterolaterais lombares. Coluna/Columna. 2003; 2(1):20-6.

Cohen SP, Larkin TM, Barna SA, et al. Lumbar discography: a comprehensive review of outcome studies, diagnostic accuracy and principles. Reg Anesth Pain Med. 2005;30:136-183.

Derby R, Baker RM, Lee CH, et al. Evidence-informed management of chronic low back pain with intradiscal electrothermal therapy. Spine J. 2008; 8(1):80-95.

Falavigna A, Righesso ON. Hérnia de Disco Lombar. Clínica ortopédica da SBTO. 2010;66-70.

Freeman BJC, Fraser RD, Cain CMJ, et al. A randomized, double-blind, controlled trial. Intradiscal electrothermal therapy versus placebo for the treatment of chronic discogenic low back pain. Spine. 2005;30:2369-77.

Jawahar A, Brandao SM, Howard C, et al. Intradiscal electrothermal therapy (IDET): a viable alternative to surgery for low back pain in workers' compensation patients? J La State Med Soc. 2008;160(5):280-5.
Kallewaard JW, Terheggen MAMB, Groen GJ, et al. Discogenic Low Back Pain. Pain Practice. 2010; 10:560-579.
Kim HJ. Intradiscal Therapies.In: Kim DH, Kim HK, Kim YC, eds. Minimally Invasive Percutaneus Spine Techniques. Philadelphia: Saunders, 2011. p. 250-253.
Kim KH, Kim IS. Current Understanding of Spine Pain and the Nomenclature of Lumbar Disc Pathology.In: Kim DH, Kim HK, Kim YC, eds. Minimally Invasive Percutaneus Spine Techniques. Philadelphia: Saunders, 2011. p. 29-45.
Kloth DS, Fenton DS, Andersson GB, et al. Intradiscal electrothermal therapy (IDET) for the treatment of discogenic low back pain: patient selection and indications for use. Pain Physician. 2008;11(5):659-68.
Malik K. Treatment of multilevel degenerative disc disease with intradiscal electrothermal therapy. Anaesth Intensive Care. 2007;35(2):289-93.
Maurer P, Block JE, Squillante D. Intradiscal electrothermal therapy (IDET) provides effective symptom relief in patients with discogenic low back pain. J Spinal Disord Tech. 2008;21(1):55-62.
Nunley PD, Jawahar A, Brandao SM, et al. Intradiscal electrothermal therapy (IDET) for low back pain in worker's compensation patients: can it provide a potential answer? Long-term results. J Spinal Disord Tech. 2008;21(1):11-8.
O'Neill C, Kurgansky M, Kaiser J, et al. Accuracy of MRI for diagnosis of discogenic pain. Pain Physician. 2008;11(3):311-26.
Pauza KJ, Howell S, Dreyfuss P, et al. A randomized, placebo-controlled trial of intradiscal electrothermal therapy for the treatment of discogenic low back pain. Spine J. 2004;4(1):27-35.
Peng B, Hou S, Wu W, et al. The pathogenesis and clinical significance of a high-intensity zone (HIZ) of lumbar intervertebral disc on MR imaging in the patient with discogenic low back pain. Eur Spine J. 2006;15(5):583-7.
Pinheiro-Franco JL, Esposito P. Alterações de Modic e Doença Discal Lombar Sintomática – Há Correlação? Revisão da Literatura.In: Pinheiro-Franco JL, Vaccaro AR, Benzel EC, Mayer HM, eds. Conceitos Avançados em Doença Degenerativa Discal Lombar. Rio de Janeiro: Di Livros, 2010. p. 109-134.
Tsou HK, Chao SC, Kao TH, et al. Intradiscal electrothermal therapy in the treatment of chronic low back pain: Experience with 93 patients. Surgical Neurology International. August 4, 2010. Available at: http://www.surgicalneurologyint.com/text.asp?2010/1/1/37/67107. Accessed October 13, 2011.
van Kleef M, Mekhail N, van Zundert J. Evidence-based guidelines for interventional pain medicine according to clinical diagnoses. Pain Pract. 2009;9:247-251.

14

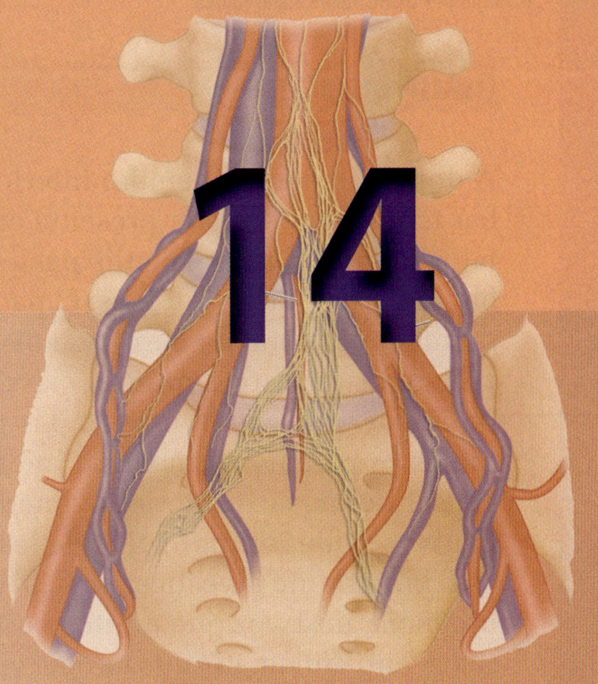

Discectomia endoscópica

Orlando Righesso Neto
Asdrubal Falavigna

INTRODUÇÃO

A hérnia de disco é um estágio precoce da cascata degenerativa discal lombar e ocorre mediante a ruptura no ânulo fibroso.

Após a descrição da técnica cirúrgica aberta transdural por Mixter e Barr, em 1934, Caspar descreveu a técnica de microdiscectomia, com o uso do microscópio cirúrgico, que consistia em planejamento cuidadoso da incisão, laminotomia ou laminectomia, retração extradural delicada dos elementos neurais e ressecção direta da hérnia de disco. A microdiscectomia, com o auxílio de lupa e luz frontal ou microscópio, é ainda hoje a técnica cirúrgica mais utilizada.

Com o surgimento de técnicas minimamente invasivas, inúmeros métodos percutâneos têm sido descritos. Podem-se utilizar dilatadores tubulares para o acesso transmuscular e a visualização dos elementos neurais e do disco intervertebral com auxílio do microscópio ou endoscópio, enquanto outros realizam a cirurgia puramente endoscópica. Ambos os procedimentos são seguros e eficazes se comparados com a microdiscectomia.

A técnica de microdiscectomia videoendoscópica, utilizando um sistema tubular de dilatadores musculares em combinação com o endoscópio, por meio de um acesso interlaminar, foi descrita por Foley e Smith com o mesmo objetivo da técnica convencional aberta, ou seja, de remover a compressão da raiz nervosa. Os resultados clínicos iniciais demonstraram que esta técnica é pelo menos tão efetiva quanto a microdiscectomia.

A discectomia endoscópica pode ser realizada por acesso interlaminar ou transforaminal. Uma das desvantagens da técnica endoscópica é a curva de aprendizado de aproximadamente 30 casos.

DIAGNÓSTICO

A dor radicular no membro inferior é a queixa mais frequente e a mais tratável. Dor lombar também pode estar presente em alguns pacientes. Embora o trauma não seja o único fator desencadeante, alguns pacientes descrevem um incidente específico, ao qual atribuem o início dos sintomas. O padrão de irradiação da dor no membro inferior depende do nível vertebral da hérnia de disco. Hérnias de disco lombares baixas ou lombossacras podem originar os sintomas clássicos de dor irradiada abaixo do joelho (ciatalgia). Dor radicular pelo envolvimento das raízes lombares mais proximais pode resultar em sintomas proximais no membro inferior, como, por exemplo, a lesão da raiz L2 e L3 pode causar dor na face anterior ou medial da coxa e no quadril (femuralgia). A dor no quadril também pode ser indicativa de lesão da raiz L1.

É importante investigar os hábitos intestinal e urinário e questionar sobre frequência e urgência, uma vez que muitos pacientes podem atribuir estes sintomas ao uso de narcóticos, anti-inflamatórios ou inatividade. Sintomas agudos de disfunção vesical ou intestinal, associados à hipoestesia da região perineal, podem ser ocasionados por síndrome da cauda equina.

O exame neurológico é uma exigência em todos os pacientes com suspeita de hérnia de disco, devendo-se testar a força motora, a sensibilidade e os reflexos profundos bilateralmente.

O teste de elevação do membro inferior estendido é realizado com o paciente deitado em posição supina, mantendo-se a mão do examinador no calcanhar, elevando-se lentamente o membro inferior e mantendo-se o joelho estendido enquanto o quadril é flexionado. O teste é considerado positivo quando a dor radicular é reproduzida entre 35° e 70° de elevação. O teste de Lasègue é uma modificação do teste de elevação do membro inferior. A perna é elevada até que a dor radicular seja reproduzida, então o pé é dorsifletido. Caso a dor seja exacerbada, o teste é positivo.

Exames complementares

As radiografias não demonstram a hérnia de disco, mas, se houver história de trauma, podem ser realizadas. Geralmente as radiografias são normais, especialmente em pacientes jovens, sendo importantes para afastar algumas patologias, como espondilolistese, espondilólise, lesões osteolíticas, tumores, infecções, doenças inflamatórias da coluna ou instabilidades. Radiografias de alta qualidade são pré-requisitos no planejamento cirúrgico da hérnia de disco, porque é fundamental reconhecer se há um número anômalo de vértebras lombares ou vértebra de transição lombossacra.

A ressonância magnética (RM) é superior à tomografia computadorizada (TC) para avaliar os tecidos moles, o tipo de hérnia de disco, o grau de compressão dos nervos e a degeneração do disco associada. A TC é utilizada quando a RM é contraindicada ou não pode ser obtida. A RM é útil também na diferenciação da hérnia de disco dos tumores, anomalias vasculares e compressão óssea. A presença de "bandeira vermelha" na história clínica, como perda de peso, febre, história de neoplasia ou osteoporose, é indicativa de RM.

TRATAMENTO

O tratamento não cirúrgico inclui o uso de fisioterapia, medicamentos e infiltração epidural e/ou foraminal. Os anti-inflamatórios não esteroidais (AINEs) são as drogas de primeira escolha. Os relaxantes musculares também são frequentemente utilizados e, além do efeito muscular direto, também possuem efeito sedativo. Os analgésicos potentes, assim como os corticoides, podem também ser utilizados na fase aguda por curto período. Infiltração transforaminal com corticoide pode proporcionar alívio sintomático temporário em muitos pacientes.

Para o tratamento cirúrgico da hérnia de disco lombar existe uma grande variedade de técnicas cirúrgicas disponíveis. É pré-requisito para o tratamento cirúrgico que a identificação radiológica da patologia seja concordante com os sinais e sintomas do paciente.

A microdiscectomia aberta é a técnica mais utilizada. Inúmeros métodos percutâneos foram desenvolvidos com o objetivo de diminuir a pressão intradiscal e alguns utilizam endoscópio para visualização direta das estruturas neurais e do disco. A microdiscectomia endoscópica tem a vantagem de uma menor incisão cirúrgica e menor lesão das partes moles. Entretanto nenhuma clara vantagem foi demonstrada sobre uma técnica ou outra, e a opção cirúrgica permanece uma questão de preferência do cirurgião.

DISCECTOMIA ENDOSCÓPICA

Indicações

As indicações são virtualmente as mesmas da técnica cirúrgica aberta, casos de dor radicular secundária a hérnia de disco, contida, extrusa ou sequestrada, preferencialmente discopatia com altura do disco normal ou discretamente diminuída.

As principais indicações da discectomia percutânea transforaminal são as hérnias de disco foraminais e extraforaminais.

Contraindicações

A discectomia endoscópica translaminar está contraindicada quando a patologia não pode ser abordada pelo acesso interlaminar, como nas hérnias de disco extraforaminais ou na presença de sinais inflamatórios ou infecciosos locais.

As contraindicações da discectomia percutânea transforaminal incluem qualquer patologia que não possa ser acessível pelo acesso posterolateral.

Anatomia relacionada

Para o acesso translaminar o cirurgião, que deve ter experiência prévia com a técnica cirúrgica de microdiscectomia aberta, utiliza os mesmos parâmetros anatômicos, ou seja, espaço interlaminar delimitado pelo processo espinhoso, faceta articular medial, bordo inferior da lâmina superior e bordo superior da lâmina inferior.

Para o acesso transforaminal utiliza-se a via transmuscular lateral, tendo como parâmetros anatômicos a *pars* interarticular, o processo transverso e o ligamento intertransversal.

Técnica cirúrgica translaminar

A diferença primária entre a microdiscectomia tradicional e a endoscópica consiste no tipo de dissecção muscular, utilizando, respectivamente, o acesso subperiosteal e o transmuscular. Após, a técnica cirúrgica é essencialmente idêntica.

O endoscópio (Figura 14-1) utilizado, o qual é específico para esta técnica cirúrgica, possui 100 mm de comprimento, 25º de ângulo de visão, 90º de campo visual e variação da profundidade do campo visual de 5 mm a 50 mm.

O cirurgião posiciona-se no mesmo lado da hérnia de disco, utilizando colete de chumbo, protetor de retina e protetor de tireoide, com o monitor de vídeo a sua frente, a fluoroscopia em posição de perfil cranialmente, o anestesista na cabeceira e a mesa com o instrumental cirúrgico na parte inferior.

A discectomia endoscópica pode ser realizada com sucesso sob anestesia local, regional ou geral. Após a anestesia o paciente é posicionado em decúbito ventral, com o abdome livre e a coluna lombar em flexão. A mesa cirúrgica deve ser radiotransparente para permitir a realização de fluoroscopia transoperatória em perfil. Evitar colocar qualquer material metálico na lateral do paciente ao nível do campo cirúrgico, como pinças

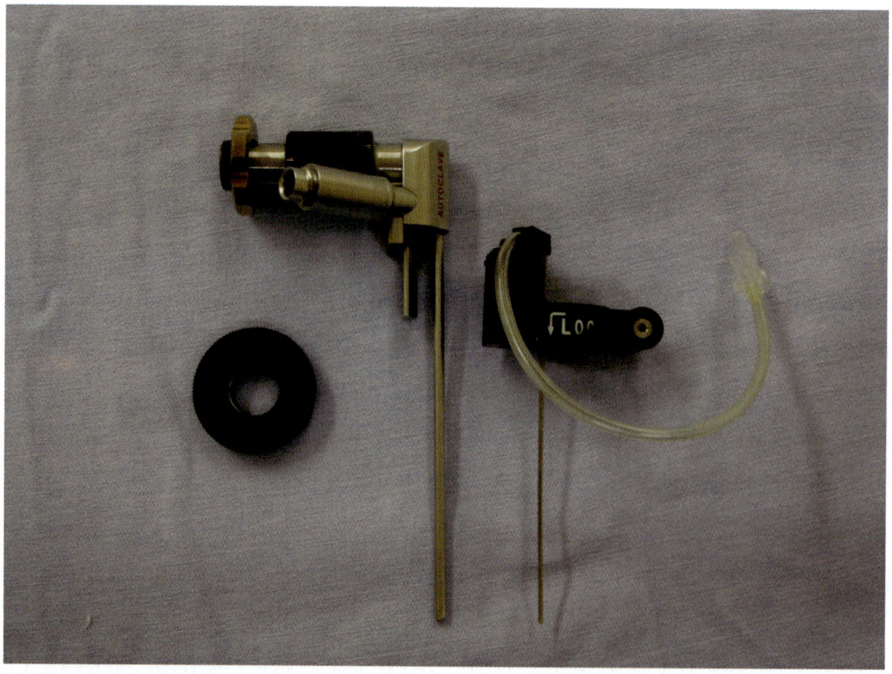

FIGURA 14-1 • Conector, endoscópio e adaptador/aspirador plástico.

de campo, cabos e outros, assim como o braço mecânico, o qual não é radiotransparente e servirá posteriormente para conectar o tubo retrator, que é adaptado na mesa cirúrgica. Usualmente se recomenda que o mesmo seja adaptado no lado contralateral do cirurgião, mas o importante, independente do lado utilizado, é que ele não prejudique o posicionamento do cirurgião nem interfira na fluoroscopia.

Realiza-se a fluoroscopia para identificação do nível vertebral colocando-se um fio-guia (Figura 14-2), o qual deve estar paralelo ao espaço discal, em direção ao bordo inferior da lâmina superior. Embora a trajetória final dos dilatadores e do tubo retrator tenha uma pequena inclinação medial, é preferível neste momento manter uma orientação mais vertical do fio-guia e contato do mesmo à superfície medial da faceta. O fio-guia não deve ser introduzido além da junção da faceta com a lâmina porque a ponta aguda do mesmo pode lesar estruturas como a raiz de saída lateralmente ou a dura-máter e as raízes medialmente.

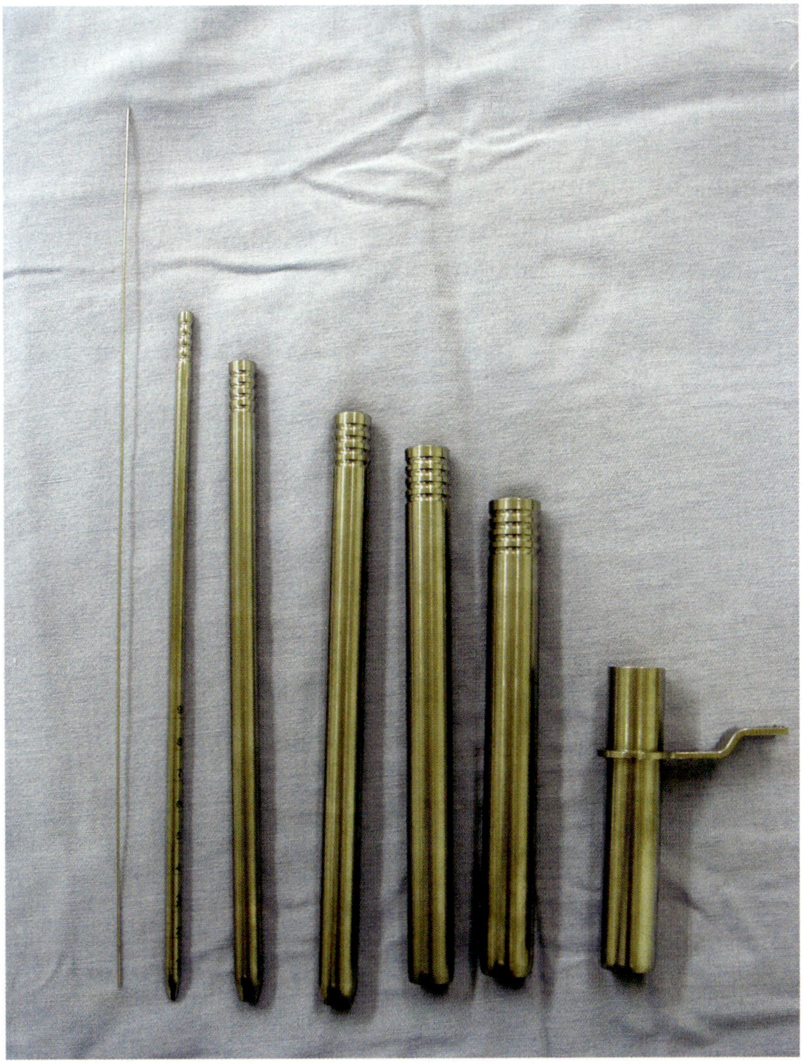

FIGURA 14-2 • Fio-guia, dilatadores e tubo retrator.

O ponto de entrada (Figura 14-3) é aproximadamente a 2,5 cm da linha média. A incisão é ampliada cranial ou caudalmente, sendo que usualmente é suficiente uma incisão de 18 mm a 22 mm. Utiliza-se um bisturi com lâmina número 15 para secção da fáscia lombossacra, por ser espessa e resistente à introdução dos dilatadores. Deve-se ter muito cuidado nesta palpação da lâmina com o dilatador para evitar inadvertidamente invadir o canal espinal e também não introduzi-lo muito angulado, para evitar transfixar o ligamento interespinhoso e abordar o lado contrário do canal. Sob controle da fluoroscopia, o dilatador inicial é tracionado repetitivamente no sentido mediolateral, em direção à faceta, e no sentido anteroposterior, sob o bordo da lâmina, para descolar o tecido muscular da estrutura óssea. É feita uma dilatação progressiva da musculatura com os dilatadores, mantendo um pequeno ângulo lateromedial de 10° a 15°, devendo-se, com o dilatador inicial, tocar a lâmina superior, entre o processo espinhoso e a faceta articular. O fio-guia pode ser removido. Confirma-se a posição do dilatador inicial com a fluoroscopia (Figura 14-4). Colocam-se os demais dilatadores (4) sobre o dilatador inicial, mantendo-se o mesmo com leve pressão inferior, apoiado sobre a lâmina superior, e se introduz o tubo retrator. Há uma tendência de gradualmente recuar os dilatadores, em geral porque o músculo é comprimido pela borda do dilatador em vez de esta permanecer envolta pelo mesmo. Isto pode ser evitado realizando-se a introdução dos dilatadores por meio de movimentos rotacionais, e não simplesmente empurrando-os para baixo. Esta manobra auxilia no descolamento do músculo da superfície óssea da lâmina. Os dilatadores são removidos e o tubo retrator é fixado no braço mecânico, mantendo o sistema estático (Figura 14-5). O posicionamento adequado é confirmado novamente com a fluoroscopia. Neste momento, a exposição consiste no tubo retrator centrado sobre o espaço interlaminar, com a base

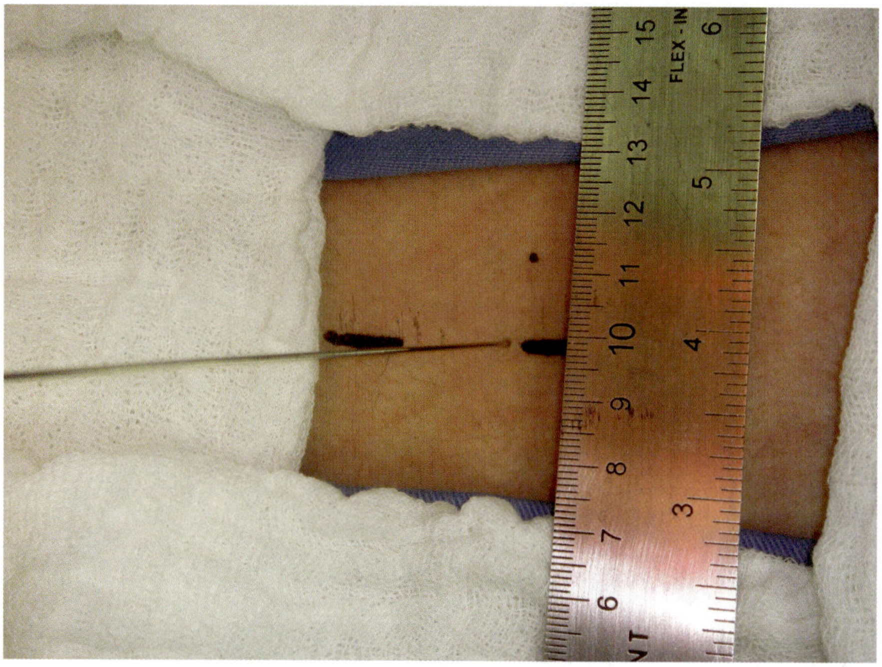

FIGURA 14-3 • Marcação na pele e ponto de entrada.

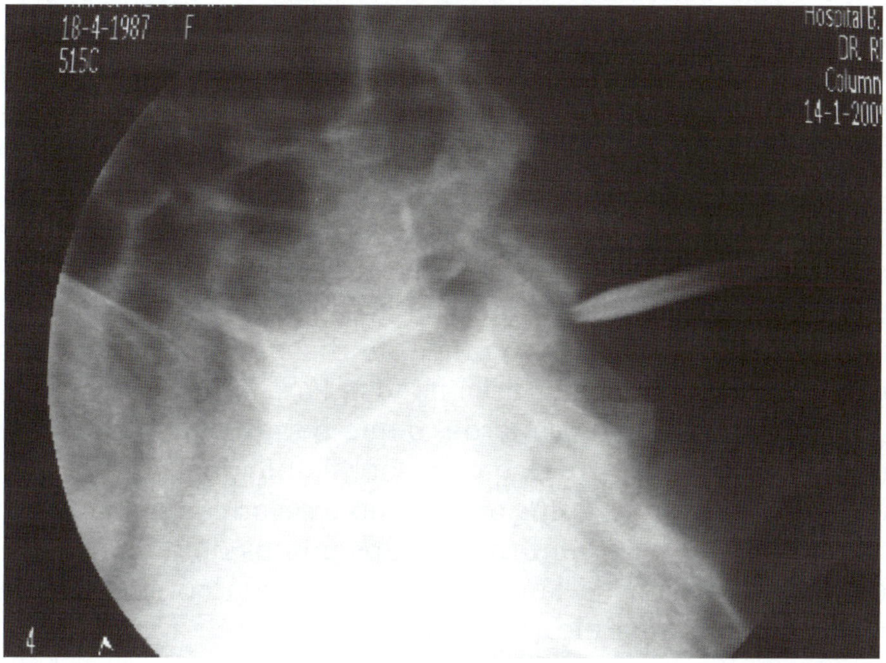

FIGURA 14-4 • Controle radiológico transoperatório com o dilatador inicial.

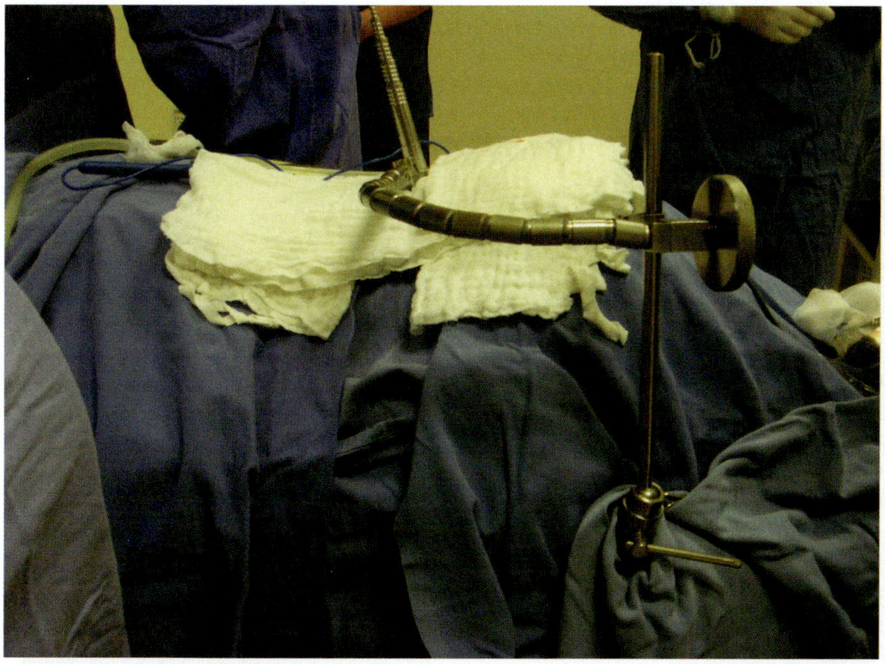

FIGURA 14-5 • Braço mecânico fixado à mesa cirúrgica e conectado ao tubo retrator.

do processo espinhoso medial, a faceta lateral, o bordo da lâmina superior cranial e o bordo da lâmina inferior caudal.

O endoscópio é então conectado ao adaptador plástico, o qual possui um delicado aspirador (Figura 14-1), com a câmera e a fonte de luz conectadas, fixado sob o tubo retrator e ao braço mecânico que está fixo na mesa cirúrgica. Isso permite que o endoscópio seja posto em qualquer posição em um arco circunferencial de 360°. Ainda, o endoscópio pode avançar ou retornar sobre o tubo retrator para aumentar ou diminuir a magnificação.

Neste momento já é possível observarmos no monitor de vídeo parte da musculatura que recobre as estruturas ósseas e que deverá ser removida para melhor visualização. Para isso pode-se utilizar o bipolar, cauterizando o tecido muscular que está no bordo do tubo retrator e removê-lo com uma pinça de disco. Pode ocorrer condensação de gases, o que em geral deixa a imagem turva na tela. Para evitar isso deve-se realizar esta manobra com o aspirador na mão esquerda, o que permitirá a retirada dos gases e boa visualização, ou lavar o campo cirúrgico com soro fisiológico. Caso não seja suficiente, deve-se remover a óptica, limpar com soro morno e secar com gaze. A exposição é inspecionada com um Penfield para confirmação dos pontos de referência.

Identifica-se o bordo inferior da lâmina superior com a cureta curva, descolando-se com a mesma o ligamento amarelo (Figura 14-6). A seguir realiza-se a laminotomia, removendo-se parte da lâmina e da faceta medial com Kerrison ou *drill* (Figura 14-7). Pode-se também realizar, quando necessário, a foraminotomia parcial para tratamento da estenose foraminal ou do recesso lateral. Remove-se o ligamento amarelo, podendo-se, então, observar o bordo lateral do saco dural e a raiz. Utilizando-se um Penfield pode-se avaliar se a ressecção óssea realizada foi suficiente para realizar o deslocamento medial

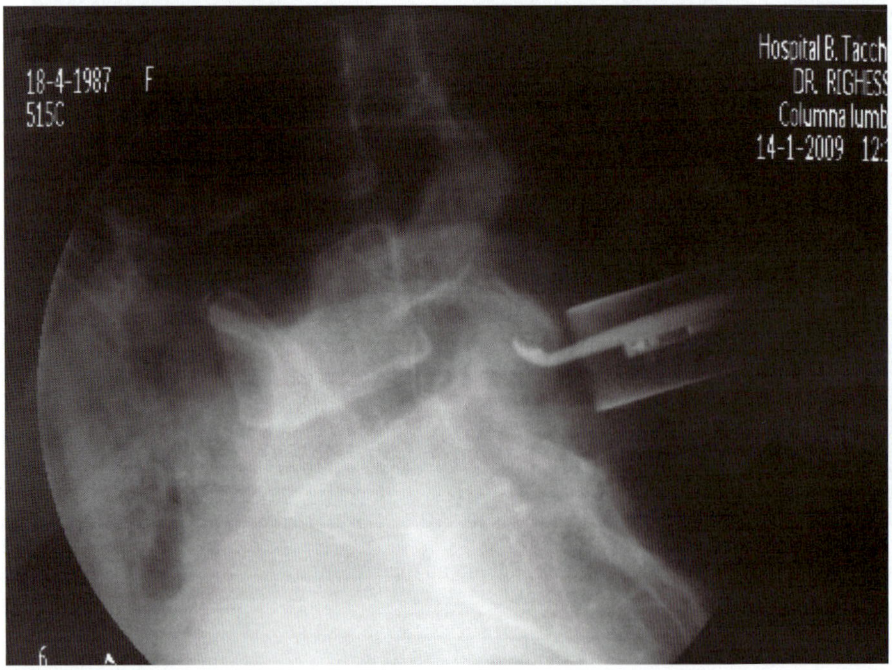

FIGURA 14-6 • Controle radiológico transoperatório com a cureta introduzida subligamentar.

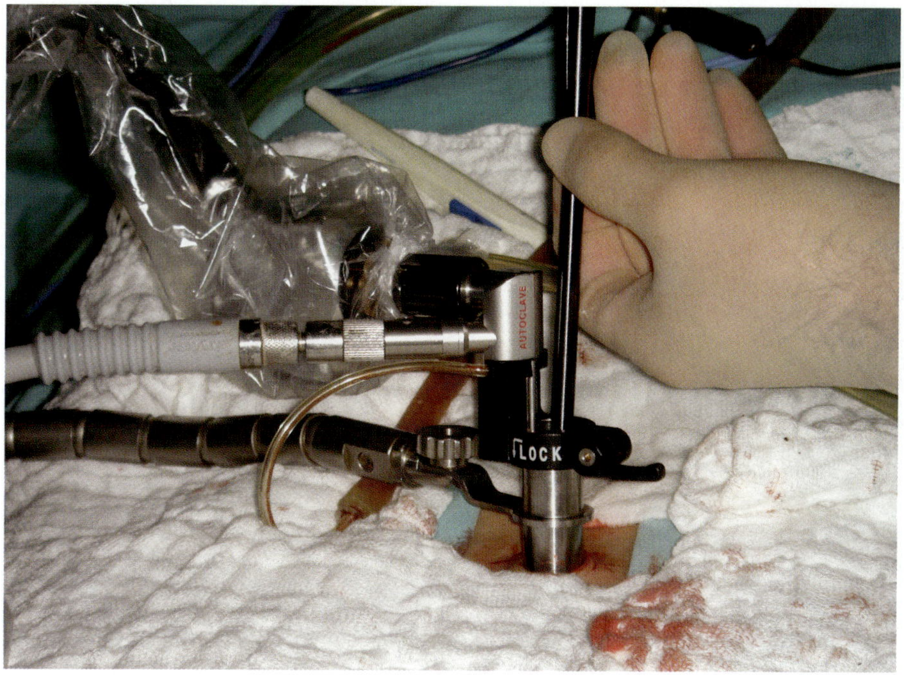

FIGURA 14-7 • Introdução da pinça de Kerrison pelo tubo retrator.

seguro da raiz. Caso contrário, utilizando-se o Kerrison realiza-se a ampliação lateral da laminotomia. O tubo retrator pode ser modificado de posição mediante a redução da pressão no braço mecânico, seja para visualização cranial, caudal, medial ou lateral. Esta manobra pode ser realizada quando necessária durante o procedimento cirúrgico, uma vez que possibilita a ampliação da área de visualização superior à permitida pelo diâmetro do tubo retrator. A raiz pode então ser explorada utilizando-se um Penfield, um ângulo ou um dissector curvo. Neste momento pode ser necessário utilizar o bipolar para cauterizar alguma veia epidural. Com o afastador-aspirador, a raiz é afastada medialmente e se pode identificar a hérnia de disco, a qual é removida de forma tradicional com pinça de disco sob visualização endoscópica direta. Realiza-se uma última imagem de fluoroscopia para confirmação e documentação do nível vertebral (Figura 14-8). A raiz pode ser explorada novamente em busca de fragmentos discais extrusos ou soltos no canal espinal.

Depois de adequada hemostasia local, o campo operatório é irrigado com soro fisiológico e o endoscópio e o tubo retrator são removidos lentamente, observando-se se existe algum sangramento no túnel muscular, o qual deve ser coagulado. A fáscia, o subcutâneo e a pele são suturados e a incisão cirúrgica é coberta com um pequeno curativo.

Pós-operatório

O paciente é encaminhado à sala de recuperação, onde permanece por aproximadamente 3 a 4 horas e, após, é liberado para o quarto. Pode sair do leito com auxílio e deambular assim que estiver confortável. A alta hospitalar será dada depois que o paciente

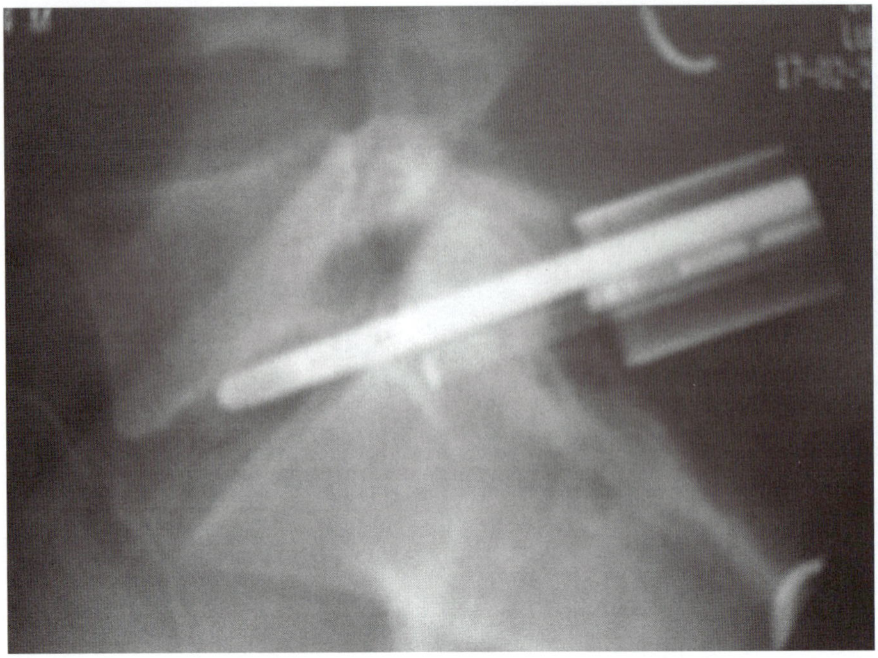

FIGURA 14-8 • Controle radiológico transoperatório com a pinça de disco no espaço intervertebral.

se alimentar e urinar normalmente, quando possível no mesmo dia da cirurgia. Não é necessário o uso de algum tipo de suporte ou colete lombar. O curativo deve ser mantido seco e trocado diariamente.

O nível de atividade na primeira semana é restrito e o paciente deve evitar esforços com pesos e flexão ou rotação exagerados da coluna por três a quatro semanas.

Caso clínico

Paciente do sexo feminino, 32 anos de idade, profissional liberal, com quadro clínico de ciatalgia esquerda há aproximadamente dois meses, sem alívio com tratamento clínico e fisioterápico. Ao exame físico apresentava sinais de comprometimento radicular de L5 à esquerda; Oswestry de 44% e pontuação nove, segundo a VAS, no membro inferior esquerdo de 9%. A RM (Figuras 14-9 e 14-10) evidenciou hérnia de disco L4-L5 esquerda. A paciente foi submetida a tratamento cirúrgico com a técnica de microdiscectomia endoscópica, com tempo cirúrgico de 60 min, sangramento transoperatório de 50 ml e incisão cirúrgica com 2,5 cm de comprimento. Recebeu alta hospitalar em 18 horas e retornou ao trabalho em 15 dias. Após dois anos apresentava ao exame neurológico: força e reflexos normais e discreta parestesia no dermátomo de L5, Oswestry de 10% e VAS zero no membro inferior esquerdo, sem queixa de lombalgia.

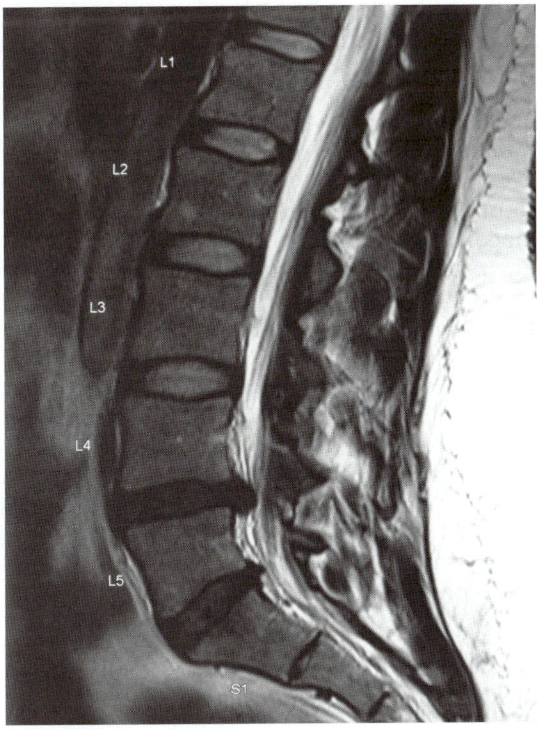

FIGURA 14-9 • Ressonância magnética evidenciando discopatia L4-L5 e L5-S1, com hérnia de disco L4-L5.

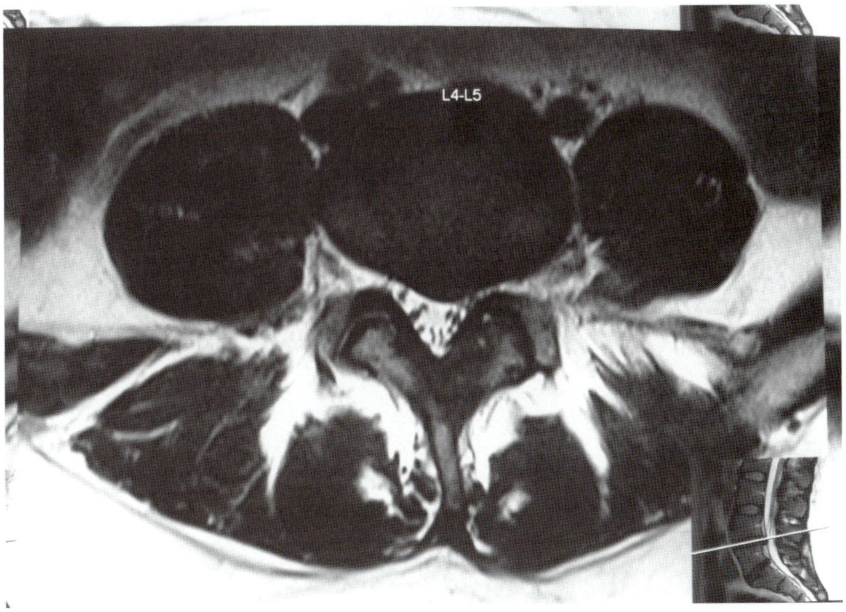

FIGURA 14-10 • Ressonância magnética evidenciando hérnia de disco L4-L5 esquerda.

Referências

Bono CM, Wisneski R, Garfin SR. In: Herkowitz HN, Garfi n SR, EismontI FJ, Bell GR, Balderston. The Spine - Rothman-Simeone. Philadelphia: Elsevier, 2006. p. 967-991.

Caspar W. A new surgical procedure for lumbar disc herniation causing less tissue damage through a microsurgical approach. Adv Neurosurg. 1977; 4:74-80.

Foley KT, Smith MM. Microendoscopic discectomy. Tech Neurosurg. 1997; 3(4):301-7.

Hoppenfeld, S. Neurologia para ortopedistas. Rio de Janeiro: Cultura Médica; 1985.

Mixter WJ, Barr JS. Rupture of the intervertebral disc with involvement of the spinal canal. N Eng J Med. 1934;211:210-5.

Nowitzke AM. Assessment of the learning curve for lumbar microendoscopic discectomy. Neurosurgery. 2005; 56(4):755-61.

Richter EO, Ulm AJ, Peace DA, Henn JS. Percutaneous and endoscopic diskectomy. In: Kim DH, Henn JS, Vaccaro AR, Dickman CA. Surgical anatomy and techniques to the spine. Philadelphia: Elsevier; 2006. p. 219-225.

Righesso O, Falavigna A, Avanzi O. Comparison of open discectomy with microendoscopic discectomy in lumbar disc herniations: results of a randomized controlled trial. Neurosurgery. 2007; 61(3):545-49.

Righesso O, Falavigna A. Doenças do disco intervetebral. In: Hebert S, Alimena LJM. Ortopedia: exames e diagnóstico. Porto Alegre: Artmed, 2011. p. 125-133.

Wu X, Shooing S, Mao Z, Chen H. Microendoscopic discectomy for lumbar disc herniation: surgical technique and outcome in 873 consecutive cases. Spine. 2006;31(23):2689-94.

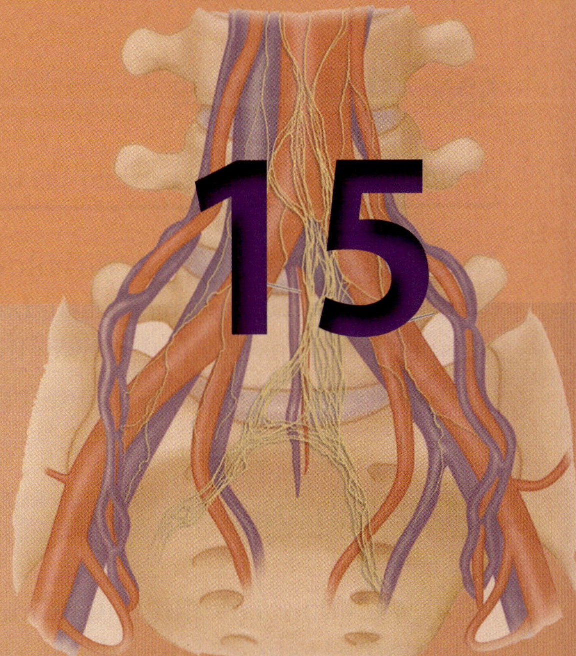

Acesso lateral para fusões lombares XLIF (*extreme lateral interbody fusion*)

Juliano Tozzo Lhamby

INTRODUÇÃO

A prática da cirurgia de coluna está mudando. Devido aos grandes avanços tecnológicos que oferecem opções melhores de tratamento e também melhores resultados, as técnicas tradicionais estão agora sofrendo alterações. Cirurgias tradicionais, que são mais agressivas, produzem mais morbidade quando em comparação com os procedimentos menores.

O tratamento padrão para as dores na coluna, sejam cervicais torácicas ou lombares, que não melhoram com tratamento conservador, ainda é a estabilização da coluna pela fusão intervertebral. Este método vem sendo realizado com sucesso por muitos anos, mas sempre utilizando cirurgias abertas com grande exposição tecidual. Na atualidade vemos uma tendência à redução desta agressividade cirúrgica por meio do uso de pequenas incisões.

As expectativas dos pacientes também têm mudado rapidamente, pois procuram por recuperação mais rápida com menor agressividade. A possibilidade de deambular precocemente no pós-operatório, o menor tempo de internação e o menor índice de complicações, como infecção, têm produzido muito interesse nestas técnicas.

Entre estas, o acesso lateral para fusões intersomáticas, conhecido como *extreme lateral interbody fusion* (XLIF), preenche muitos dos requisitos propostos pela cirurgia mini-invasiva da coluna. É uma técnica na qual utilizamos uma pequena incisão lateral, dissecando somente a musculatura, com sangramento mínimo, proporcionando recuperação mais rápida devido à baixa agressividade. Estas diferenças apresentadas fazem do XLIF uma ótima opção quando procuramos métodos menos invasivos para fusões.

CONCEITOS BÁSICOS

Anatomia do acesso lateral mini-invasivo

Normalmente as cirurgias de coluna são realizadas em decúbito ventral ou dorsal. Nesta abordagem utilizaremos a parte lateral para acessarmos o disco intervertebral utilizando o espaço retroperitoneal e trabalhando através do músculo psoas sem deslocá-lo. Esta técnica é hoje conhecida como transpsoas.

RETROPERITÔNIO

Para esta abordagem, o entendimento da anatomia do espaço retroperitoneal é muito importante. Este está locado na parte posterior do abdome, atrás do peritônio parietal. A dissecção romba com o dedo deste espaço cria uma janela de trabalho até o músculo psoas. Neste espaço podemos trabalhar na transição toracolombar até o nível L4-5. Sempre devemos lembrar que, nos níveis lombares mais altos, podemos atingir a reflexão do diafragma na costela.

ANATOMIA MUSCULAR

Na parede lateral do abdome temos três músculos importantes, que são o oblíquo externo, o oblíquo interno e também o transverso. Para acessarmos o retroperitônio necessitamos divulsionar estes músculos sem cortá-los. Outro músculo importante está na parte mais profunda da incisão, o psoas. Este músculo se origina na parte lateral das primeiras vértebras lombares, dirige-se para a coxa, inserindo-se no pequeno trocanter fazendo flexão do quadril e também abdução da coxa.

ANATOMIA NEUROLÓGICA

Na parede abdominal, entre os músculos oblíquos externo e interno, temos o nervo ilio-hipogástrico e o ilioinguinal, que são sensitivos e respondem pela sensibilidade da virilha basicamente. O nervo genitofemural, que dá sensibilidade para a região genital e para a região femural, exterioriza-se do psoas ao nível de L3, devendo ser preservado. A lesão de algum destes ramos produz alterações sensitivas importantes, geralmente transitórias.

Dentro do psoas temos o plexo lombar, formado pelas primeiras raízes lombares e também por parte da raiz de L4 localizada mais posteriormente no músculo. Este plexo está mais próximo da dissecção do psoas ao nível L4-5 e deve ser cuidadosamente preservado para evitar lesões das raízes que se dirigem aos membros inferiores.

Indicações

Pacientes que possuam indicação de fusão intervertebral para o tratamento de dores lombares podem ser candidatos à técnica. Não discutiremos aqui em que momento se propõe o tratamento cirúrgico, descreveremos as possíveis indicações da técnica.

Na coluna lombar, o nível mais baixo que pode ser tratado pela lateral é o L4-5, pois o ilíaco bloqueia o L5-S1.

O principal passo para a escolha do paciente é determinar se a dor na coluna é predominantemente axial ou de natureza radicular, pois as causas podem ser tratadas de modos diferentes.

Outras causas de dores na coluna ou irradiações para as pernas, que não estejam relacionadas com os discos ou compressões radiculares, foco deste capítulo, devem ser descartadas antes de o método ser indicado.

Temos dois tipos de situações nas quais utilizamos a técnica mais comumente:

1. Nos pacientes com dor lombar axial maior que a dor irradiada: nestes podemos utilizar a descompressão indireta proporcionada pelo método. Princípio semelhante ao utilizado nos espaçadores interespinhosos. De acordo com a preferência do cirurgião, a descompressão direta pode ser associada ao procedimento, mesmo em situações como as já descritas.
2. Nos pacientes com dores lombares associadas a dores irradiadas até panturrilhas e pés.

Nestes casos a descompressão direta é mais bem indicada para o alívio do quadro.

Note-se que a fixação adicional com parafusos pediculares ou outros métodos fica a critério do cirurgião, mas o método permite que sejam feitas fusões *stand-alone*.

Algumas indicações são:

1. Discopatia degenerativa lombar.
2. Degeneração do nível adjacente acima de L4-5.
3. Espondilolistese espondilolítica G1/G2.
4. Espondilolistese degenerativa G1/G2.
5. Escoliose degenerativa.
7. Pseudartroses por cirurgias posteriores.

Contraindicações

- Nível L5S1
- Espinha ilíaca muito alta no nível L4-5, cobrindo a vértebra L4 completamente.
- Presença de vértebra de transição com implantação do nível VT muito baixo.
- Cirurgias abdominais prévias com fibrose retroperitoneal.

Exame físico

O paciente candidato a uma fusão por este método tem normalmente dores lombares axiais associadas ou não a irradiações para membros inferiores. Pacientes que apresentam quadro de lombociatalgia unilateral clássica são mais bem manejados por outras técnicas.

Exames complementares

Avaliação radiológica: utilizamos rotineiramente radiografias em anteroposterior (AP) + perfil + flexão anterior + flexão posterior (Figura 15-1). Avaliamos nestas imagens a presença de colapso discal, escorregamentos, escoliose, vértebra de transição, altura do ilíaco lateralmente e, também, a presença de translação, sugerindo instabilidade.

Ressonância magnética: neste exame identificamos a presença e a gravidade da discopatia degenerativa em um determinado nível. Avaliamos também a presença de estenose de canal ou foraminal nos orientando quanto à conduta correta.

Técnica cirúrgica – acesso lateral (XLIF)

Neste capítulo abordaremos a técnica de acesso lombar, descrevendo a abordagem dos níveis lombares L4-5 até L12.

ANATOMIA

No nível L4-5, visualizar a altura do ilíaco e a presença de vértebra de transição, pois podem inviabilizar o procedimento.

No nível L12 devemos estar atentos para uma implantação mais baixa do diafragma originando abertura deste. A dissecção digital do retroperitônio neste nível nos dá muitas informações.

POSICIONAMENTO DO PACIENTE

O posicionamento correto do paciente é importante para obtermos uma cirurgia sem anormalidades, já que o campo de visualização é restrito. Este cuidado evita que erros importantes, como mau posicionamento do implante e outros, ocorram. Se houver necessidade, não hesite em reposicionar o paciente até obtermos a posição ideal para cada nível a ser operado. Para ajustes menores durante a cirurgia movimente a mesa, e não o intensificador de imagem, pois isto mantém a correta orientação dos instrumentos.

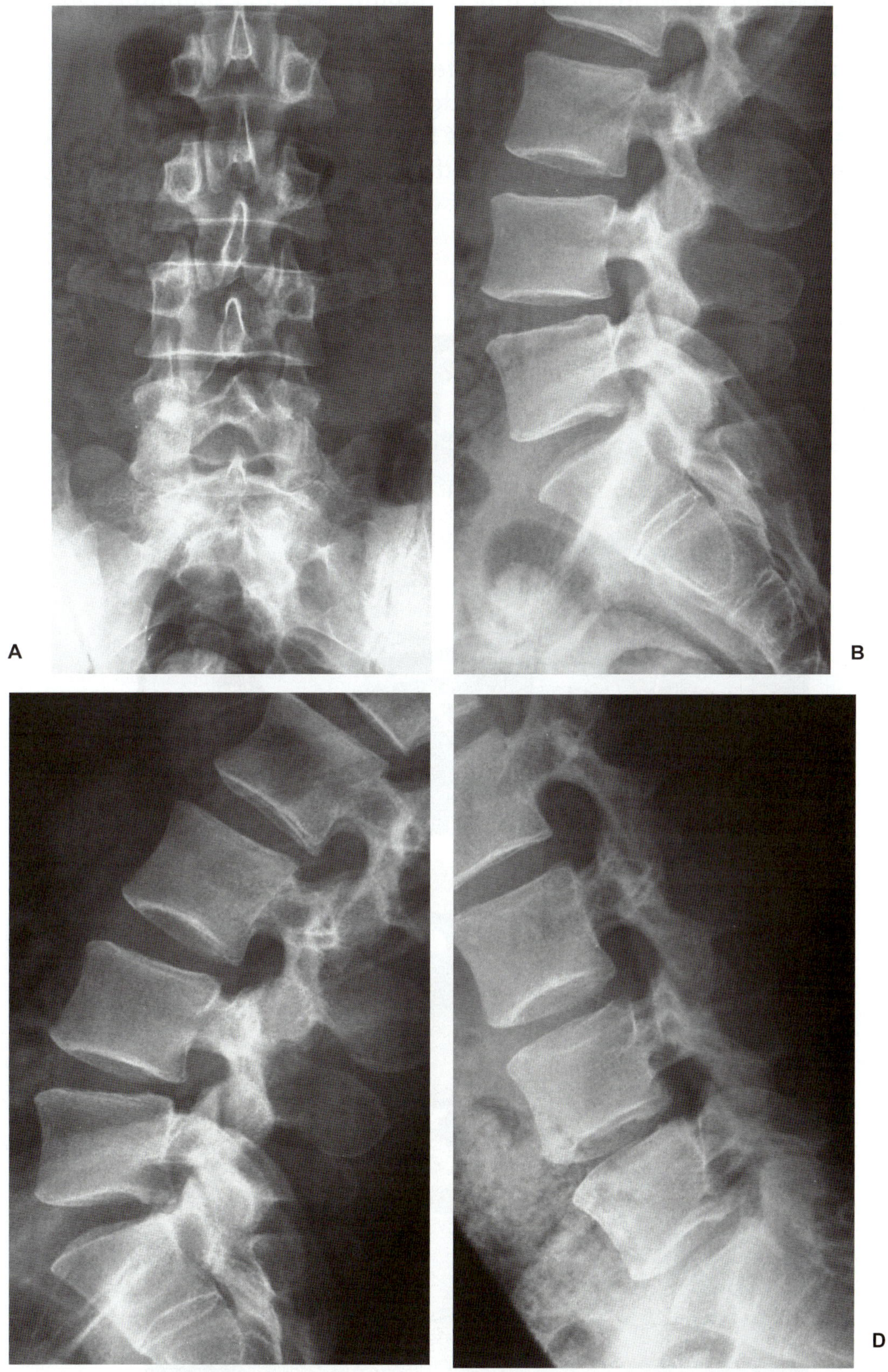

FIGURA 15-1 • Incidências radiológicas utilizadas: A. Anteroposterior. B. Lateral. C. Flexão posterior. D. Flexão anterior.

O paciente é posicionado em decúbito lateral direito ou esquerdo, dependendo da altura do ilíaco ou da necessidade do procedimento. Escolha sempre o lado em que o ilíaco é mais baixo para realizar a abordagem.

A mesa cirúrgica deve permitir a flexão lateral, além de permitir o livre acesso do intensificador de imagens utilizado durante todo o procedimento.

Após o posicionamento lateral o paciente é fixado à mesa com leve flexão do quadril e joelhos, por meio de fitas, para evitar a perda da posição no intraoperatório (Figura 15-2).

A

B

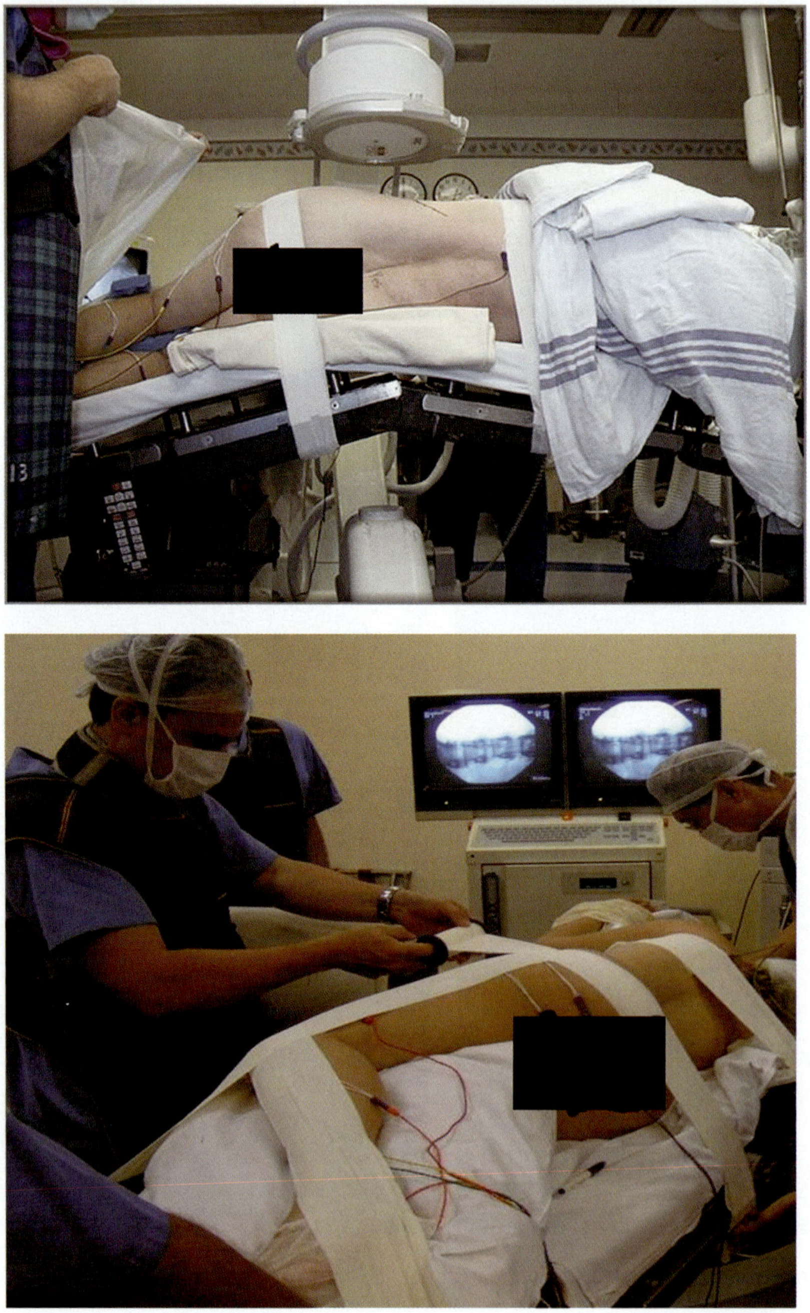

FIGURA 15-2 • Paciente em decúbito lateral com fitas mantendo a posição: A. Flexão da mesa. B. Fitas fixando o paciente.

A mesa então é flexionada até um ponto em que retiramos o ilíaco do nível L4-5 se for este o nível desejado. Nos níveis acima deste, flexionamos a mesa até obtermos tensão dos músculos e abertura do disco.

Após a flexão da mesa, com a ajuda do intensificador, identificamos o disco a ser tratado e colocamos o paciente em decúbito lateral verdadeiro. Na incidência anteroposterior o processo espinhoso deve estar no centro dos pedículos e os platôs vertebrais alinhados paralelamente na incidência em perfil (Figura 15-3).

Após a finalização do posicionamento, localizamos o centro do disco e marcamos a incisão na pele a ser realizada diretamente sobre o disco em questão. A incisão de pele normalmente tem 4-6 cm.

ACESSO AO RETROPERITÔNIO

Uma vez que a incisão de trabalho está marcada na parte lateral, precisamos acessar o retroperitônio para podermos guiar os tubos de trabalho através do músculo psoas. Inicialmente preconizamos que uma segunda incisão ao lado do eretor da espinha seja feita (Figura 15-4). Atravessamos as camadas musculares já descritas e com uma tesoura de dissecção romba adentramos o retroperitônio. Depois desta etapa realizamos uma dis-

A

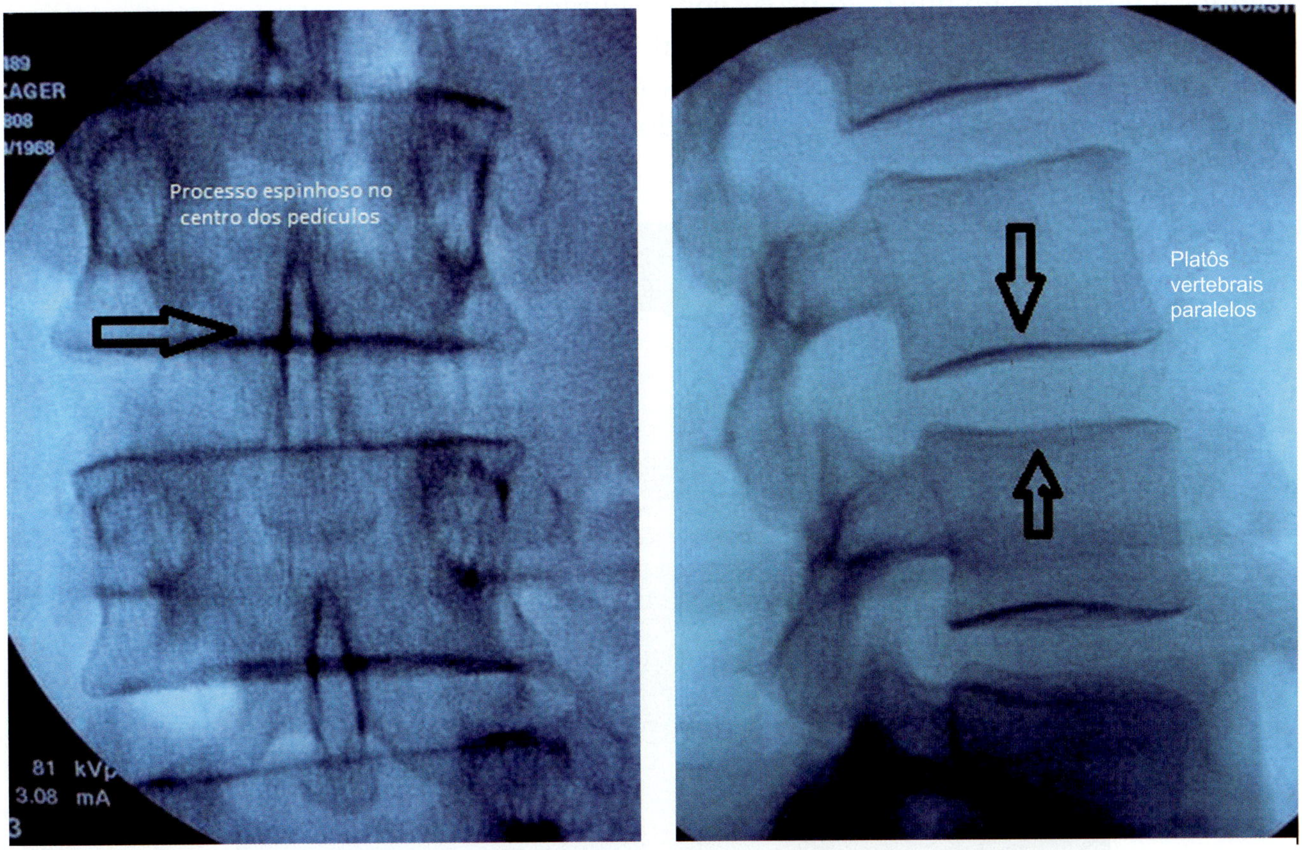

B

FIGURA 15-3 • Incidências radiológicas para verificação do AP verdadeiro e perfil verdadeiro: A. AP verdadeiro com seta marcando o processo espinhoso no centro do corpo vertebral. B. Perfil verdadeiro demostrando os platôs vertebrais alinhados.

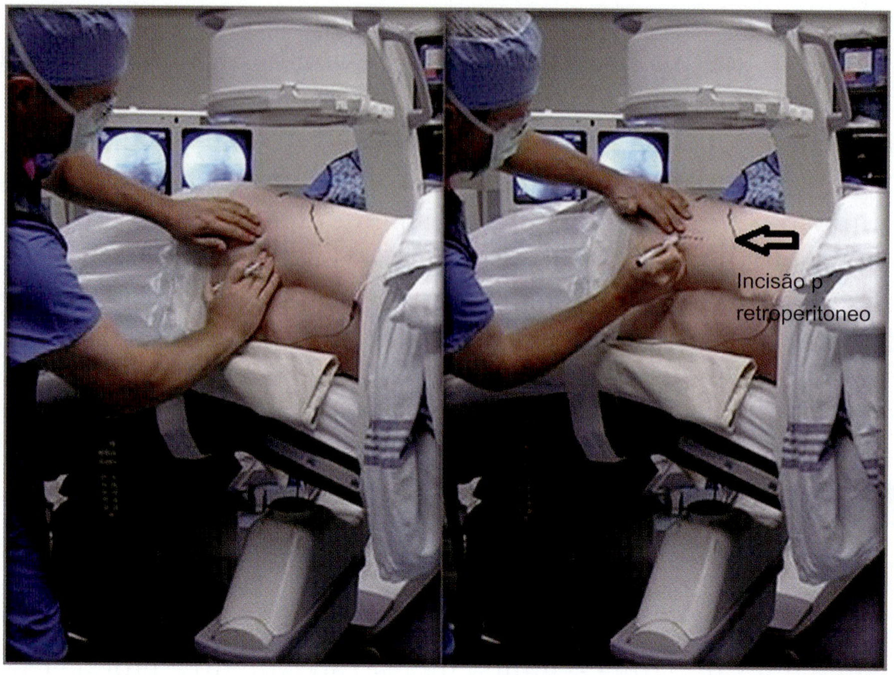

FIGURA 15-4 • Imagem demostrando com a seta a localização da incisão do retroperitônio.

secção com o dedo em movimentos circulares (Figura 15-5), o que libera o peritônio das camadas musculares laterais, criando espaço para que os dilatadores possam ser introduzidos e inseridos no músculo psoas com segurança.

Finalizada esta etapa, a incisão da lateral é realizada dissecando-se o subcutâneo até o músculo. Com o primeiro dilatador atravessamos a musculatura e, guiados pelo dedo, passamos o retroperitônio até a superfície do psoas (Figura 15-6).

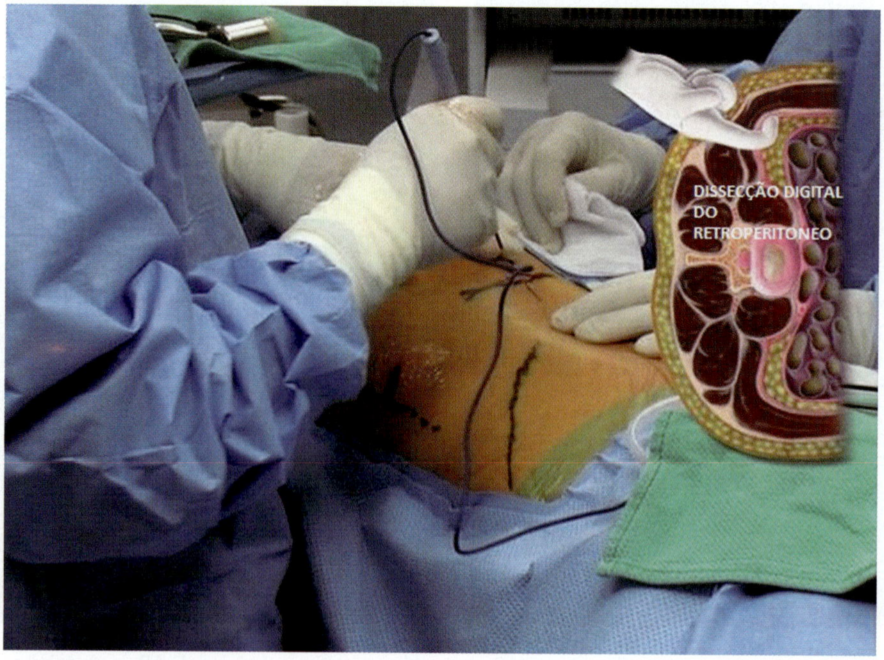

FIGURA 15-5 • Imagem da dissecção digital do retroperitônio.

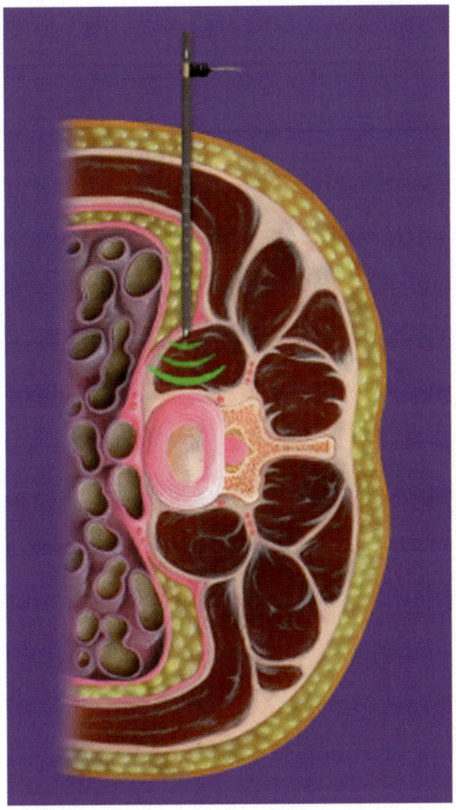

FIGURA 15-6 • Com o primeiro dilatador atravessamos a musculatura da parede abdominal e também o psoas.

ACESSO TRANSPSOAS

Quando o dilatador inicial toca o psoas, a posição de entrada deve ser verificada com o intensificador de imagem. A posição ideal é na união do terço médio e posterior do disco (Figura 15-7). Este posicionamento deve ser realizado utilizando-se o Neurovision, um sistema de neuromonitorização que nos informa sobre a proximidade dos nervos. Uma vez obtida a posição atravessando o músculo, um fio-guia é introduzido no disco e os próximos dilatadores são inseridos sequencialmente, sempre sob monitorização do Neurovision.

Após os dilatadores instalaremos o retrator *maxcess* para realizar a discectomia e a inserção do implante. Com uma série de instrumentos preparamos o disco (Figura 15-8), abrindo também o ânulo contralateral, passo crucial para inserção do espaçador e consequente restauração da altura discal. O implante então é medido, preenchido com enxerto ósseo ou sintético e introduzido no espaço discal.

Pós-operatório

Os pacientes são encorajados a deambular horas após a cirurgia para recuperar sua função muscular de estabilização. A dor no sítio de incisão lateral costuma ser mínima, não

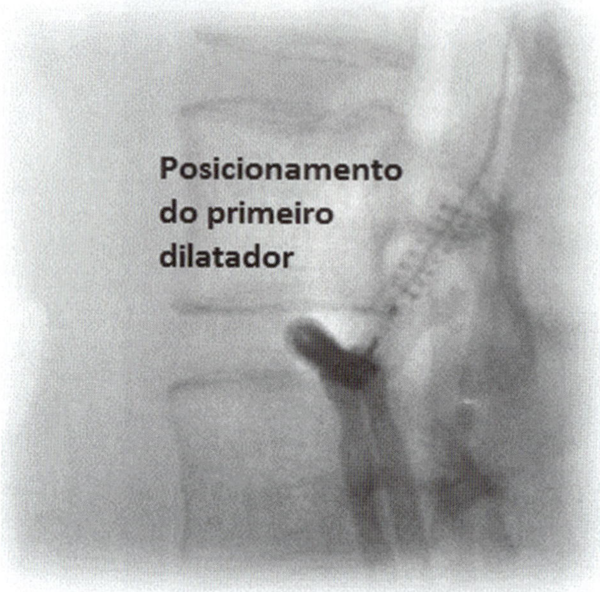

FIGURA 15-7 • Primeiro dilatador posicionado na união do terço médio com o posterior.

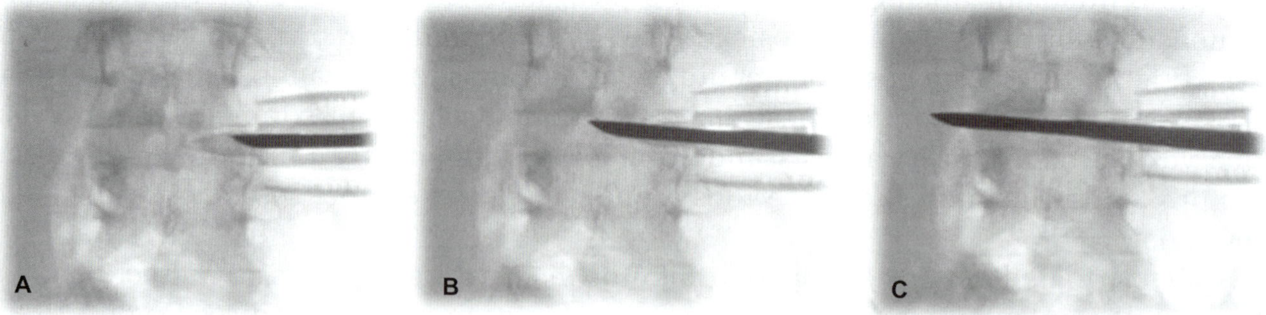

FIGURA 15-8 • Imagens demonstrando Instrumentos de discectomia: A. Rugina de Cobb iniciando o descolamento do disco. B. Rugina de Cobb avançando pela placa terminal. C. Imagem demonstrando a abertura do ânulo contralateral.

impedindo a mobilidade. Alguma dor provém da manipulação direta dos discos e esta é controlada com analgésicos. Esta costuma ser reduzida, não necessitando de analgesia mais potente para deambulação precoce. Alguma fraqueza pela manipulação do psoas é esperada, mas há recuperação em cerca de duas semanas. Disestesias e déficit por manipulação do plexo podem ocorrer e devem se recuperar em cerca de seis semanas.

Todos estes efeitos podem ser minimizados mediante a manipulação gentil da musculatura e das outras estruturas durante a cirurgia, sempre utilizando o guia proporcionado pela ENMG (Neurovision).

COMPLICAÇÕES

Para melhor entendimento das complicações, costumamos dividi-las em relacionadas com a abordagem lateral e aquelas associadas a cirurgias em geral. Por ser procedimento ainda em expansão, os números não são expressivos até o momento.

Entre as relacionadas com a técnica cirúrgica temos as lesões do plexo no interior do psoas, que são evitadas pelo uso do Neurovision. Este aparelho, utilizando eletromiografia (EMG) intraoperatória, nos mostra a proximidade do plexo para que possamos evitá-lo. Ainda dentro da abordagem destacamos a possibilidade de lesões viscerais pelo acesso ao retroperitônio, que são evitadas seguindo os passos corretos. Outra possibilidade são as lesões vasculares que podem ocorrer se não seguirmos o posicionamento correto dos instrumentais. Os vasos localizam-se anteriormente à coluna e, trabalhando através do psoas até o disco, não manipulamos os mesmos. Existe ainda a lesão da placa terminal por excesso de curetagem durante a discectomia, o que favorece a penetração do espaçador no corpo vertebral.

Podemos também ter complicações inerentes a outras técnicas, como déficits neurológicos sensitivos e motores, infecções, tromboembolismos e pseudartroses.

Casos clínicos (Aplicações clínicas)

Caso 1 – Discopatia degenerativa (Figuras 15-9 e 15-10)

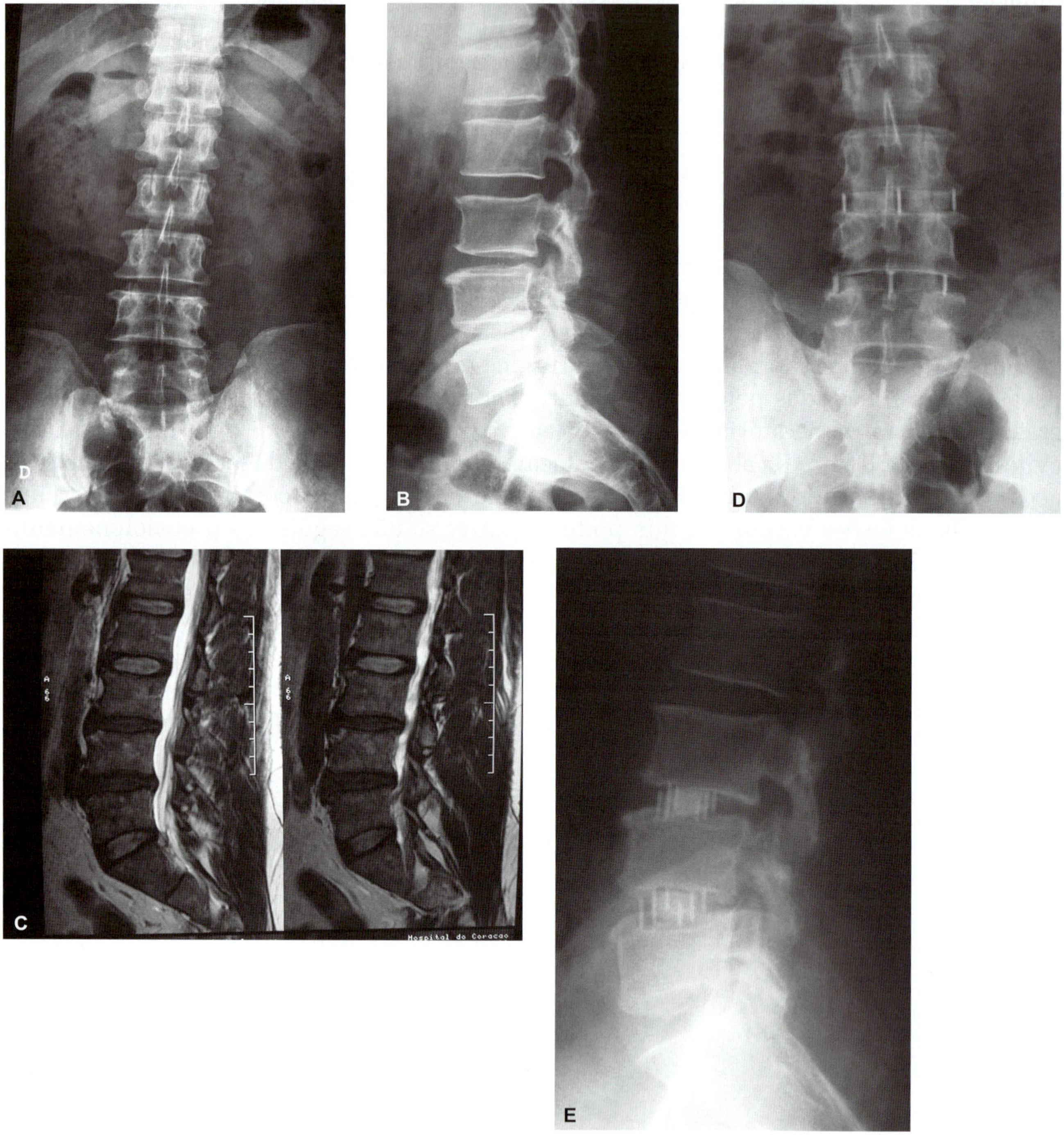

FIGURA 15-9 • Paciente de 30 anos, apresentando discopatia degenerativa nos níveis L4-5 e L34, sem dores radiculares. Realizada fusão L34 e L4-5. A. Imagem pré-operatória em AP e; B. Perfil; C. Ressonância magnética; D e E. Pós-operatório.

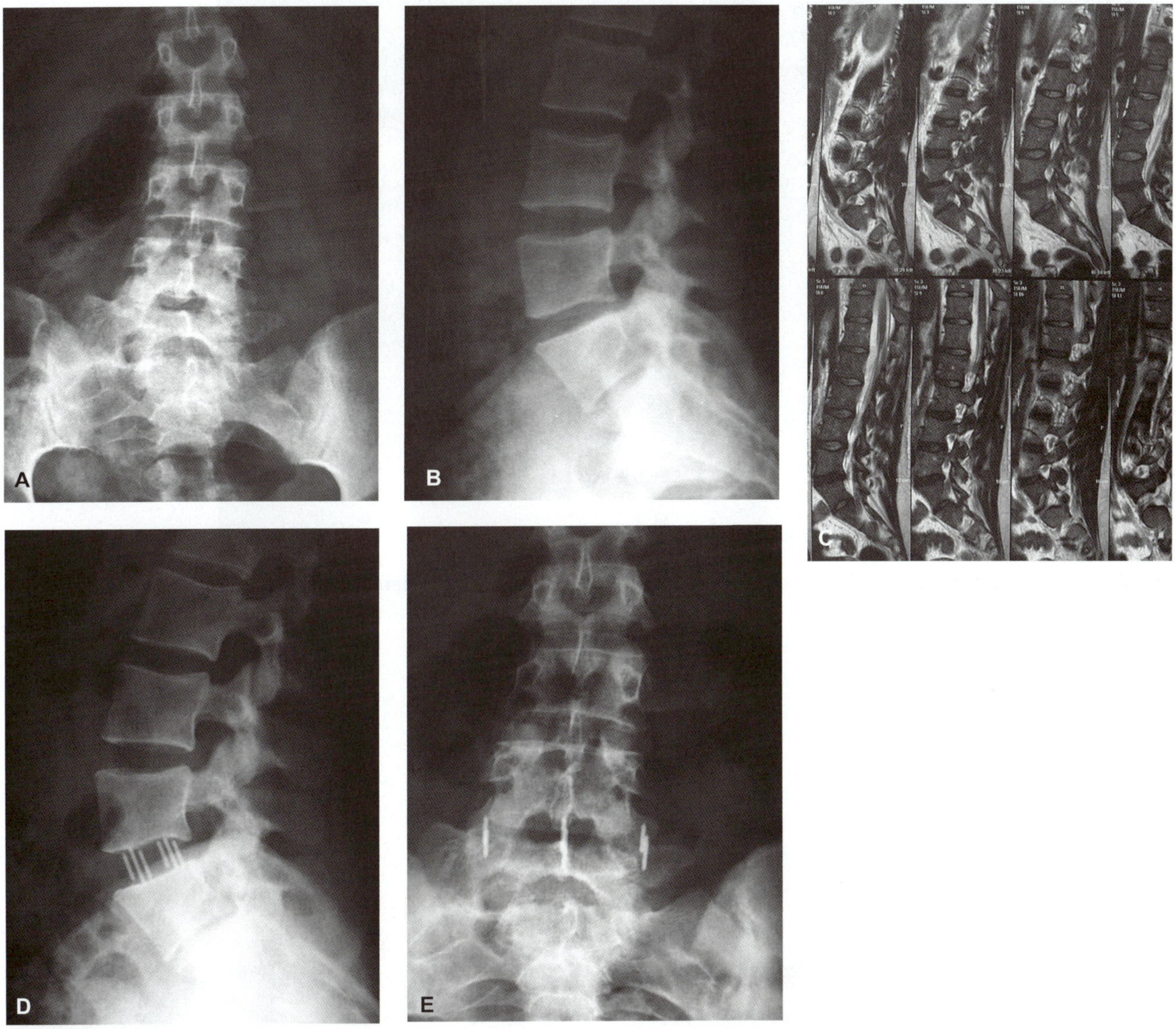

FIGURA 15-10 • Paciente de 45 anos com dores lombares. A e B. Imagem de RX pré-operatório. C. Ressonância magnética pré-operatória. D e E. Pós-operatório.

Caso 2 – Espondilolistese GI (Figura 15-11)

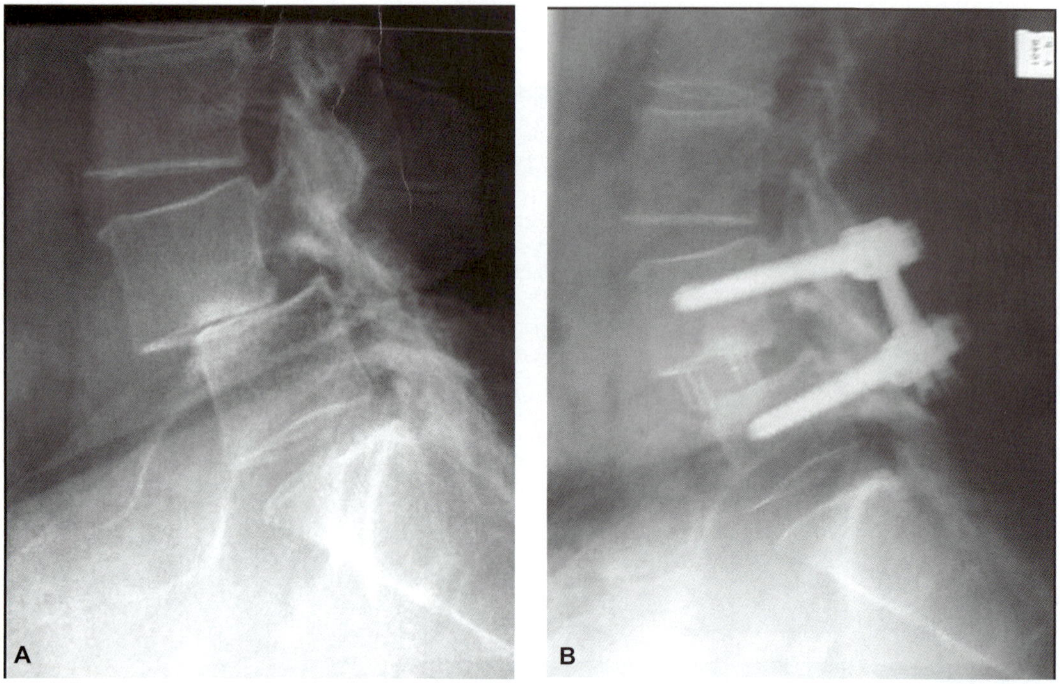

FIGURA 15-11 • Paciente apresentando listese GI/GI com dores irradiadas até o joelho de caráter intermitente. A. Imagem pré-operatória. B. Pós-operatória.

Caso 3 – Escoliose degenerativa (Figura 15-12)

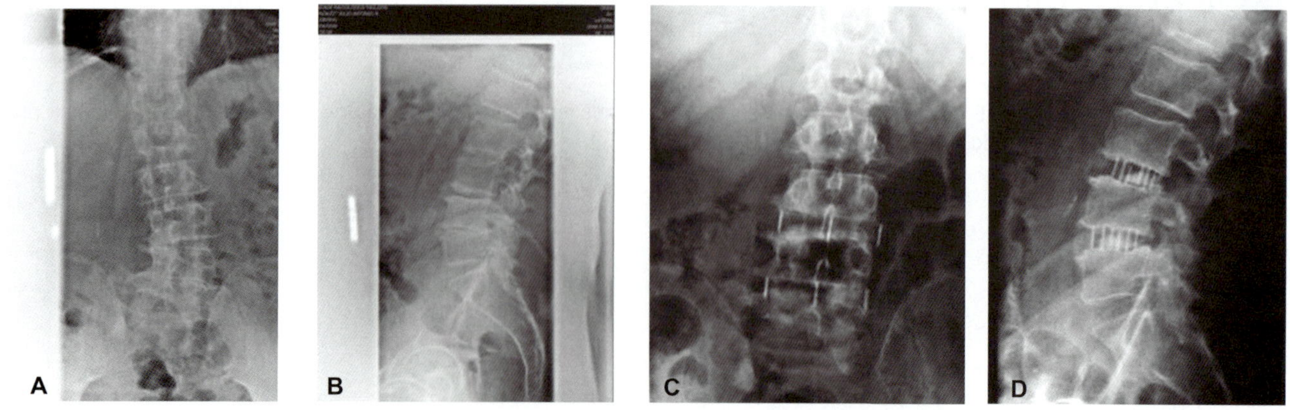

FIGURA 15-12 • Paciente apresentando escoliose degenerativa leve L34 e L4-5. Relata dores lombares. A e B. Imagem mostrando RX pré-operatório. C e D. Imagem demonstrando pós-operatório.

Caso 4 – Revisões, pseudartroses posteriores (Figura 15-13)

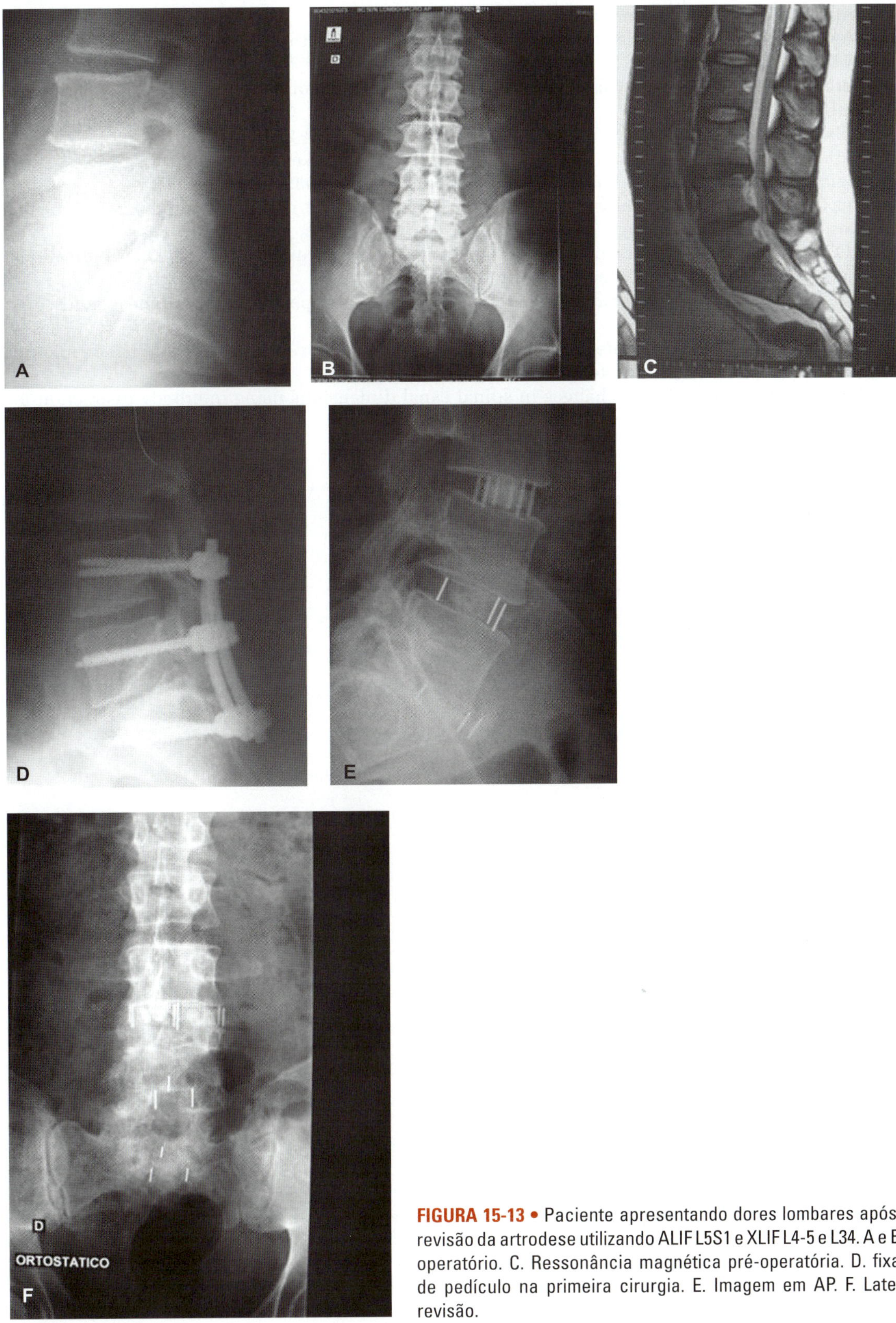

FIGURA 15-13 • Paciente apresentando dores lombares após artrodese. Realizou revisão da artrodese utilizando ALIF L5S1 e XLIF L4-5 e L34. A e B. Imagem de RX pré-operatório. C. Ressonância magnética pré-operatória. D. fixação com parafusos de pedículo na primeira cirurgia. E. Imagem em AP. F. Lateral demonstrando a revisão.

Referências

Calancie B Madsen P, Lebwohl N, Stimulus – evoked EMG monitoring during transpedicular lumbosacral spine instrumentation. Initial clinical results. Spine. 1994; 19;2780-2786.

Deyo RA, Rainvile J, Kent DL, What can the history and Physical examination tell us about low back pain? JAMA. 1992; 268:760-765.

Foley KT, Gupta SK. Percutaneous pedicle screw fixation of the lumbar spine:preliminar clinical results. J Neurosurgery. 2002; 97(1suppl):S7-S12.

Goodrich JA, Volcan I. Extreme Lateral Interbody Fusion. St Looius Missoury: QMP, 2008.

Gray H, Carter HV (1858). Anatomy Descriptive and Surgical. London: John W. Parker and Son, 2011.

Hoppenfeld S. Neurologia para ortopedistas. Ed. Cultura Médica, Rio de Janeiro, 1985.

Isaacs RE, khoo LT, Perez Cruet MJ, et al. Minimally invasive microendoscopic posterior lumbar interbody fusion with instrumentation. Presented at AANS Meeting, Chicago, 2002.

Lowe TG, Tahemia AD, O'Brien MF, et al .Unilateral transforaminal posterior lumbar interbody fusion(TLIF):indications, technique, and 2 years results.Jspinal Disord Tech. 2002; 15:31-38.

Moro T, Kikushi S, Konno S, et al. Na anatomic study of the lumbar plexus with respect to retroperitoneal endoscopic surgery. Spine. 2003; 28:423-428.

Ozbur BM, Aryan HE, Pimenta L, et al. Extreme lateral interbody fusion (XLIF): a novel surgical technique for anterior lumbar interbody fusion. Spine. 2006; J 6:435-443.

Vamivanij, Ferrara LA, Hai Y, et al. Quantitaive changes in spinal canal dimensions using interbody distraction for spondilolisthesis. Spine; 2001; 26, E13-E18.

16

Artrodese anterior intersomática lombar (ALIF)

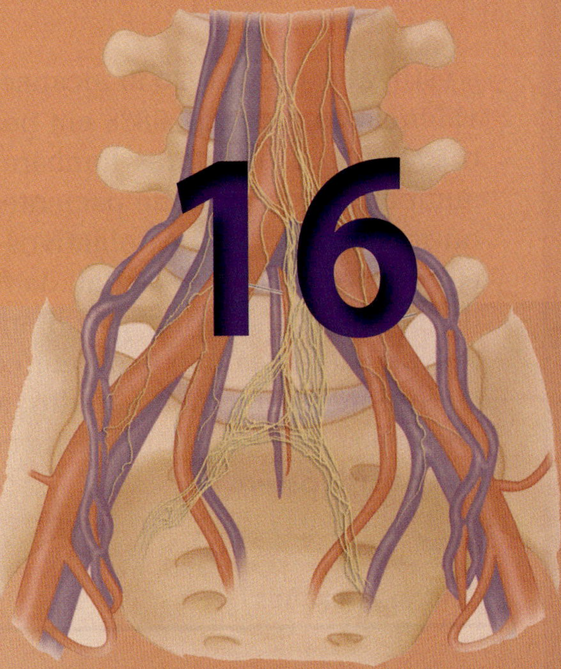

Marcelo Wajchenberg
Délio Eulálio Martins
Eduardo Barros Puertas

INTRODUÇÃO

A artrodese anterior intersomática lombar (ALIF) é uma técnica valiosa no arsenal terapêutico da cirurgia da coluna vertebral. Por meio de um acesso abdominal consegue-se uma abordagem da coluna anterior de forma muito mais ampla com menores retração muscular e sangramento e tempo cirúrgico.

Indicações

O acesso a todo o disco intervertebral permite a discectomia ampla e mais significativa do que a via posterior ou posterolateral e um espaço maior para colocação de espaçadores mais amplos, alcançando melhor capacidade de correção de deformidades, assim como melhores taxas de artrodese.

A ALIF também proporciona o aumento do forame intervertebral de forma mais eficiente do que os dispositivos de artrodese transforaminais, melhora a angulação do disco e, com isso, a lordose e o equilíbrio sagital. Evita-se ainda, com esta técnica, a manipulação de estruturas nervosas com descompressão indireta do canal e forame intervertebral, permitindo que estruturas importantes na estabilização da coluna posterior, como ossos, tecidos moles e ligamentos, permaneçam intactos.

A técnica de ALIF pode ser indicada no tratamento de deformidades do adulto, principalmente em idosos (acima de 60 anos). Essa população aumenta de forma considerável a cada ano em todo o mundo, sendo atualmente 12,4% da população estadunidense, e estima-se que até 2030 alcance a marca de 19,6%. A deformidade do adulto tem prevalência ao redor de 68% em pessoas acima de 60 anos. Nesses pacientes é um desafio o tratamento das dores lombares e da deformidade por si e recentemente notou-se o aumento do número de pacientes que optam pelo tratamento cirúrgico, seja por um ou outro sintoma. Mas os objetivos principais do tratamento cirúrgico são a melhora dos equilíbrios coronal e sagital, da função neurológica, cosmese e prevenção da progressão da deformidade, sendo a ALIF uma excelente opção no tratamento desses pacientes.

Nos pacientes que evoluem com cifose juncional, após cirurgias de correção da escoliose degenerativa do adulto, a abordagem pela via anterior permite a restauração da altura da coluna anterior, assim como a criação de um espaço adequado para a colocação de enxerto ósseo.

Contraindicações

De forma geral, esta técnica deve ser evitada em pacientes que já tenham procedimentos abdominais prévios na mesma região onde se deseja manipular, com a presença de aderências, processos infecciosos e dificuldade para afastamentos de estruturas vasculares e neurais.

RISCOS E COMPLICAÇÕES

Esta técnica também apresenta desvantagens que devem ser consideradas risco de lesões a vísceras abdominais, agressão à parede abdominal, proximidade de grandes vasos, ureter e numerosos plexos nervosos, além de uma cicatriz na região anterior, que é facilmente visualizada pelo paciente diariamente.

Apesar de a lesão venosa ser bem mais frequente que a arterial na ALIF, recomenda-se que todos os pacientes que forem submetidos a essa técnica sejam avaliados criteriosamente e que pulsos periféricos sejam palpados; e, na vigência de qualquer alteração, uma avaliação por cirurgião vascular deve ser solicitada. Durante a cirurgia recomenda-se controle com oximetria de pulso nas extremidades e relaxamento dos afastadores de forma regular. Quanto a pacientes do sexo masculino, deve-se ficar atento para o risco de ejaculação retrógrada e evitar a cirurgia laparoscópica, que aumenta esses índices, além de minimizar o uso de eletrocautério nas proximidades do plexo hipogástrico superior (parede dorsal do peritônio). A subsidência, que é a perda da altura vertical do espaço discal antes da completa incorporação da massa de fusão e com espaçadores de menor altura (até 14,7 mm).

Anatomia relacionada

A abordagem pode ser realizada por meio de uma via retroperitoneal (lombotomia) para abordagem dos níveis L2-L3, L3-L4 e L4-L5. O acesso do disco intervertebral L5-S1 pode, em alguns pacientes, exigir a abertura do peritoneu para a realização da discectomia.

Neste acesso o nervo sacral (plexo hipogástrico) é delicadamente afastado da direita para a esquerda para evitar o risco de lesá-lo com consequente ejaculação retrógrada no homem. A abordagem da coluna vertebral costuma ser simples nas mãos de um cirurgião treinado, que consegue abordar a região por meio de dissecção romba.

Técnica cirúrgica

Inicialmente seleciona-se o tamanho adequado do implante por meio de transparências aplicadas sobre as radiografias da coluna vertebral lombar, de frente e perfil. Desta forma é possível planejar de forma adequada a cirurgia. No entanto, durante o ato cirúrgico pode-se optar por tamanhos maiores ou menores de acordo com a situação, tornando necessário ter disponível um material completo, com as várias medidas de altura, comprimento e angulação do implante.

Ao abordar o disco intervertebral desejado, utiliza-se uma prova do implante a ser utilizado para iniciar os cortes no ânulo fibroso para a retirada do material discal (Figura 16-1). Realiza-se a incisão do ligamento longitudinal anterior em conjunto com o ânulo fibroso (Figura 16-2). Em seguida utiliza-se uma rugina (tipo Cobb) para descolar o disco da placa terminal (Figuras 16-3 e 16-4), permitindo a soltura e remoção do material com uma pinça tipo Love (Figura 16-5). Para finalizar a retirada do disco e limpeza da placa terminal utilizam-se curetas, de forma cuidadosa, para evitar a lesão do planalto vertebral (Figura 16-6).

Após a preparação do espaço discal aplica-se no local uma pinça (distrator) para promover a abertura do espaço, permitindo a colocação de dilatadores sequenciais (provas) para a determinação do tamanho adequado do implante (Figuras 16-7 e 16-8). Finalmente coloca-se o implante, de forma centralizada, contendo enxerto ósseo no seu interior (Figuras 16-9 a 16-11).

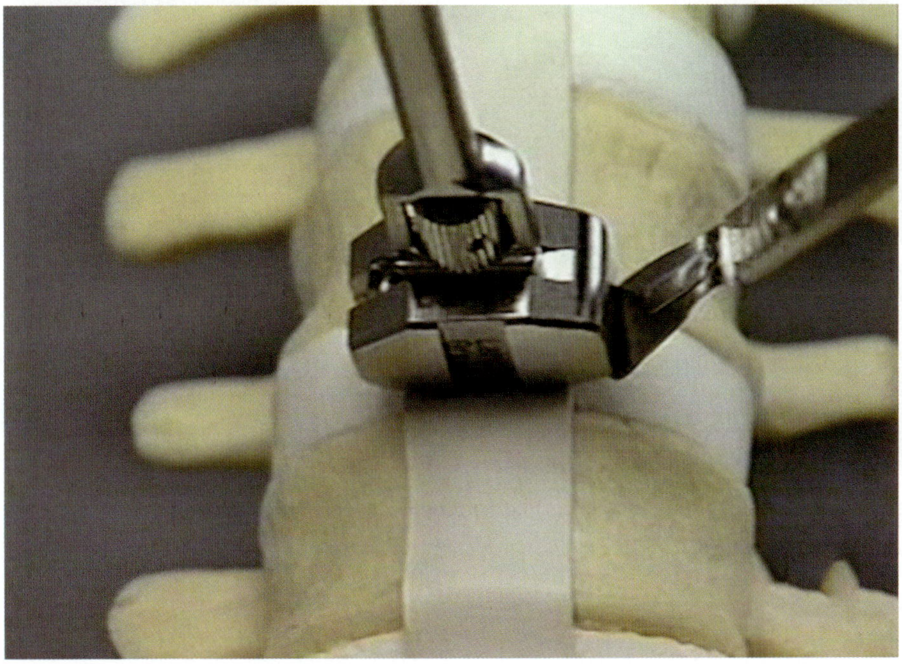

FIGURA 16-1 • Planejamento para incisão do disco intervertebral ao redor do implante.

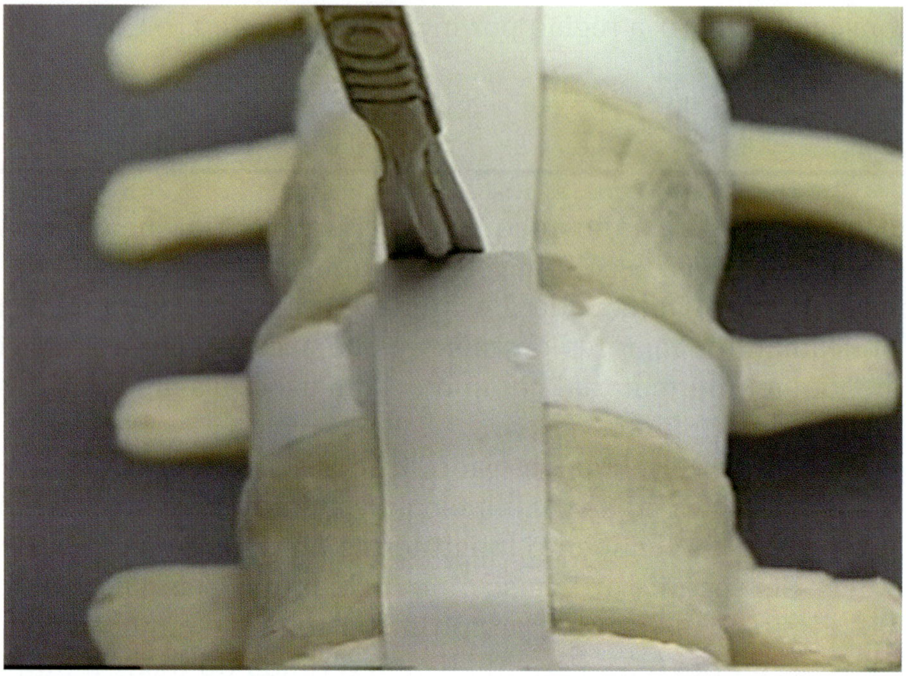

FIGURA 16-2 • Incisão do ligamento longitudinal anterior.

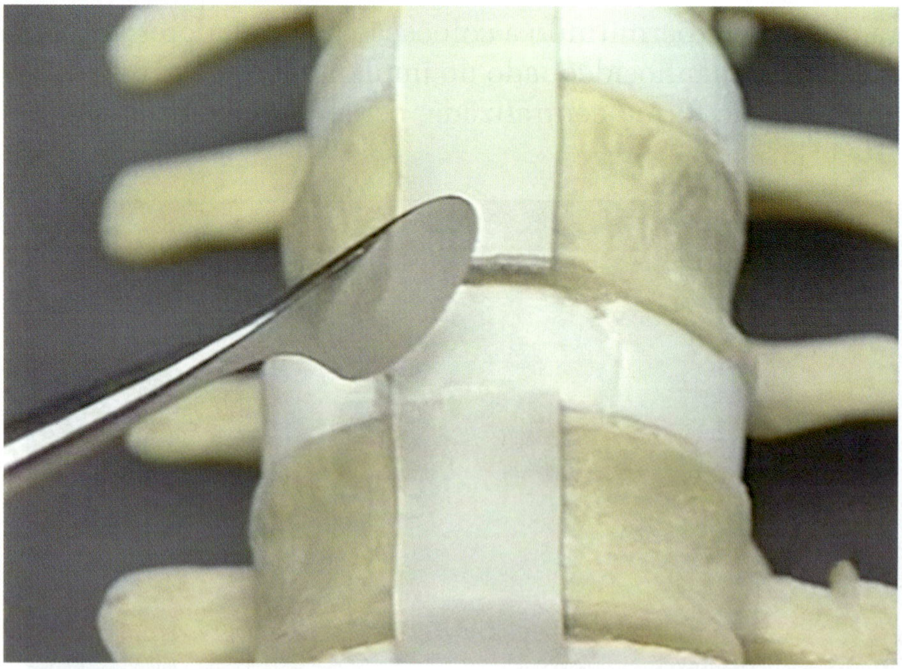

FIGURA 16-3 • Aspecto anterior para abordagem do disco intervertebral com uma rugina (Cobb).

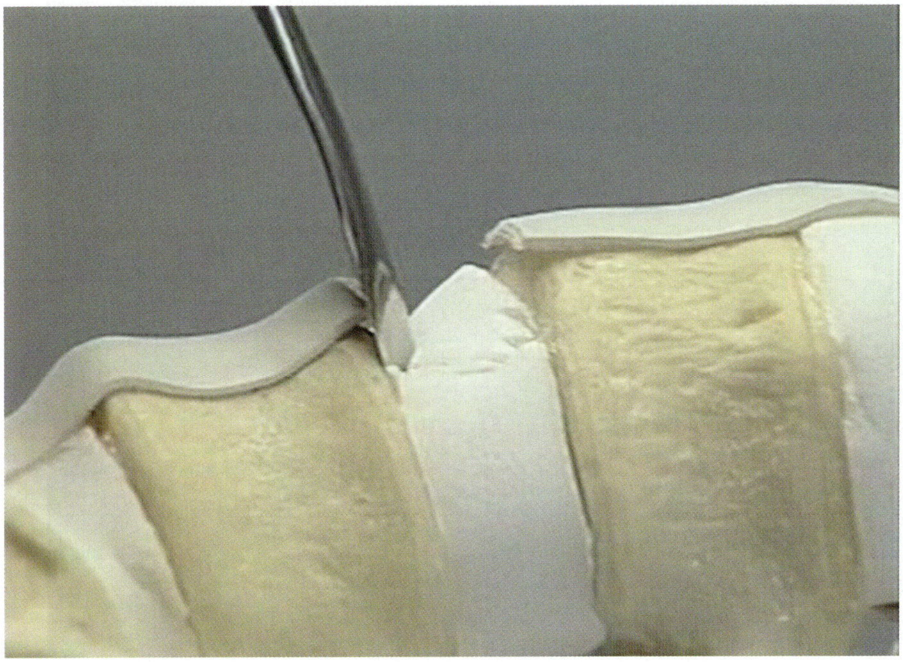

FIGURA 16-4 • Aspecto lateral do descolamento do disco intervertebral com uma rugina (Cobb).

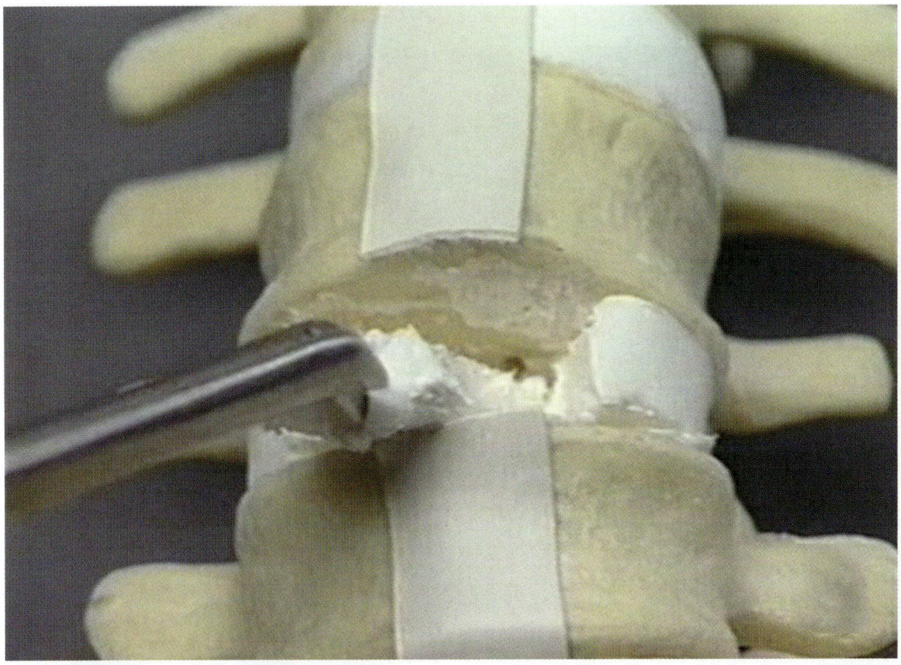

FIGURA 16-5 • Retirada do disco intervertebral com pinça tipo Love.

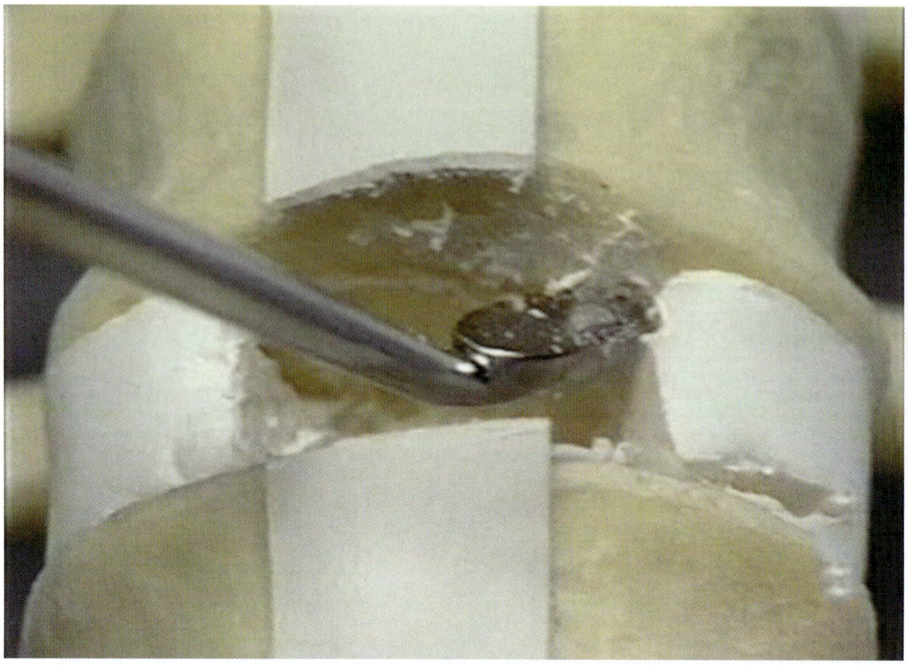

FIGURA 16-6 • Retirada de fragmentos discais com cureta, preservando o planalto vertebral.

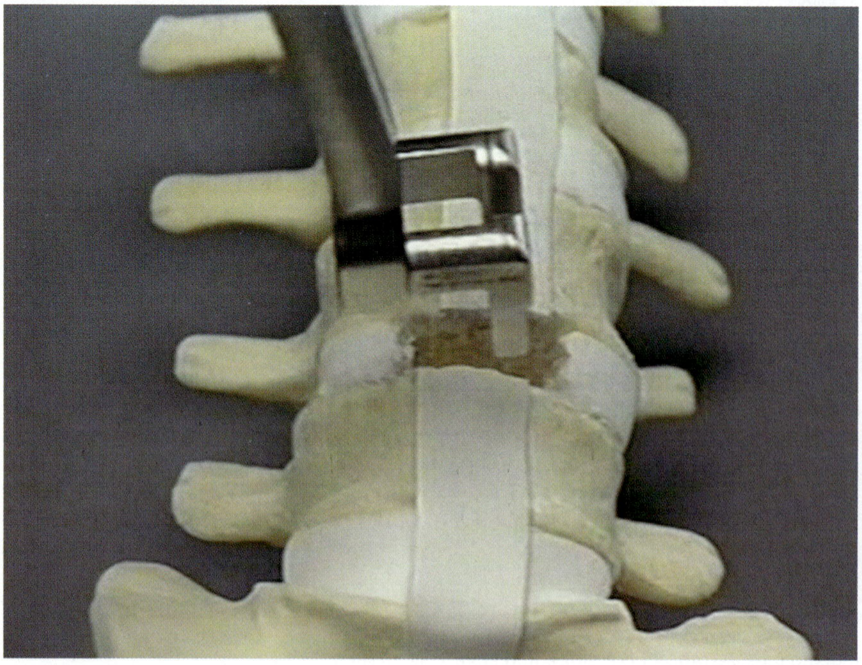

FIGURA 16-7 • Aspecto anterior (ventral) para a colocação do distrator.

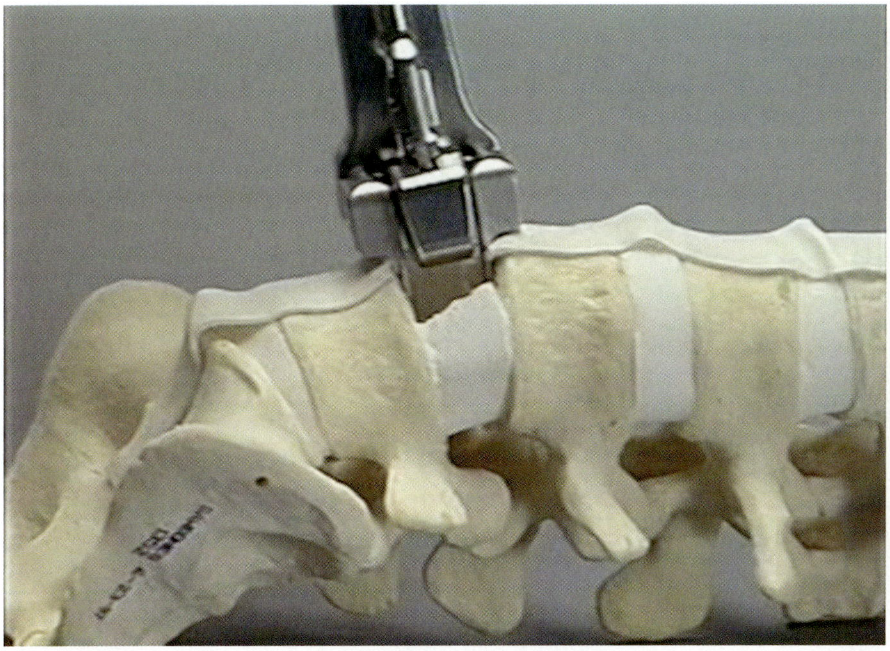

FIGURA 16-8 • Aspecto lateral da aplicação do distrator com o dilatador (prova).

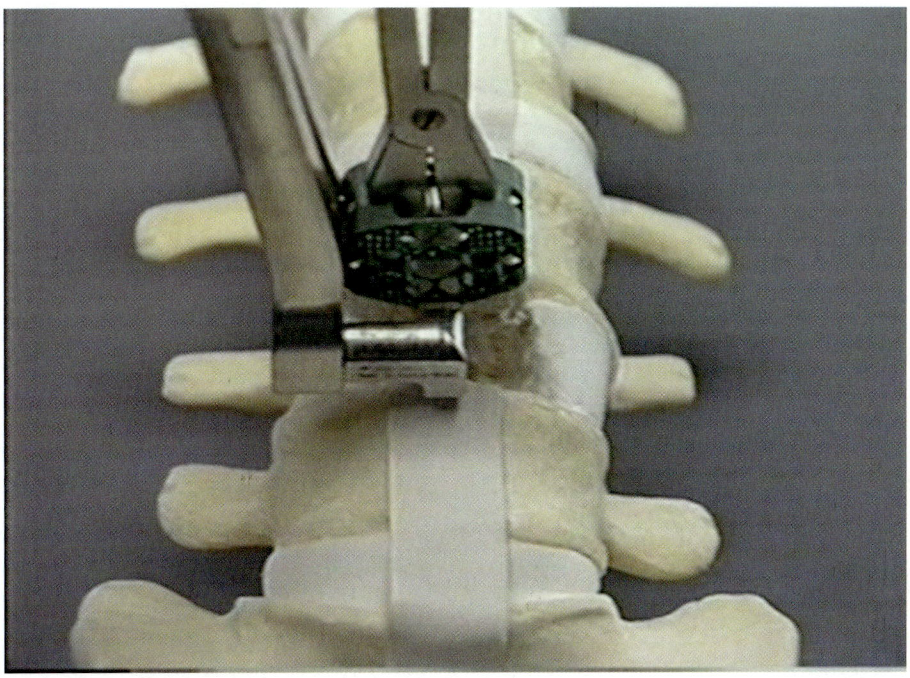

FIGURA 16-9 • Aspecto anterior (ventral) da colocação do implante.

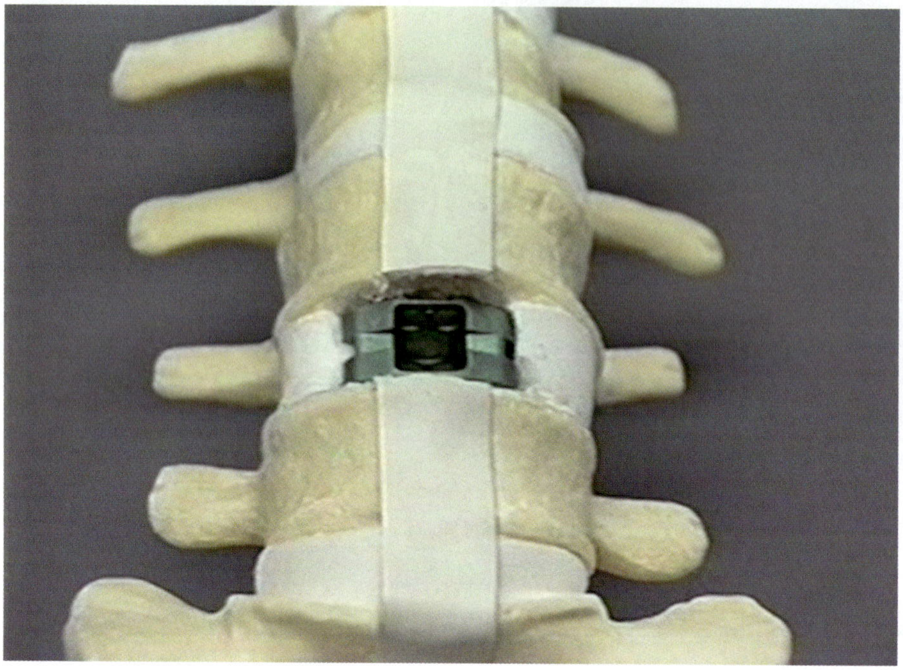

FIGURA 16-10 • Aspecto final da colocação do implante.

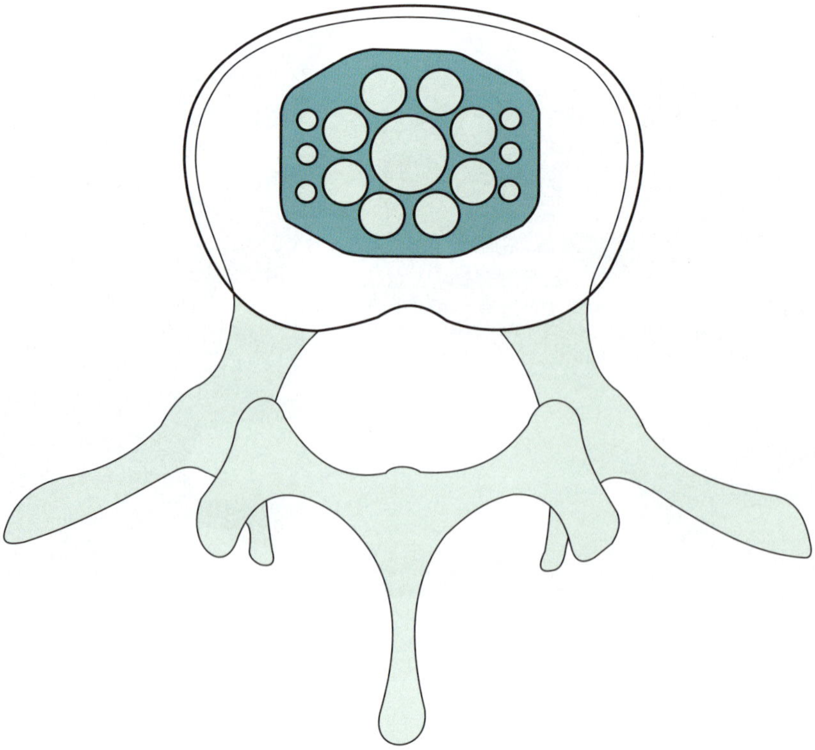

FIGURA 16-11 • Diagrama do posicionamento ideal do implante no plano axial.

Os espaços circulares internos para a colocação do enxerto também podem ser observados.

Uma alternativa para a colocação do implante de titânio é a utilização do enxerto autólogo tricortical de crista ilíaca, inserido sob pressão e compressão. Harms e Tabasso preferem a utilização de cilindros de titânio com osso em vez do enxerto de crista ilíaca porque:

- ele aumenta a estabilidade imediata após a redução de espondilolistese;
- aumenta as chances de fusão;
- evita os riscos de colabamento do enxerto;
- oferece maior resistência a forças de cisalhamento do que o enxerto tricortical.

Além destes fatores inclui-se também a prevenção de morbidade no local da retirada do enxerto. Frequentemente os pacientes queixam-se de dor no local.

Pós-operatório

Dependendo da extensão do procedimento, das características do paciente e da dor, orienta-se o repouso relativo no leito, geralmente por 18 a 24 horas, estimulando em seguida a deambulação e instituindo-se fisioterapia motora gradual. Deve-se evitar a realização de atividades físicas por 12 semanas, período necessário para a consolidação do enxerto. Sugere-se realizar, após este período, controle radiográfico.

Caso clínico

Paciente A.R.A.P.G., 56 anos, sexo feminino, em tratamento de artrite reumatoide, com dor lombar irradiada para ambos os membros há 2 anos, mesmo ao realizar caminhadas curtas, caracterizando-se claudicação neurogênica. Referia significativa melhora ao repouso, mas com o passar do tempo desenvolveu deformidade escoliótica e cifótica, com perda do balanço sagital (Figuras 16-12 A e B). A paciente foi operada por meio de descompressão neural dos níveis L3-L4, L4-L5 e L5-S1, com fixação pedicular e artrodese posterolateral de T3 a S1, inclusive com fixação no ilíaco e osteotomia de subtração pedicular em L1, com melhora significativa da escoliose e do balanço sagital (Figuras 16-12 C e D). No entanto três meses após a cirurgia a paciente teve soltura dos parafusos do ilíaco e espondilolistese L4-L5, com recidiva da deformidade (Figuras 16-12 E e F).

Optou-se então por nova cirurgia com abordagem anterior, pela técnica de ALIF, com a retirada dos discos L4-L5 e L5-S1 e colocação de dispositivos intersomáticos, com enxerto e colocação de parafusos nos respectivos corpos vertebrais. Em seguida realizou-se nova abordagem pela via posterior, utilizando-se parafusos no ilíaco, de maior comprimento, e revisando a artrodese. O controle radiográfico mostrou a recuperação do balanço sagital (Figuras 16-12 G e H).

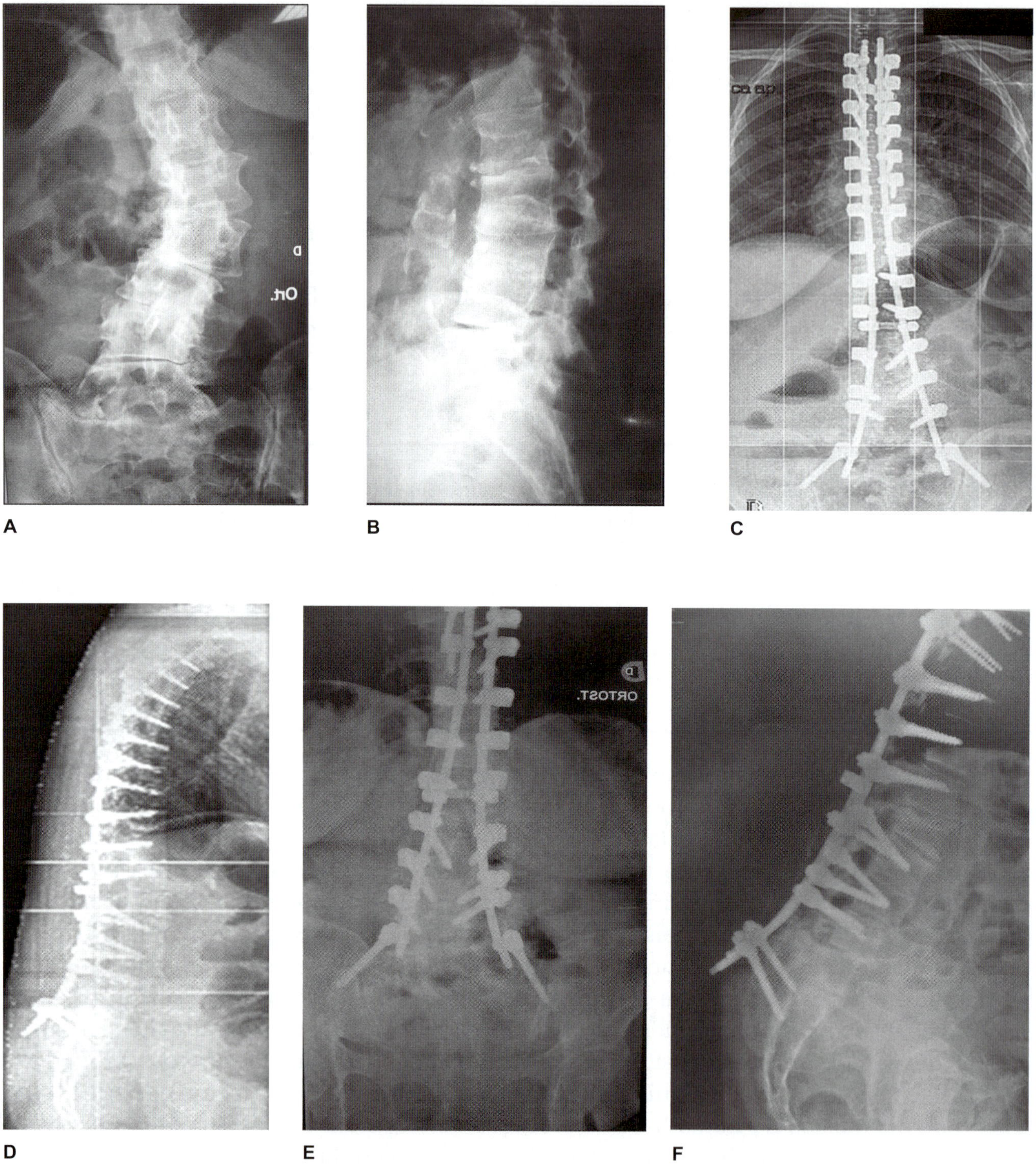

FIGURA 16-12 • (A) Radiografia de frente e (B) perfil da paciente A.R.A.P.G. com escoliose degenerativa do adulto, com perda da lordose lombar. (C) Radiografia panorâmica de frente e (D) perfil do pós-operatório da paciente A.R.A.P.G. (E) radiografia de frente e (F) perfil da paciente A.R.A.P.G. com soltura dos parafusos ilíacos e espondilolistese L4-L5. *(Continua)*

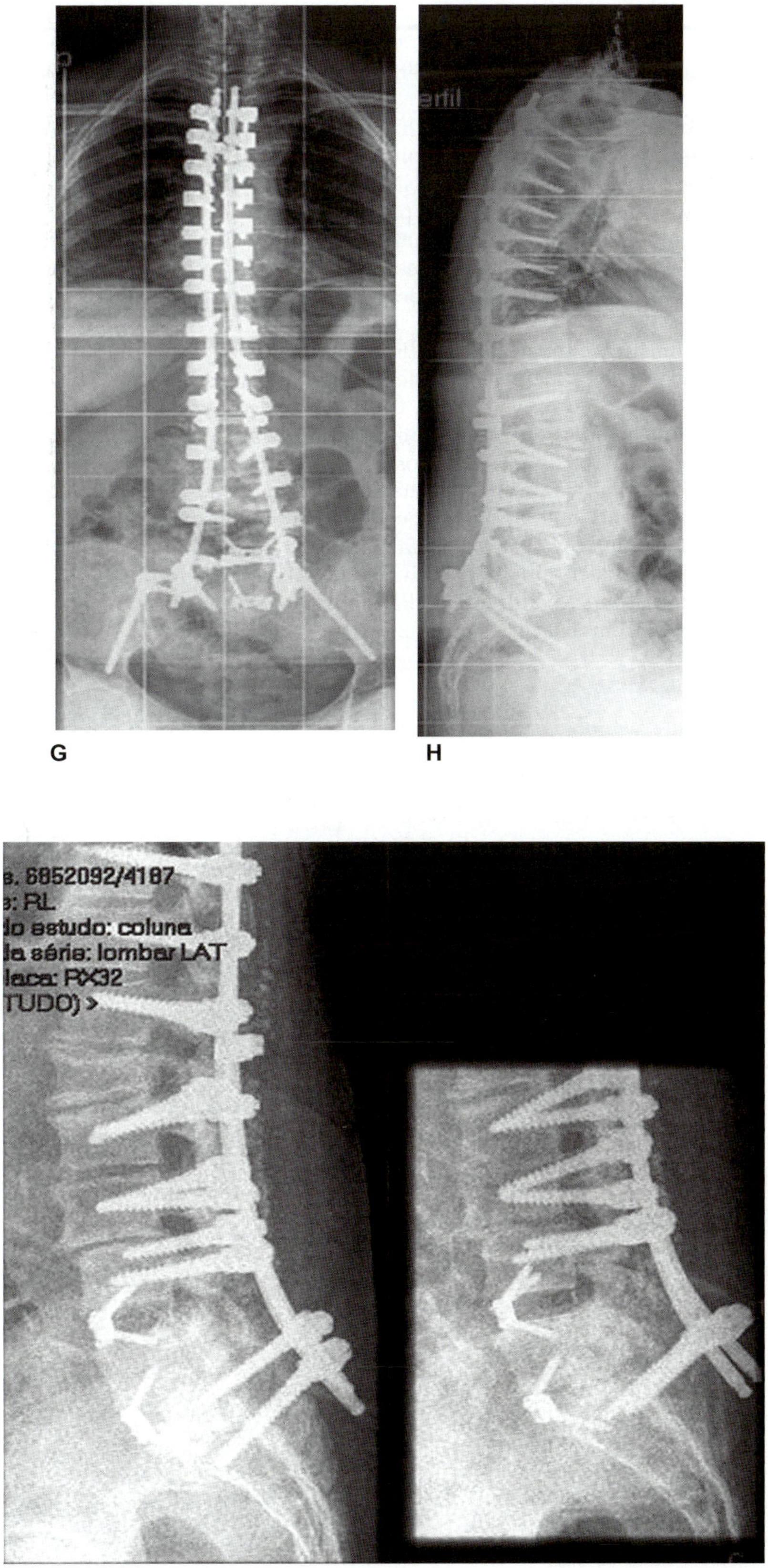

G H

I

FIGURA 16-12 (*CONT.*) • (G) Radiografia panorâmica de frente, (H) perfil e (I) localizada, após a abordagem pela via anterior, com a técnica de ALIF e troca dos parafusos ilíacos pela via posterior.

Referências

Akbarnia BA, Ogilvie JW, Hammerberg KW. Debate: degenerative scoliosis: to operate or not to operate. Spine. 2006; 31(Suppl 19):S195-S201.

Beutler WJ, Peppelman WC Jr. Anterior lumbar fusion with paired BAK standard and paired BAK proximity cages: subsidence incidence, subsidence factors, and clinical outcome. Spine J. 2003;3:289-293.

Diwan AD, Sandhu HS, Khan SN, Parvataneni HK, Cammisa FP. Lumbar Spine: degenerative disease. In: Boden SD, BohlmanHH (eds.). The Failed Spine. Philadelphia: Lippincott Williams & Wilkins, 2003. p. 203-219.

Federal Interagency Forum on Aging-Related Statistics: 2006 Older American Update: Key Indicator of Wellness. Disponível em: <http://www.agingstats.gov/agingstatsdotnet/Main_Site/Data/Data_2006.aspx>.

Glassman SD, Berven S, Kostuik J, Dimar JR, Horton WC, Bridwll K. Nonsurgical resource utilization in adult spinal deformity. Spine. 2006;31:941-947.

Harms J, Tabasso G: Fusão intersomática lombar anterior (FILA). In: Harms J, Tabasso G (eds.). Instrumentação em cirurgia da coluna vertebral: princípios e técnicas. Rio de Janeiro: Di-Livros; 1999. p. 131-134.

Hsieh PC, Doski TR, O'Shaugnessy BA, Sugrue P, Salehi S, Ondra S, et al. Anterior lumbar interbody fusion in comparison with transforaminal lumbar interbody fusion: implications for the restoration of foraminal height, local disc angle, lumbar lordoses, and sagital balance. J Neurosurg Spine. 2007;7:379-386.

Kaiser MG, Haid RW Jr, Subach BR, Miller JS, Smith CD Rodts GE Jr. Comparison of the mini-open versus laparoscopic approach for anterior lumbar interbody fusion: a retrospective review. Neurosurgery. 2002;51:97-105.

Schwab F, Dubey A, Gamez L, El Fegoun AB, Hwang K, Pagala M, et al. Adult scoliosis: prevalence, SF-36, and nutritional parameters in an elderly volunteer opulation. Spine. 2005;30:1082-1085.

Than KD, Wang AC, Rahman SU, Wilson TJ, Valdivia JM, Park P et al. Complication avoidance and management in anterior lumbar interbody fusion. Neurosurgical Focus. 2011;31(4):E6.

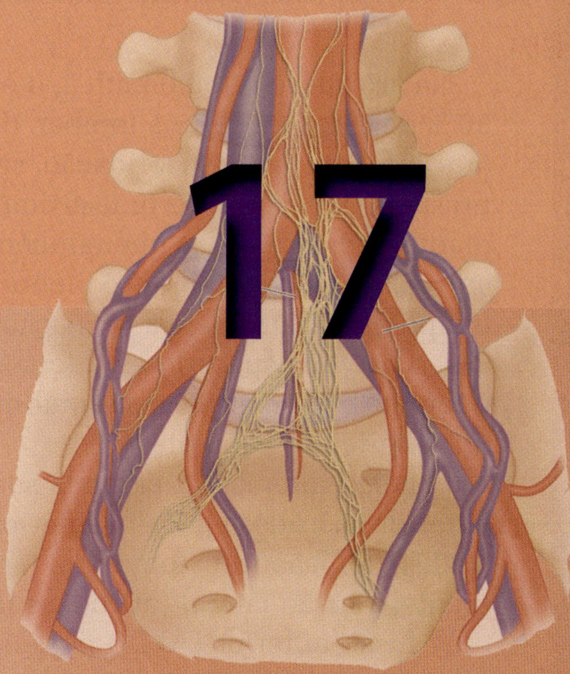

17

Artrodese lombar intersomática transforaminal (TLIF)

Sérgio Daher
Murilo Tavares Daher
André Luiz Passos Cardoso

INTRODUÇÃO

A artrodese é o tratamento cirúrgico padrão ouro para a maioria das doenças degenerativas lombares. Desde a sua descrição, no início do século XIX, várias técnicas foram desenvolvidas com o intuito de diminuir os índices de pseudartrose e melhorar os resultados clínicos.

Inicialmente, essas técnicas consistiam em realizar a decorticação dos processos transversos e fazer uma artrodese posterolateral *in situ* com enxerto ósseo. A taxa de consolidação, nesses casos, variava de 46% a 90%. Pela dificuldade em se obter a fusão e manter o alinhamento adequado, a instrumentação vertebral tem se tornado cada vez mais popular entre os cirurgiões, aumentando de maneira significativa a taxa de consolidação (80%-90%), o que nem sempre é acompanhado por uma melhora nos resultados clínicos.

Na literatura existem relatos de pacientes submetidos à artrodese para tratamento de lombalgia decorrente de doença degenerativa discal que mantiveram os sintomas, mesmo na presença de uma boa massa de fusão à avaliação radiográfica. Alguns acreditam que isso seria em decorrência do micromovimento presente nas artrodeses posteriores, com a manutenção da irritação do nervo sinovertebral.

Assim, fixações mais estáveis foram desenvolvidas na tentativa de melhorar os resultados da artrodese posterolateral. Apesar de ainda ser muito controversa na literatura a melhor forma de artrodese para cada patologia, existem várias vantagens teóricas em se realizar uma artrodese da coluna anterior.

Na artrodese intersomática, o enxerto é colocado na região anterior, por onde passam 80% da carga na coluna lombar, deixando o enxerto suscetível a forças de compressão, o que aumentaria a consolidação, segundo a lei de Wolff. Além disso, o corpo vertebral representa 90% da superfície articular e recebe melhor suprimento vascular do que os elementos posteriores, o que também facilitaria a fusão (Figura 17-1). Também a distância entre os platôs vertebrais é menor do que a distância intertransversa, o que diminuiria o tempo necessário para a formação óssea nesse segmento. Além dessas vantagens biológicas, o uso de espaçadores intersomáticos permite restaurar a altura discal, aumentando o forame e descomprimindo indiretamente a raiz, além de restaurar a lordose e o equilíbrio sagital do paciente.

A fusão intersomática pode ser obtida por uma variedade de técnicas, desde a fusão anterior (artrodese por via anterior [ALIF]), a fusão posterior (artrodese por via posterior [PLIF]), a fusão transforaminal (artrodese por via transforaminal [TLIF]) e, mais recentemente, a fusão lateral (artrodese lombar extremo lateral [XLIF]).

A fusão anterior (ALIF) possui a vantagem de permitir uma boa reconstrução da coluna anterior e evitar a lesão da musculatura paravertebral, que é inerente aos procedimentos abertos posteriores. No entanto apresenta risco de lesões vasculares, que podem ser devastadoras, além do risco de lesão do nervo hipogástrico, que, no homem, pode levar à ejaculação retrógrada. Também é uma via a que a maioria dos cirurgiões não está tão habituada quanto a via posterior, podendo haver a necessidade da presença de um cirurgião de acesso, aumentando os custos do procedimento. Além disso, muitas vezes é necessário realizar a via posterior para complementar a artrodese ou descomprimir as estruturas neurológicas, aumentando a morbidade do procedimento com as duas vias.

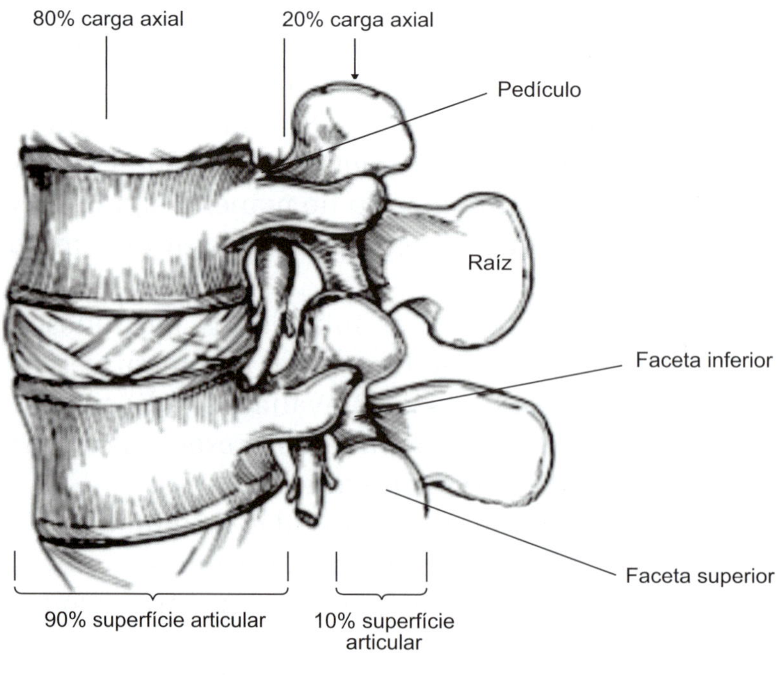

FIGURA 17-1 • Ilustração da carga e da superfície articular de uma unidade funcional vertebral.

A fusão intersomática posterior apresenta a vantagem de permitir que tanto a descompressão quanto a artrodese sejam realizadas pela mesma via de acesso. A PLIF foi descrita na década de 1940 por Cloward para o tratamento da doença degenerativa discal. Na técnica tradicional, é removida apenas a porção medial das facetas articulares, sendo necessário um afastamento considerável do saco dural para se ter acesso ao espaço discal. Com isso algumas séries têm mostrado alta porcentagem de lesões durais, dor radicular residual e, inclusive, déficit neurológico. Além disso, esta técnica não pode ser realizada em níveis mais proximais (acima de L3) pela presença do cone medular e da impossibilidade de manipulação do mesmo. Em 1981, Blume e Rojas descreveram a PLIF unilateral para tentar minimizar essas complicações. No entanto o grande avanço das artrodeses intersomáticas posteriores apareceu com o Prof. Harms, que descreveu a artrodese intersomática por via transforaminal. Nesta, é realizada a ressecção completa da faceta articular de um dos lados, permitindo que o espaço discal seja acessado lateralmente ao saco dural, minimizando a necessidade de afastamento das estruturas neurológicas. Como é preciso a remoção de toda a faceta articular, a TLIF instabiliza mais do que a PLIF, e, por consequência, sempre deve ser complementado com fixação pedicular posterior.

Como resultado dessa exposição, a TLIF permite realizar um suporte anterior bilateral através de um acesso por apenas um dos lados, permitindo uma ampla descompressão do recesso lateral e do forame neural do lado a ser realizado o procedimento. Assim, permite que, nos casos com sintomas unilaterais, apenas o lado sintomático seja manipulado, e, nos casos bilaterais, o outro lado ainda pode ser descomprimido de maneira habitual. Além disso, preserva a maior parte do ligamento longitudinal posterior, que serve como banda de tensão para a compressão do enxerto, além de prevenir a migração do mesmo para posterior. Tudo isso evitando-se os riscos da manipulação neural excessiva.

Vários autores têm demonstrado bons resultados com o uso dessa técnica. Um dos primeiros foi Lowe, que mostrou uma taxa de consolidação de 90% e uma porcentagem de resultados bons e ótimos de 85%. Também Potter apresentou uma taxa de fusão de 93% e bons resultados clínicos em 81% dos pacientes. Quando comparados os resultados da fusão intersomática com a artrodese posterolateral com instrumentação, estudos têm demonstrado que a fusão 360° parece aumentar a taxa de consolidação e diminuir a incidência de reoperações. No entanto, pelo aumento da complexidade do procedimento, apresenta uma taxa de complicações e de sangramento.

Com o intuito de diminuir a lesão muscular inerente aos procedimentos posteriores, cada vez mais acessos minimamente invasivos têm sido utilizados no campo da cirurgia de coluna. Introduzida por Foley em 2003, a TLIF minimamente invasiva tem apresentado bons resultados na literatura, normalmente com diminuição do sangramento intraoperatório, redução do tempo de internação hospitalar e menor uso de analgésicos no pós-operatório imediato. No entanto o tempo para a realização do procedimento parece ser maior com essa técnica, provavelmente em decorrência da curva de aprendizado.

Indicações

A TLIF normalmente é realizada nos casos de lombalgia mecânica discogênica refratária ao tratamento conservador, recidiva de hérnia discal com lombalgia importante e espondilolistese de baixo grau. É sempre importante lembrar que o tratamento cirúrgico da dor axial pura, sem irradiação, apresenta resultados mais inconsistentes do que o cirúrgico da dor irradiada por compressão nervosa, e, por isso, o procedimento deve ser muito bem analisado para tentar chegar ao melhor diagnóstico no pré-operatório. Outra indicação do procedimento é o colapso discal (normalmente maior que 50%), o que permite restaurar a altura do disco, melhorando a lordose e aumentando o diâmetro do forame intervertebral. Também pacientes com deformidades cifóticas apresentam boa indicação para a técnica, que permite restaurar a lordose e melhorar o plano sagital. Para aumentar a taxa de fusão, a TLIF é indicada nos casos de pacientes que apresentam alto risco de pseudartrose, como fumantes, obesos e diabéticos. Outra indicação é a montagem extensa, na qual a TLIF é realizada na região da transição lombossacra no intuito de diminuir a pseudartrose neste nível (Figura 17-2).

Contraindicações

A doença discal em vários níveis (mais de três níveis) e osteoporose muito importante (pelo risco de subsidência – migração do Cage para dentro do corpo vertebral) são contraindicações relativas ao procedimento. Alguns pacientes apresentam variações anatômicas, como a presença de raízes duplas que podem impedir a realização do procedimento. Nesses casos pode-se tentar utilizar o lado contralateral, mas nos casos de variações bilaterais pode ser necessária uma mudança de estratégia, como, por exemplo, a realização de uma via anterior.

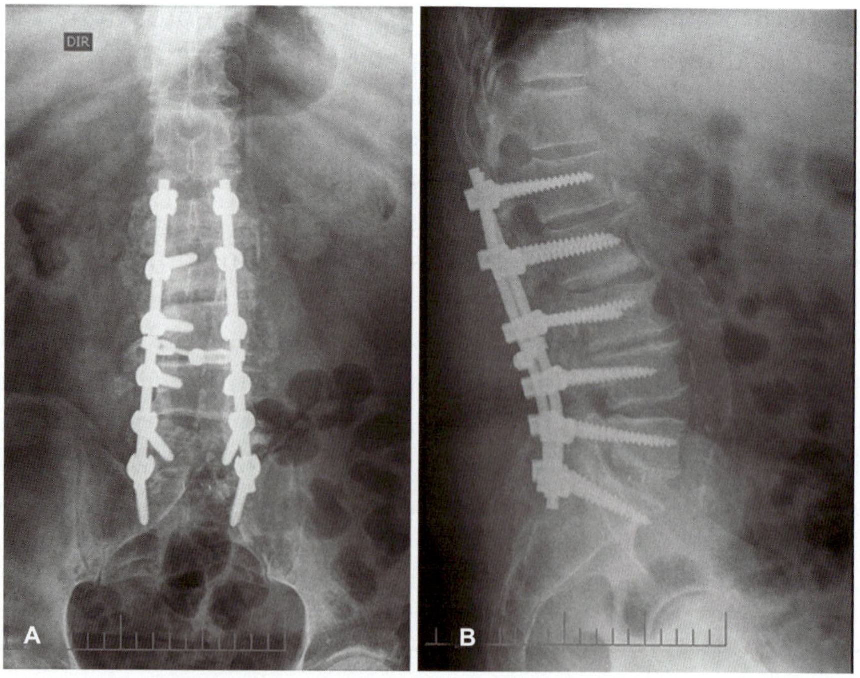

FIGURA 17-2 • A e B. Paciente com escoliose degenerativa e estenose de canal lombar submetido a descompressão e correção da deformidade com artrodese posterolateral de L1 a S1 e TLIF L5S1 com Cage em Peek para evitar a pseudartrose na junção lombossacra.

Anatomia relacionada

Na TILF é realizada a remoção das facetas superior e inferior. Isso permite que o disco seja acessado pela chamada zona triangular de segurança, margeada medialmente pelo saco dural, superolateralmente pela raiz superior e inferiormente pelo pedículo (Figura 17-3). A principal referência anatômica é a raiz superior, que deve ser protegida durante todo o procedimento e evitar de ser afastada, já que nessa topografia se encontra o gânglio sensitivo e a sua manipulação pode levar à dor irradiada residual, muitas vezes de difícil tratamento.

Técnica cirúrgica

O procedimento é realizado com o paciente sob anestesia geral, em decúbito ventral sobre coxins para manter a lordose e deixar o abdome livre. Depois da assepsia e antissepsia habitual, é feita a incisão posterior mediana interessando os níveis a serem artrodesados.

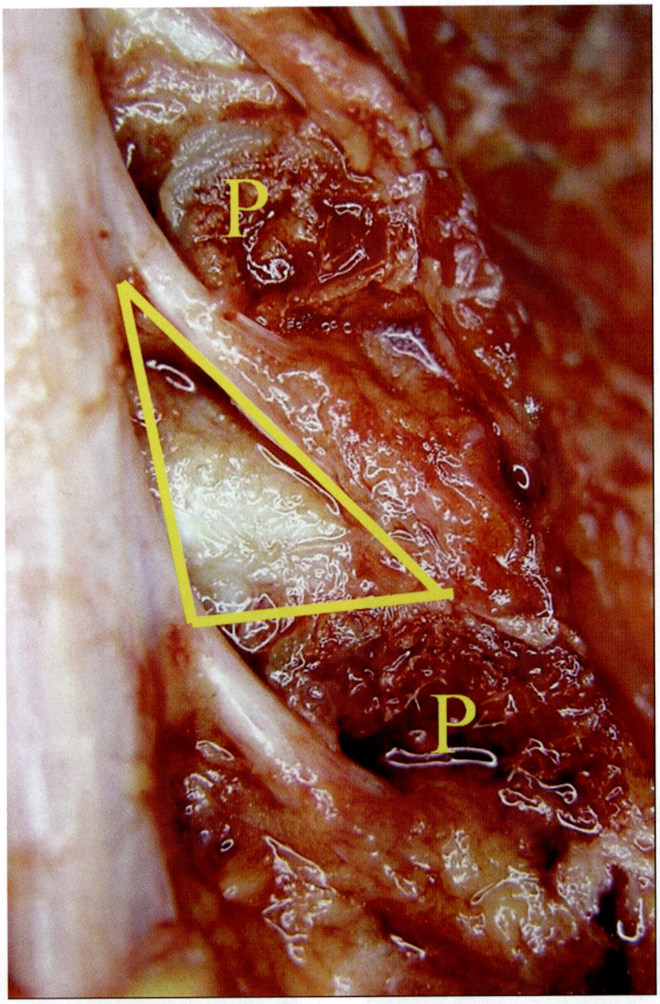

FIGURA 17-3 • Zona triangular de segurança. Margens: medialmente, saco dural; superolateralmente, a raiz superior; e inferiormente, o pedículo.

É realizada dissecção subperiosteal até exposição da margem lateral das facetas e processos transversos, que servem de referência para a passagem dos parafusos pediculares. Depois de inseridos os parafusos pediculares, a fluoroscopia é utilizada para conferir o posicionamento (Figura 17-4).

Utilizando-se um osteótomo ou *drill* de alta rotação é feita a osteotomia da faceta superior do lado a ser realizado o procedimento (Figuras 17-5 e 17-6). Sempre se deve escolher o lado mais sintomático, já que a própria ressecção da faceta proporciona uma ampla descompressão do forame. Nos casos com compressão radicular bilateral ou estenose central, o lado mais comprometido deve ser escolhido e a descompressão do lado contralateral deve ser realizada de maneira habitual.

Posteriormente procede-se à osteotomia da faceta inferior. Nesse momento também podem-se utilizar osteótomo, *drill* ou mesmo o Kerrinson (Figura 17-7). Nesse ponto normalmente se encontra um aumento do sangramento dos vasos epidurais, que deve ser controlado com o auxílio do bipolar e agentes hemostáticos. Uma dica importante é esqueletizar ao máximo o pedículo inferior, o que facilita muito o acesso ao espaço discal.

Nesse momento são identificados o disco, a raiz descendente (junto com o saco dural) e a raiz superior. Nos níveis mais proximais pode não ser possível visualizar a raiz superior, mas sempre é importante manter em mente a sua localização durante todo o procedimento e protegê-la. Nunca se deve afastá-la, pois nessa localização está o gânglio sensitivo, e a manipulação dessa estrutura pode levar à dor neuropática de difícil controle. Da mesma maneira, o saco dural deve ser protegido com um afastador de raiz. Mínima medialização do mesmo é necessária durante o procedimento, mas o afastador serve de proteção durante a discectomia.

Então são realizadas a anulotomia com bisturi nº 11 e a discectomia com auxílio de curetas, raspas e pinças Love. O máximo de material deve ser retirado, sempre com cuidado para não lesar o ânulo fibroso anterior, que protege as estruturas abdominais. Também se deve ter cuidado para evitar a lesão da placa vertebral, o que pode predispor à migração do Cage para dentro do corpo vertebral.

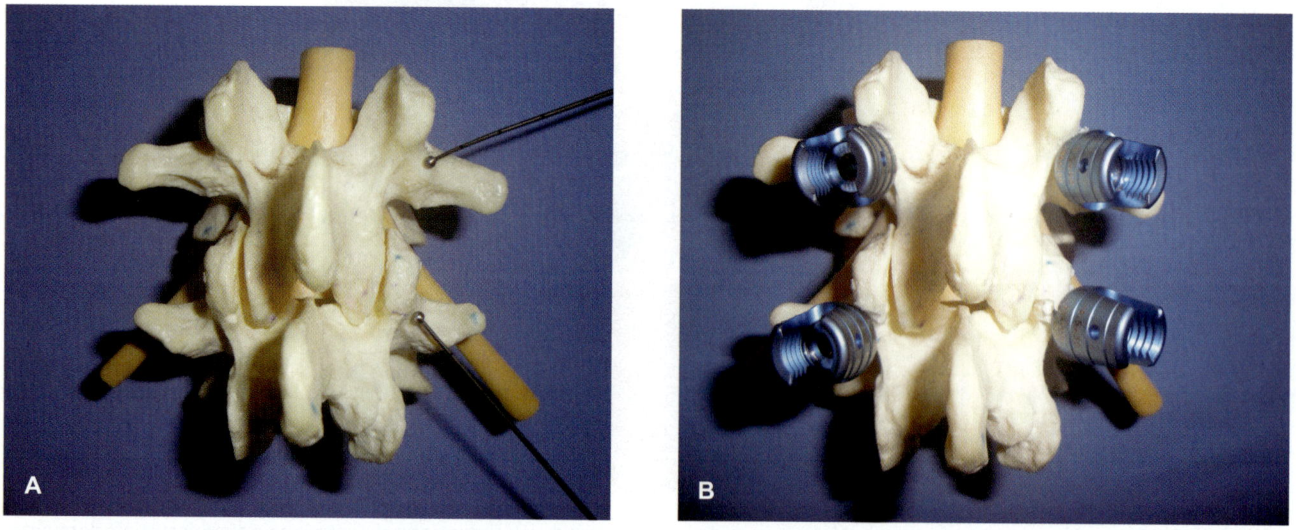

FIGURA 17-4 • A e B. Depois de expostos os elementos posteriores é realizada a instrumentação pedicular habitual.

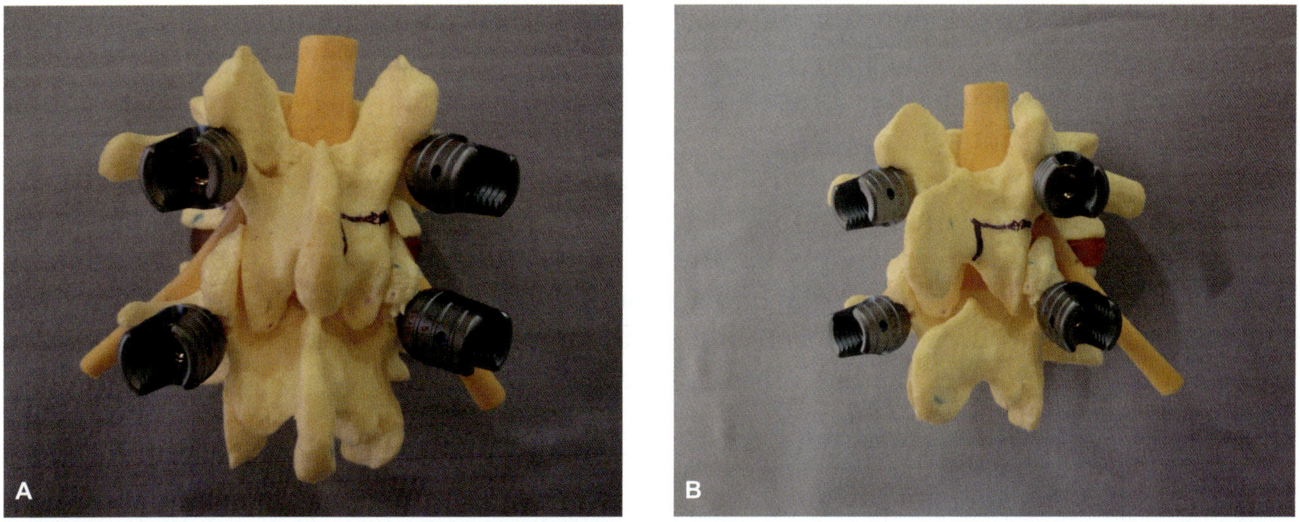

FIGURA 17-5 • A e B. Localização da osteotomia da faceta superior.

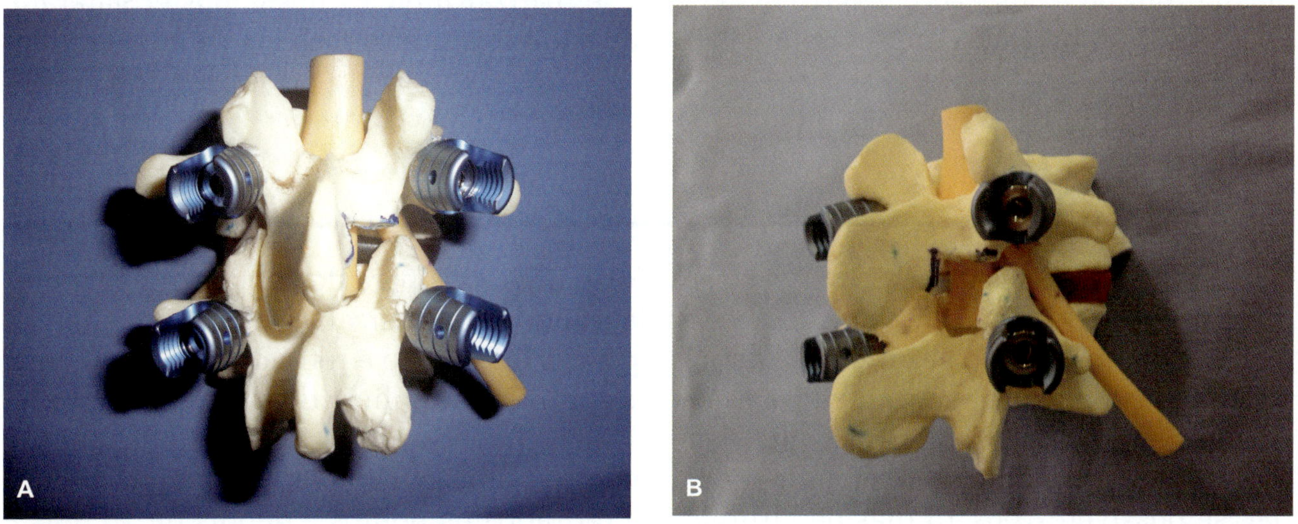

FIGURA 17-6 • A e B. Osteotomia da faceta superior.

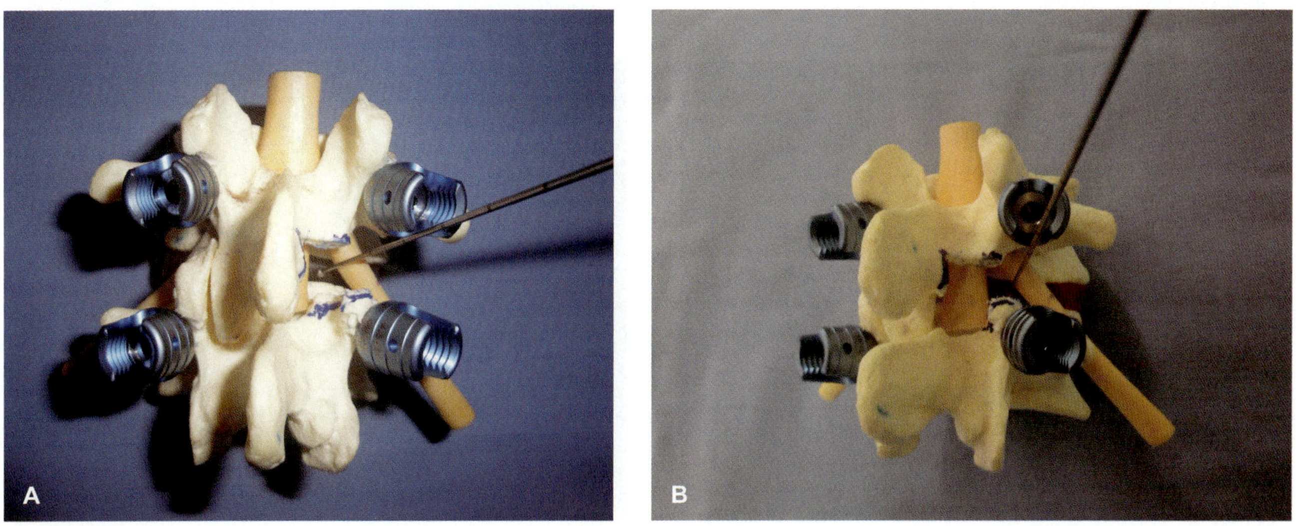

FIGURA 17-7 • A e B. Osteotomia da faceta inferior.

Após a discectomia, é colocada uma barra provisória do lado contralateral e realizadas a distração e a fixação provisória para aumentar a altura do espaço discal (Figura 17-8). Essa manobra leva a uma descompressão indireta do forame, que será mantida com a colocação do espaçador intersomático.

Após a distração é feita uma revisão da discectomia e retirado o restante de material discal. Em seguida o tamanho do Cage é medido, utilizando-se as provas do mesmo. Existem vários implantes disponíveis no mercado, em vários formatos. Posteriormente é colocado o enxerto ósseo no espaço discal para realizar a artrodese intersomática. Este pode ser retirado do ilíaco ou mesmo dos elementos posteriores se uma descompressão mais ampla tiver sido realizada. O implante, então, é introduzido e impactado para que fique mais anterior.

Posteriormente é feita a soltura da distração contralateral e revisado o canal para avaliar se o implante está bem posicionado e se as raízes estão livres. Em seguida é feita a montagem do sistema com compressão posterior bilateral (Figura 17-9). Finalmente é realizada a decorticação dos processos transversos e da faceta contralateral com *drill* de alta rotação e colocado enxerto ósseo para se realizar uma artrodese posterolateral e posterior. É depositado um dreno a vácuo e a ferida operatória fechada de maneira habitual.

Pós-operatório

Na maioria dos casos os pacientes são sentados e liberados para deambular no primeiro dia pós-operatório. Caso tenha sido necessária a sondagem vesical, esta também é retirada nesse momento. No segundo dia de pós-operatório o dreno é retirado e se intensifica o treino de marcha com o paciente. Os exames controle são solicitados e, no terceiro dia, se o paciente estiver bem, recebe alta.

Em casa o paciente é encorajado a deambular e realizar fisioterapia motora domiciliar, se possível. Após 15 dias da cirurgia são retirados os pontos e depois de 30 dias é iniciado um programa de reabilitação mais intenso, com hidroterapia ou atividade física regular.

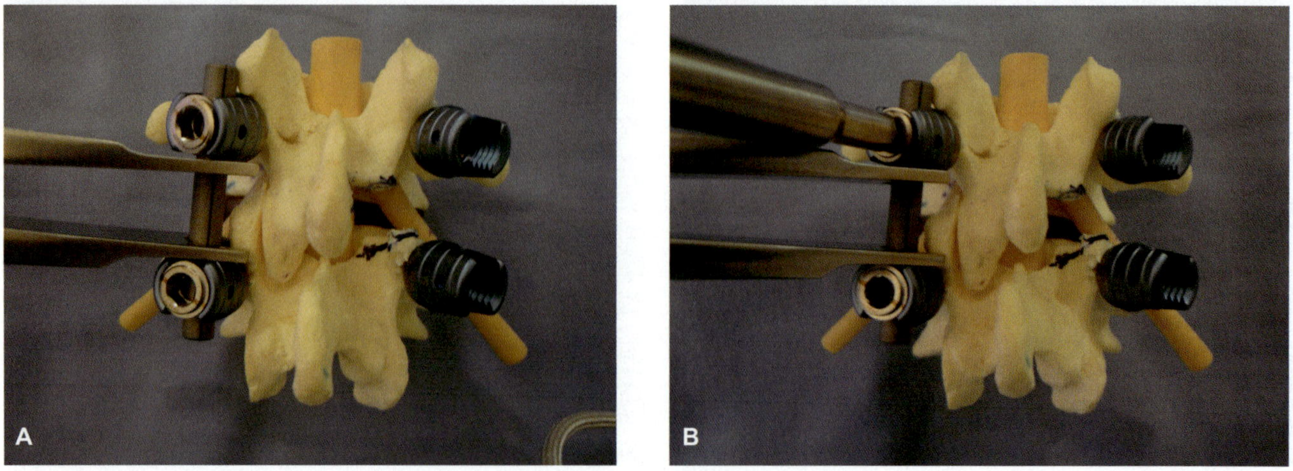

FIGURA 17-8 • A e B. Distração e fixação provisória da barra contralateral.

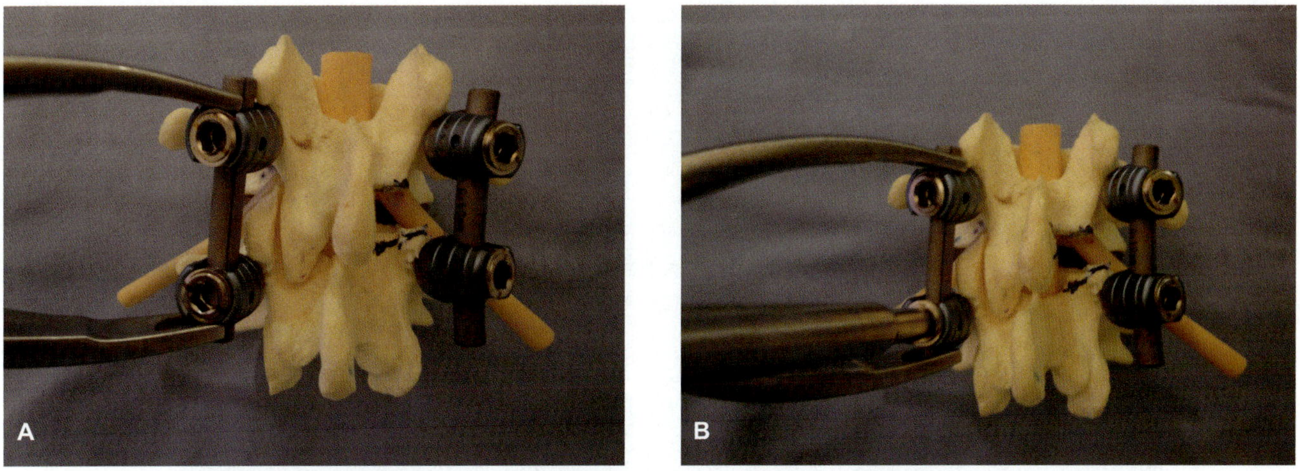

FIGURA 17-9 • A e B. Montagem do sistema com compressão posterior.

Caso clínico

Paciente do sexo masculino, com 65 anos de idade, sem comorbidades, com queixa de dor lombar com irradiação para membro inferior esquerdo. Dor intensa e que piora muito quando está de pé ou sentado e melhora quando deita. Paciente em uso de opioide em altas doses com melhora parcial dos sintomas, mas ainda muito limitado para realizar suas atividades.

À radiografia apresentava colapso do disco L4-L5 com grande esclerose subcondral e listese grau I (Figura 17-10). Na ressonância magnética se observam presença de volumosa hérnia L3-L4, mais à esquerda, e grande degeneração L4-L5 com esclerose subcondral, listese grau I, hipertrofia facetária importante e estenose de canal com compressão nervosa (Figura 17-11).

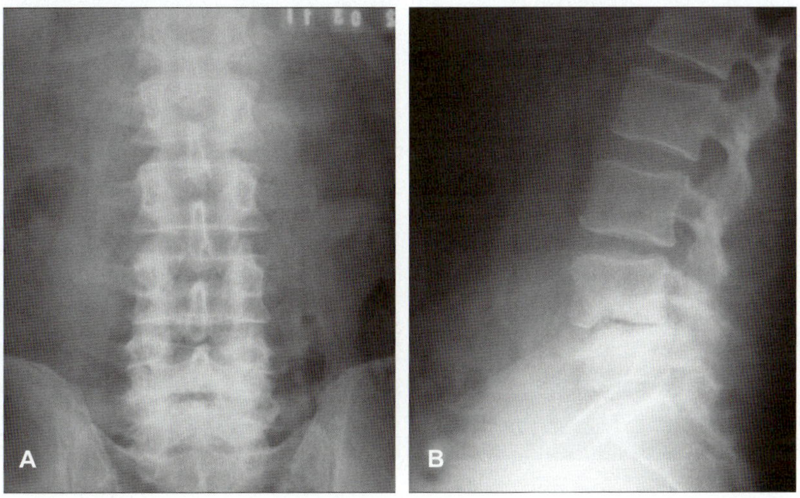

FIGURA 17-10 • A e B. Radiografia mostrando listese grau I entre L4-L5 com esclerose subcondral.

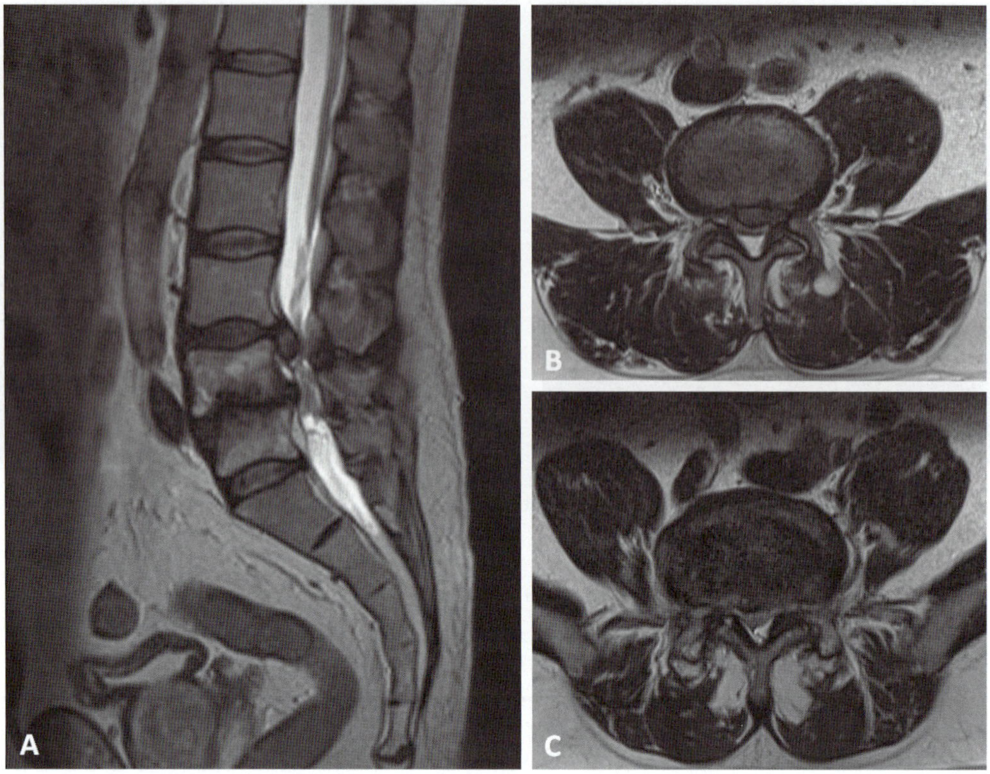

FIGURA 17-11 Ressonância magnética. A. Sagital T2 mostrando volumosa hérnia L3-L4 e listese L4-L5 com esclerose dos platôs vertebrais. B. Corte axial do nível L3-L4 mostrando volumosa hérnia central, discretamente mais à esquerda. C. Corte axial do nível L4-L5 mostrando artrose facetária severa, com estreitamento do canal.

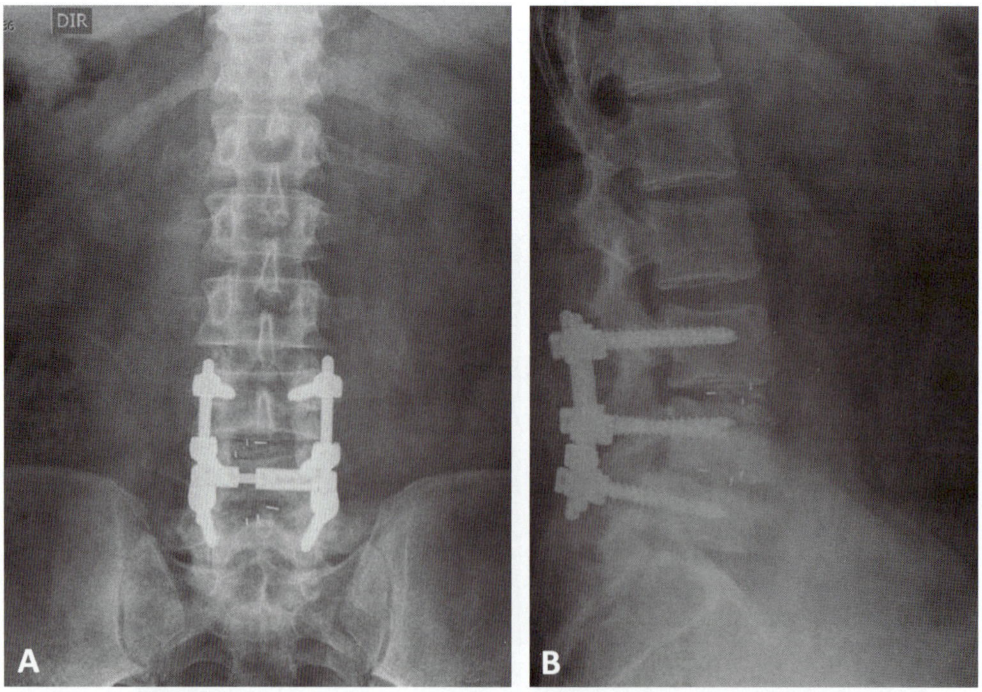

FIGURA 17-12 A e B. Radiografia de um ano de pós-operatório mostrando bom alinhamento vertebral, com restauração da altura do espaço discal L4-L5.

Com a falha do tratamento conservador foi indicada a cirurgia. O paciente foi submetido a laminectomia descompressiva L3-L4 e L4-L5, com discectomia L3-L4 e artrodese com TLIF L3-L4 e L4-L5 (Figura 17-12). O paciente evoluiu muito bem, com resolução dos sintomas álgicos. Realizou reabilitação com hidroterapia e retornou a todas as suas atividades, inclusive esportivas, com três meses de pós-operatório.

Referências

Albee FH. Transplantation of a portion of the tíbia into the spine for Pott's disease. A preliminary report. JAMA. 1911; 57: 885-6.

Blume HG, Rojas CH. Unilateral lumbar interbody fusion (posterior approach) utilizing dowel graft. J Neurol Orthop Surg. 1981; 2: 171-5.

Boucher HH. A method of spinal fusion. J Bone Joint Surg Br .1959; 41: 248-59.

Cloward RB. Lesions of the intervertebral disks and their treatment by interdoby fusion methods: the painful disk. Clin Orthop. 1963; 27: 51-77.

Faciszewski T, Winter RB, Lonstein JE, et al. The surgical and medical perioperative complications of anterior spinal fusion surgery in the thoracic and lumbar spine in adults. A review of 1223 procedures. Spine. 1995; 20: 1592-9.

Foley KT, Holly LT, Schwender JD. Minimally invasive lumbar fusion. Spine. 2003; 28: S26-35.

Harms J, Jeszensky D, Stolze D, et al. True spondylolisthesis reduction and more segmental fusion in spondylolisthesis. In: The Textbook of Spinal Surgery. 2nd ed. Philadelphia: Lippincott-Raven, 1997. p. 1337-47.

Hibbs RH. An operation for progressive spinal deformities. New York Med J. 1991; 93: 1013-6.

Humphreys SC, Hodges SD, Patwardhan AG, et al. Comparison of posterior and transforaminal approaches to lumbar interbody fusion. Spine. 2001; 26: 567-71.

Karikari IO, Issacs RE. Minimally invasive transforaminal lumbar interbody fusion. Spine. 2010; 35(26S): 294-301.

Lowe TG, Tahernia AD, O'Brien MF, et al. Transforaminal posterior lumbar interbody fusion (TLIF): indication, technique, and 2-year results. J Spinal Disord Tech. 2002; 15(1): 31-8.

Potter BK, Freddeman BA, Verwiebe EG, et al. Transforaminal lumbar interbody fusion. Clinical and radiographic results and complications in 100 consecutive patients. J Spinal Disord Tech. 2005; 18(4): 337-46.

Ray CD. Threaded titanium cages for lumbar interbody fusions. Spine. 1997; 22: 667-80.

Wang JC, Mummaneni PV, Haid RW. Current treatment strategies for painful lombar motion segment. Posterlateral fusion versus interbody fusion. Spine. 2005; 30(16S): S33-43.

Watkins MB. Posterior lateral fusion in pseudoarthrosis and posterior element defects of the lumbosacral spine. Clin Orthop. 1964; 35: 80-5.

Weatherley CR, Prickett CF, O'Brien JP. Discogenic pain persisting despite solid posterior fusion. J Bone Joint Surt Br. 1986; 68: 142-3.

Wu RH, Fraser JF, Hartl R. Minimal acess versus open transforaminal lumbar interbody fusion. Meta-analysis of fusion rates. Spine. 2010; 35(26): 2273-81.

Xiuxin H, Yue Z, Cui C, et al. A meta-analysis of circumferential fusion versus instrumented posterolateral fusion in the lumbar spine. Spine. 2009; 34(17): 618-25.

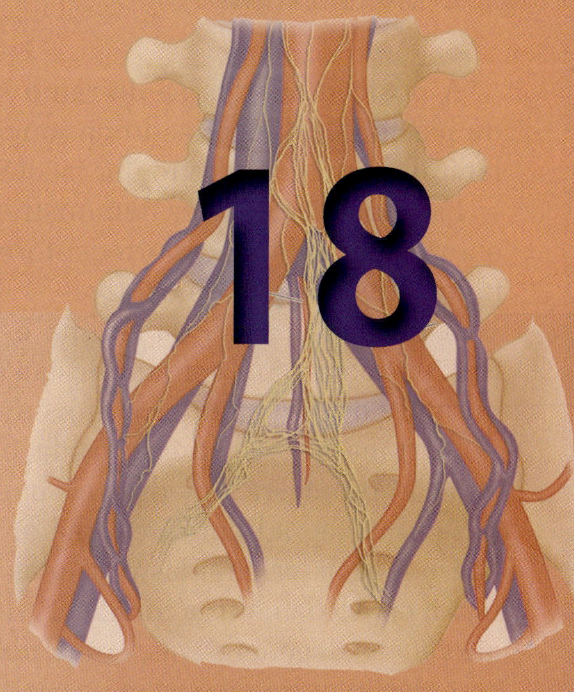

18

Artrose facetária lombar

Ivan Dias da Rocha

INTRODUÇÃO

A artrose facetária lombar é uma doença desafiadora e, em geral, está associada a outras patologias dos discos intervertebrais, dificultando, assim, seu diagnóstico. Seu tratamento é controverso, porém a rizotomia ou neurólise facetária é um dos procedimentos mais realizados nos EUA.

Anatomia

As articulações facetárias são aquelas presentes entre as vértebras da coluna. Elas formam o arco posterior e conectam uma vértebra na sua adjacente. São articulações sinoviais verdadeiras, possuem um espaço articular capaz de armazenar cerca de 1 ml a 1,5 ml de líquido sinovial, possuem duas superfícies de cartilagem hialina e uma cápsula fibrosa. Esta cápsula fibrosa em geral tem 1 mm de espessura e é composta quase que totalmente por colágeno. Ela é mais espessa posteriormente e anteriormente é substituída pelo ligamento amarelo.

Cada faceta recebe inervação dupla proveniente do ramo medial do primeiro ramo dorsal da raiz nervosa (Figura 18-1). Por exemplo, um faceta entre as vértebras L4-L5 receberá uma inervação proveniente da raiz nervosa L3 e outra da raiz nervosa de L4.

Além das articulações facetarias, os ramos dorsais inervam os músculos multífidus, interespinhoso e o periósteo no arco vertebral posterior.

A posição anatômica do ramo medial em geral é bem conhecida, sendo que o ponto de partida está localizado na junção da parte superior do processo transverso com face lateral do processo articular facetário (Figura 18-1).

Estudos histológicos demonstraram que as facetas articulares são ricamente inervadas e a presença de mecanorreceptores nestas articulações leva a crer que elas também tenham funções proprioceptivas.

A unidade básica da coluna é formada por duas articulações facetárias e um disco intervertebral. Em conjunto estas estruturas têm a função de suporte e estabilização, limitando os movimentos e prevenindo lesões.

A forma e a orientação das facetas determinam papel importante em como cada articulação protegerá a medula e a cauda equina de lesões. As facetas orientadas paralelas a um plano sagital permitem maior movimentação anteroposterior, como na coluna lombar, e facetas orientadas paralelas a um plano coronal admitem maior movimento rotatório, como na coluna torácica. Além disso, a posição das facetas pode estar associada a alterações degenerativas, como nos estudos de Grobler *et al.* e Boden *et al.* que acharam associação entre facetas mais sagitalizadas e a ocorrência de espondilolistese.

Com relação à distribuição de carga nas estruturas da coluna, os discos intervertebrais são responsáveis pela absorção da maior parte da pressão distribuída na coluna sadia, porém, com o processo de envelhecimento e degeneração da coluna, esta pressão pode aumentar nas articulações facetárias.

Kirkaldy-Willis descreveu com clareza este processo de envelhecimento em três fases: inflamatória, instabilidade e estabilização. Em geral os processos degenerativos relacionados com as facetas estão mais associados às fases de instabilidade e estabilização (Figura 18-2). Ademais do processo degenerativo normal, outras condições podem gerar dor facetária como, por exemplo, artrite reumatoide, espondilite anquilosante, artrite reativa, menisco sinovial encarcerado, condromalacia facetária, pseudogota, infecção aguda ou crônica, além de eventos traumáticos.

As patologias facetárias, além da dor lombar, podem gerar dor irradiada para membros inferiores por compressão da raiz nervosa no forame pela própria hipertrofia facetária ou pela formação de cistos sinoviais.

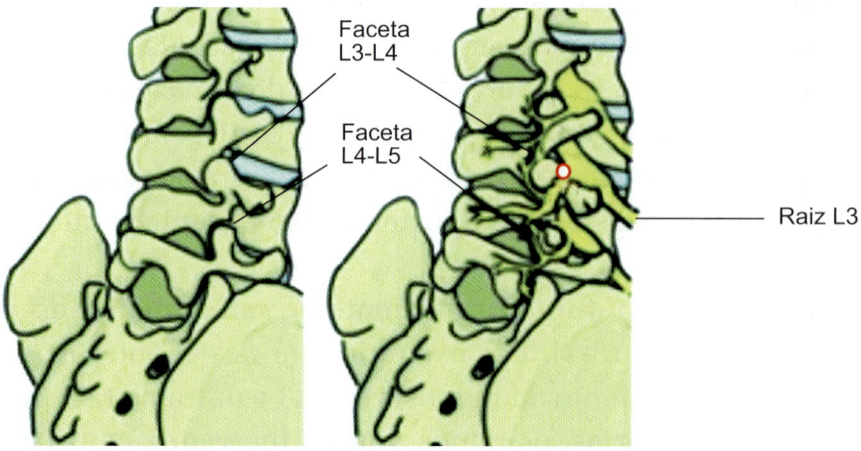

FIGURA 18-1 • Inervação das facetas através do ramo medial (círculo em vermelho). (Imagem do Autor).

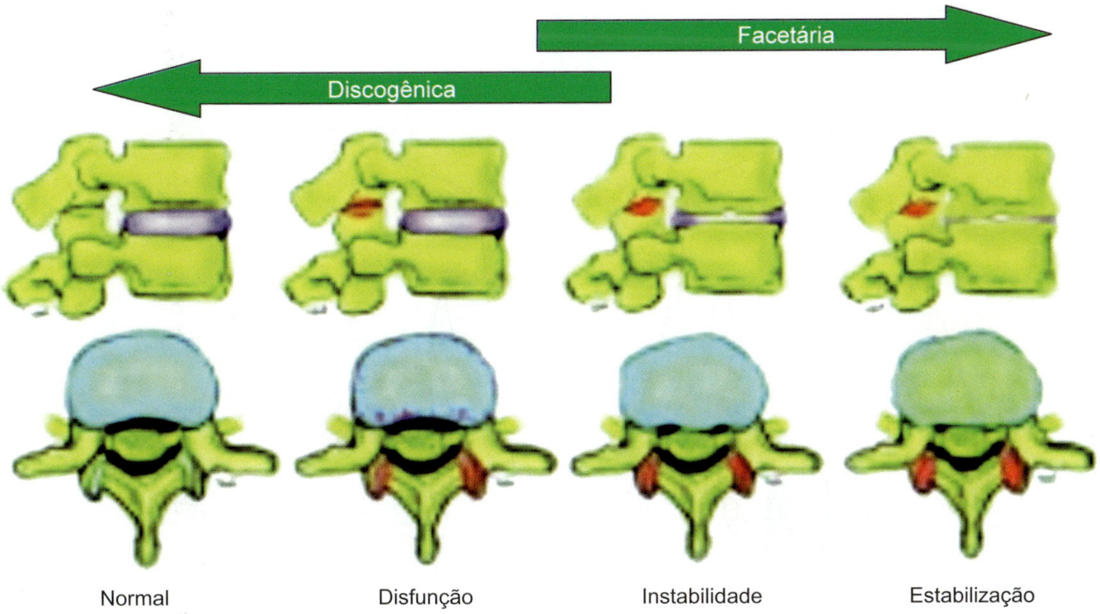

FIGURA 18-2 • Fases de degeneração segundo Kirkaldy-Willis. (Imagem do Autor).

Epidemiologia

A prevalência da dor facetária é muito difícil de ser avaliada, pois, como será mostrado a seguir, o único método diagnóstico para este tipo de dor é o bloqueio do ramo medial controlado. Estudos em que apenas o bloqueio do ramo medial não controlado foi realizado mostraram uma variação de prevalência de 8% a 94% dependendo do estudo, sendo que aqueles estudos com bloqueio controlado mostraram variação de 9% a 42%. Com base nos trabalhos mais recentes acredita-se que a real prevalência gira em torno de 10% a 15%, sendo maior em grupos etários mais avançados.

Quadro clínico

Em geral, a dor facetária inicia-se de modo insidioso, podendo ou não cronificar. A dor em geral é lombar, porém existem diversos territórios de dor referida que podem acompanhar a dor lombar. Por meio de um estudo provocativo em que as facetas eram estimuladas em voluntários com solução hipertônica foram mapeados os locais de dor referida demonstrados na figura 18-3. Além das dores referidas, podem existir dores irradiadas que respeitam o dermátomo nervoso causadas pela compressão da raiz nervosa no forame devido a hipertrofia facetária ou a cistos sinoviais, como mencionado anteriormente.

DIAGNÓSTICO

Em 1988, Helbig e Lee criaram o termo síndrome facetária com base em um estudo que comparava sintomas clínicos como dor na hiperextensão e rotação da coluna lombar

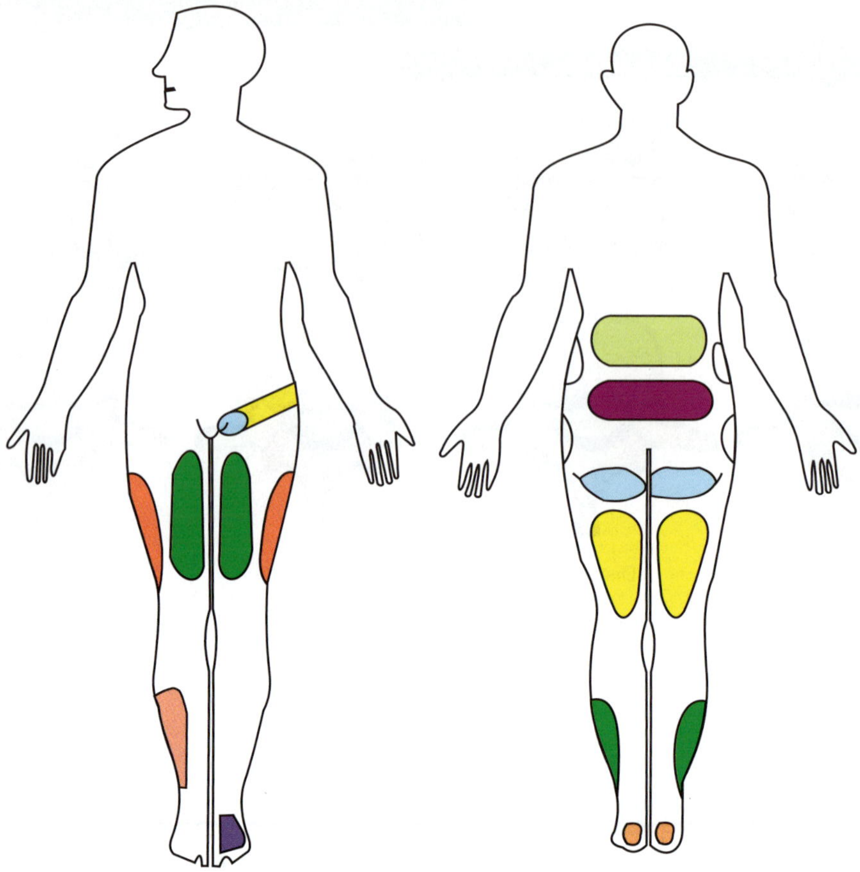

FIGURA 18-3 • Lombar baixa: L5–S1, L4–L5, L3–L4. Nádegas: L5–S1, L4–L5, L3–L4. Coxa lateral: L5–S1, L4–L5, L3–L4, L2–L3. Coxa posterior: L5–S1, L4–L5, L3–L4. Grande trocanter: L5–S1, L4–L5, L3–L4, L2–L3. Virilha: L5–S1, L4–L5, L3–L4, L2–L3, L1–L2. Coxa anterior: L5–S1, L4–L5, L3–L4. Lateral da perna: L5–S1, L4–L5, L3–L4. Lombar superior: L3–L4, L2–L3, L1–L2. Flanco: L1–L2, L2–L3 Pé: L5–S1, L4–L5. (Imagem do Autor).

com injeções de anestésicos intra-articulares. Apesar do uso indiscriminado deste termo, outros estudos maiores e com melhor qualidade por meio de bloqueios controlados do ramo medial não conseguiram encontrar correlação entre história clínica, sintomas e dor facetária.

Com relação aos exames de imagem, as alterações degenerativas aparecem com maior frequência de acordo com a sofisticação do exame, sendo mais comuns em exames de ressonância magnética. Apesar disso, estudos comparativos de alterações degenerativas em exames de ressonância e tomografia com bloqueio de ramo medial não mostram correlação.

O método diagnóstico mais aceito atualmente é o bloqueio do ramo medial controlado. Apesar de a injeção intra-articular analgésica facetária também ser aceita como método diagnóstico, esta é tecnicamente mais difícil e pode levar à lesão da cápsula articular em níveis previamente sem alteração, o que pode, em tese, acarretar dor.

Tanto o bloqueio quanto a injeção intra-articular facetária podem ser realizadas por radioscopia (Figuras 18-4 e 18-5) ou ultrassom.

Uma das limitações do bloqueio do ramo medial é o seu alto índice de falso positivo em geral devido à melhora das dores miofaciais lombares com este tipo de procedimen-

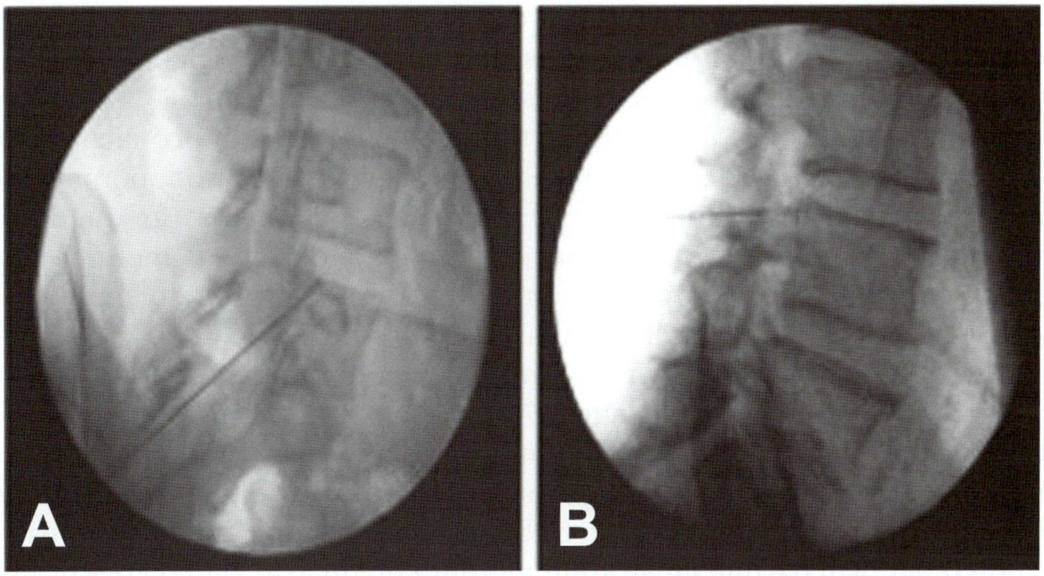

FIGURA 18-4 • A. Vista radiográfica oblíqua do ponto do bloqueio do ramo medial. B. Vista radiográfica lateral do ponto do bloqueio do ramo medial.

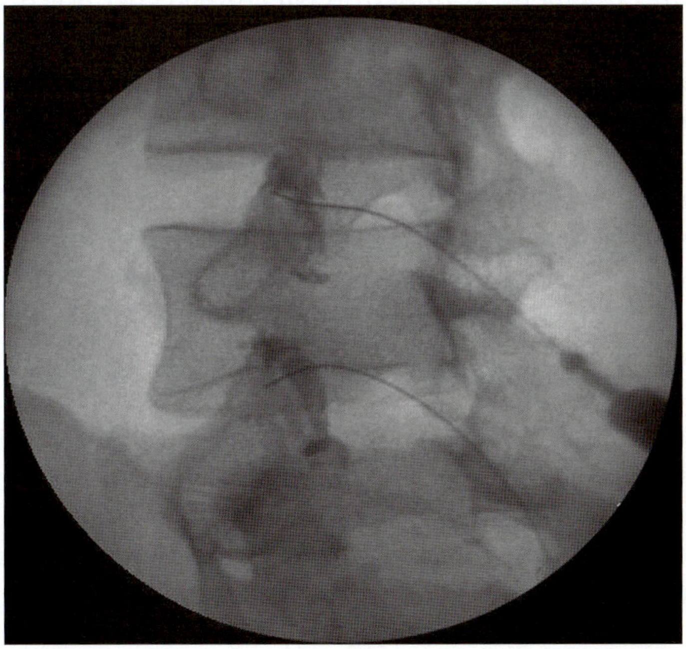

FIGURA 18-5 • Artrografia facetária lombar.

to. Entre as técnicas usadas para diminuir o índice de falso positivo estão: usar bloqueios controlados com solução salina ou outros anestésicos, aperfeiçoar o ponto exato de bloqueio mediante radioscopia ou ultrassom, reduzir o volume anestésico para menos de 0,5 ml e evitar uso de sedação.

TRATAMENTO

Não existem estudos específicos com relação ao tratamento conservador da lombalgia por degeneração facetária, usando-se, assim, os mesmos métodos para tratamento da lombalgia inespecífica. Anti-inflamatórios e relaxantes musculares são drogas de primeira escolha para manejo da dor aguda, assim como métodos físicos como fisioterapia e RPG podem auxiliar na reabilitação destes pacientes.

O uso de injeções de corticoides intra-articulares para tratar a dor facetária é controverso. A melhora pode variar de 18% a 63%, dependendo do estudo, porém estes são de baixa qualidade e o diagnóstico não foi feito por meio de bloqueios. Em um dos melhores estudos controlados de Lilius, com 109, pacientes não foi observada melhora dos pacientes em relação ao grupo controle, porém, em outro estudo controlado com 97 pacientes, Carratte conseguiu demonstrar melhora a favor do uso de corticoide.

A neurólise ou denervação facetária é uma técnica de tratamento de dor lombar que foi descrita primeiramente por Rees, em 1971. Existem hoje vários trabalhos não controlados e de metodologia duvidosa que relatam 50% a 80% de melhora da dor lombar com esse procedimento, sendo que grande parte deles não usou bloqueios do ramo medial para diagnóstico. Porém existem alguns trabalhos controlados que usaram os bloqueios como método diagnóstico e que mostraram melhora do quadro álgico apesar das diferenças entre seus resultados e de problemas em sua metodologia.

Gallagher *et al.*, em 1994, efetuaram um estudo controlado, randomizado com 41 pacientes usando como desfecho o questionário de McGill e a escala visual analógica (VAS), encontrando diferenças estatísticas com melhora em um e seis meses após o procedimento. van Kleef *et al.*, em 1999, realizaram um estudo controlado e randomizado com 31 pacientes e seguimento de 12 meses, com melhora de 50% entre o grupo controle (sham) e o grupo de neurólise usando questionário de Owestry e VAS.

Já Lecraire *et al.*, em 2001, também realizaram um estudo com 70 pacientes, não encontrando diferenças estatísticas com seguimento de três meses entre os grupos controle e neurólise, sendo usadas neste trabalho as escalas VAS, Roland-Morris e Owestry. van Wijk *et al.*, em 2005, em seu trabalho com seguimento total de 12 meses e 81 pacientes, encontrou melhora significativa na VAS, porém não houve melhora na soma das escala de dor usada entre os grupo placebo e neurólise.

Finalmente, Nath *et al.*, em 2008, em um estudo com 40 pacientes, usando uma escala subjetiva de medida de dor geral e VAS, mostraram melhora significativa da dor seis meses após o procedimento.

Atualmente a neurólise é um procedimento comumente usado para tratamento de dor lombar. Existem poucas complicações inerentes ao seu uso, podendo-se citar até 5% de incidência de neurite sem complicação grave. Porém existe ainda uma dúvida na literatura mundial a respeito da melhora da dor com este procedimento, sendo necessários ainda mais estudos a respeito deste tema.

Com relação à cirurgia não existem evidências que apontem que a artrodese lombar melhore a dor facetária. Nenhum dos estudos que tentaram comparar resposta à artrodese com bloqueios do ramo medial teve sucesso, falhando em demonstrar diferença entre os grupos.

Caso clínico

Paciente de 57 anos com dor lombar há seis meses com piora pela manhã irradiada para glúteo bilateral. Ao exame: dor à palpação lombar baixa bilateral, principalmente paravertebral L4-L5 e L5-S1, Lasègue negativo, neurológico normal. Raios X (RX) anteroposterior e perfil demonstram alterações degenerativas discais e facetárias. Submeteu-se ao tratamento conservador com 20 sessões de fisioterapia, porém não apresenta melhora. Qual a conduta?

Comentário

Paciente com diagnóstico de lombalgia crônica inespecífica lombar sem ciática associada. Foram realizados RX de coluna lombar, excluindo-se patologias tumorais. Neste caso pode-se iniciar a investigação com bloqueio de ramo medial. Caso o bloqueio seja positivo, pode-se indicar rizotomia facetária, e, caso seja negativo, deve-se realizar investigação com exame de ressonância magnética de coluna lombar.

CONCLUSÃO

A dor causada por alterações degenerativas facetárias tem sido reconhecida como sendo um dos fatores importantes da dor lombar crônica, estando associada, em geral, a alterações degenerativas do disco intervertebral.

História, exame físico e exames de imagem contribuem pouco para o diagnóstico, sendo necessário o bloqueio do ramo mediano para um diagnóstico mais acurado.

O tratamento permanece controverso, sendo que a rizotomia facetária parece ser o que mais apresenta resultados positivos em um ano.

Referências

Boden SD, Riew KD, Yamaguchi K, Branch TP, Schellinger D, Wiesel SW. Orientation of the lumbar facet joints: association with degenerative disc disease. J Bone Joint Surg Am. 1996;78:403-11.

Bogduk N, Wilson AS, Tynan W. The human lumbar dorsal rami. J Anat. 1982;134:383-97.Cohen SP, Raja SN. Pathogenesis, diagnosis and treatment of lumbar zygapophysial (facet) joint pain. Anesthesiology. 2007;106:591-614.

Bogduk N. International Spinal Injection Society guidelines for the performance of spinal injection procedures. Part 1: Zygapophysial joint blocks. Clin J Pain. 1997;13:285-302.

Dreyer SJ, Dreyfuss PH. Low back pain and the zygapophysial (facet) joints. Arch Phys Med Rehabil. 1996;77:290-300.

Gallagher J PdVP, Wedley JR, Hamann W, Ryan P, Chikanza I, Kirkham B, Price R, Watson MS, Grahame R, Wood S. Radiofrequency facet joint denervation in the treatment of low back pain: A prospective controlled double-blind study to assess its efficacy. Pain Clinic. 1994:193-8.

Grobler LJ, Robertson PA, Novotny JE, Pope MH. Etiology of spondylolisthesis. Assessment of the role played by lumbar facet joint morphology. Spine (Phila Pa 1976). 1993;18:80-91.

Helbig T, Lee CK. The lumbar facet syndrome. Spine (Phila Pa 1976). 1988;13:61-4.

Jackson RP, Jacobs RR, Montesano PX. 1988 Volvo award in clinical sciences. Facet joint injection in low-back pain. A prospective statistical study. Spine (Phila Pa 1976). 1988;13:966-71.

Kirkaldy-Willis WH, Farfan HF. Instability of the lumbar spine. Clin Orthop Relat Res. 1982:110-23.

Leclaire R, Fortin L, Lambert R, Bergeron YM, Rossignol M. Radiofrequency facet joint denervation in the treatment of low back pain: a placebo-controlled clinical trial to assess efficacy. Spine (Phila Pa 1976). 2001;26:1411-6; discussion 7.

Long DM, BenDebba M, Torgerson WS, et al. Persistent back pain and sciatica in the United States: patient characteristics. J Spinal Disord. 1996;9:40-58.

Nath S, Nath CA, Pettersson K. Percutaneous lumbar zygapophysial (Facet) joint neurotomy using radiofrequency current, in the management of chronic low back pain: a randomized double-blind trial. Spine (Phila Pa 1976) 2008;33:1291-7; discussion 8.

Schwarzer AC, Wang SC, O'Driscoll D, Harrington T, Bogduk N, Laurent R. The ability of computed tomography to identify a painful zygapophysial joint in patients with chronic low back pain. Spine (Phila Pa 1976). 1995;20:907-12.

van Kleef M, Barendse GA, Kessels A, Voets HM, Weber WE, de Lange S. Randomized trial of radiofrequency lumbar facet denervation for chronic low back pain. Spine (Phila Pa 1976). 1999;24:1937-42.

van Wijk RM, Geurts JW, Wynne HJ, et al. Radiofrequency denervation of lumbar facet joints in the treatment of chronic low back pain: a randomized, double-blind, sham lesion-controlled trial. Clin J Pain 2005;21:335-44.

Yahia LH, Garzon S. Structure on the capsular ligaments of the facet joints. Ann Anat. 1993;175:185-8.

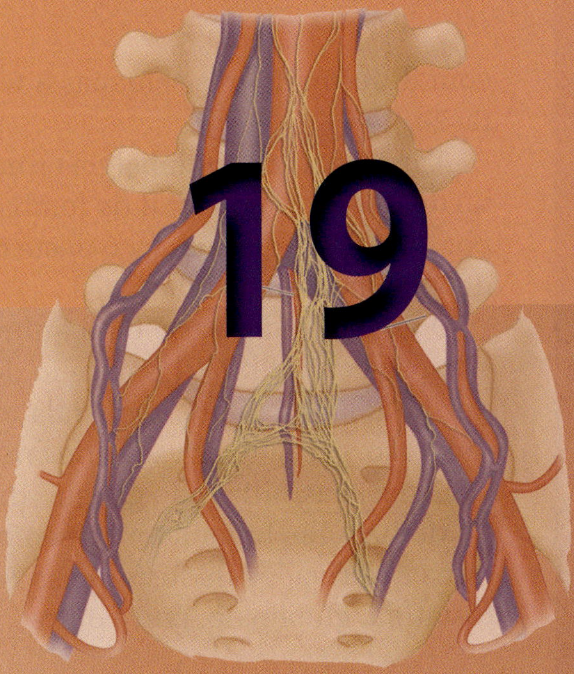

19

Discografia

Henrique Haidar Jorge

INTRODUÇÃO

Na maioria dos pacientes com lombalgia, aproximadamente 85%, a dor lombar não é causada por uma doença específica, sendo classificada como lombalgia inespecífica ou sem sinais de alarme. Outro dado importante é que 70% a 80% dos gastos com lombalgia são empregados na lombalgia inespecífica (LBP). Uma abordagem prática baseada na história clínica e no exame físico deve ser realizada na tentativa de classificar as lombalgias em três categorias: inespecíficas, potencialmente associadas a radiculopatia ou estenose e potencialmente associadas a alterações específicas da coluna, como tumores, infecções, fraturas patológicas, alterações reumatológicas como espondilite anquilosante, entre outras. Em geral, na história clínica estão presentes as chamadas *red flags*, que alertam sobre uma possível causa primária da coluna. São *red flags*: extremos de idade (menos de 15 e mais de 60 anos), história de câncer, febre, uso de drogas endovenosas, doenças reumatológicas, emagrecimento, trauma e falha na melhora após um mês de tratamento. Qualquer alteração neurológica associada deve ser considerada um sinal de alerta.

As lombalgias inespecíficas são aquelas que não estariam inclusas nos critérios citados. Em geral as lombalgias inespecíficas têm como causas alterações nos músculos ou próprias da unidade funcional. As alterações dos músculos podem ser contraturas musculares ou síndromes miofasciais, já as alterações da unidade funcional são relacionadas com a patologia dos discos intervertebrais ou das facetas articulares.

As lombalgias podem ainda ser classificadas em agudas, subagudas ou crônicas. As agudas são aquelas com menos de três semanas de duração; as subagudas são aquelas com duração de três semanas a três meses, e as crônicas têm mais de três meses de duração.

A incidência de lombalgia crônica varia de acordo com os estudos, porém fica em torno de 8% a 12% do total de lombalgias. Já a incidência das lombalgias crônicas causadas por alterações discais, foco deste capítulo, pode variar de 40% a 65% dessas lombalgias, dependendo do estudo.

O estímulo doloroso é reconhecido por receptores nociceptivos, ascende ao sistema nervoso central (SNC) por meio de fibras C ou amielinizadas A-delta e atinge centros de dor no tálamo, ponte, amígdala e córtex. Diversas substâncias podem mediar estímulo doloroso, gerando ativação dos nociceptores, diminuindo limiar de dor ao estímulo mecânico e sensibilizando gânglio dorsal e SNC.

Mediadores inflamatórios são bradicinina, citocinas, óxido nítrico, serotonina, histamina e derivados da fosfolipase A; e mediadores neurogênicos, substância P, VIP, somatostatina, glutamato, entre outras.

INERVAÇÃO DISCAL

Durante muito tempo pensou-se que o disco intervertebral consistia em uma estrutura desprovida de inervação sensitiva e, portanto, incapaz de se tornar causa de processos álgicos. Hoje sabemos não apenas que há inervação discal, mas também que esta inervação nociceptiva aumenta durante o processo de degeneração discal. Em 1963, Hirsh descreveu a sensação álgica ao tocar a parte posterior do disco em pacientes submetidos à discectomia com anestesia local.

Vários estudos comprovam a inervação discal e a capacidade nociceptiva desta estrutura. Alguns autores vêm apresentando a complexidade da contribuição nervosa nociceptiva ao disco intervertebral na região lombar. Esta inervação se dá de dupla forma, com contribuições sensitivas do ramo ventral do gânglio sensitivo dorsal das raízes lombares nos receptivos níveis, e secundariamente, com contribuições do ramo cinza que vem do trato simpático pré-vertebral (Figura 19-1).

Desta forma temos que o nervo responsável pela inervação discal, conhecido como sinovertebral, é composto de contribuições somáticas (provenientes do gânglio dorsal da raiz lombar da respectiva vértebra) e simpáticas do trato simpático (proveniente do ramo do nervo cinza e ramos comunicantes simpáticos).

Com isso muito se explica da característica visceral da dor discogênica, sendo descrita como de características imprecisas e de difícil localização pelo paciente.

Outro ponto importante da característica da dor discogênica está na distribuição somática da mesma. Muitos pacientes descrevem dor que se espalha pela região glútea, às vezes acometendo a região inguinal. Levando-se em consideração a inervação simpática dos discos vertebrais, temos uma contribuição importante dos gânglios de L1 e L2 (últimos gânglios simpáticos) e, dessa forma, temos a região glútea com inervação cluneal (L1-2) e região inguinal com inervação genitofemoral (L1-2) compatível com esta inervação. Dessa forma, temos que, mesmo nas lesões discais baixas entre L4-5-S1, a contribuição da inervação discal nestes níveis vem dos gânglios de L1-2.

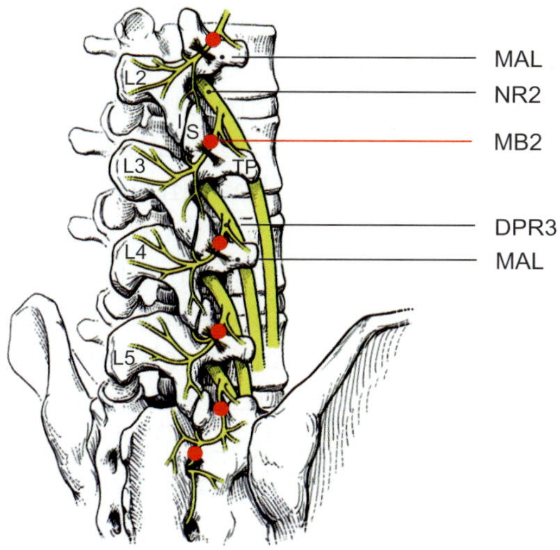

FIGURA 19-1 • Esquema anatômico do ramo dorsal e ventral.

É preciso ter muito cuidado na interpretação clinicorradiológica dos pacientes portadores de lombalgia, uma vez que muitos deles possuem lesão radiológica avançada e quadro clínico controlado e vice-versa.

COMPARAÇÃO COM OUTROS MÉTODOS DE IMAGEM

Vale ressaltar que há algumas variantes de alteração na ressonância magnética (RM), que têm mostrado maior correlação com quadro de dor lombar discogênica. Um exemplo disso seria a alteração de hiperintensidade no ânulo fibroso posterior (HIZ), que caracteriza uma lesão discal. Outro sinal alterado na RM que tem se correlacionado com quadro álgico discogênico é a alteração de sinal no platô vertebral (alterações tipo Modic I).

Alguns autores têm demonstrado que estas alterações apresentam grande correlação com a discografia provocativa positiva, justamente por indicarem fortemente uma dor lombar de origem discogênica. Há autores que defendem a discografia provocativa como teste mais específico do que a RM para determinação de dor discogênica.

ORIGEM DA DISCOGRAFIA

A discografia foi desenvolvida em 1940 e tem o objetivo de avaliar morfologicamente o disco. Com a utilização da técnica alguns autores perceberam que, além da capacidade de estudar a morfologia discal, o estudo discográfico permitia uma avaliação da reprodução da dor lombar que o paciente apresentava no seu dia a dia quando a origem desta dor era eminentemente discogênica. Com o advento da tomografia computadorizada (TC) e da RM, muitos autores passaram a questionar o uso da discografia como diagnóstico de protrusão ou herniação discal. Entretanto a discografia provocativa continuaria sendo o único exame capaz de reproduzir dor discogênica, sendo uma importante ferramenta para o diagnóstico de dor axial. A discografia provocativa foi muito questionada quanto à possibilidade de apresentar muitos falsos positivos e muita alteração psicossomática por parte de pacientes com alteração emocional importante ou mesmo aqueles com tentativa de ganho secundário com a doença. O principal estudo que demonstrava alta taxa de falso positivo (Holt) foi considerado com falhas importantes metodológicas, desde a seleção de paciente até questões técnicas, como controle de pressão e velocidade na infiltração discal. Walsh realizou avaliação com cegamento do discografista em relação ao disco lesado e com controle de pressão e velocidade da infiltração, comprovando que apenas discos lesados morfologicamente eram positivos à discografia provocativa. Alguns autores demonstraram que a discografia provocativa auxiliava no prognóstico de melhora álgica nos pacientes submetidos à artrodese, quando estes apresentavam discografia provocativa positiva, e demonstraram que esta melhora não se reproduzia tão bem quando a discografia provocativa era negativa.

INTERPRETAÇÃO DIAGNÓSTICA DA DISCOGRAFIA PROVOCATIVA

A discografia provocativa será considerada positiva quando respeitar as condições de controles anatômicos impostos pela International Association for the Study of Pain (IASP) e a International Spinal Injection Society (ISIS), que apresenta os seguintes critérios diagnósticos para dor discogênica: (1) estimulação do disco com lesão estrutural reproduzindo a dor do paciente e, (2) disco controle que não apresenta lesão estrutural, não reproduzindo a dor.

Importante ressaltar que, para obtermos padronização na interpretação desses resultados, é imperativo o uso de *kit* com controle de pressão e velocidade de infusão.

Resposta positiva à discografia provocativa significa o paciente referir dor igual à que ele sente no seu dia a dia durante a infiltração discal, com pontuação entre 7 e 10 na escala visual analógica (VAS), pressão de infiltração inferior a 15 psi acima do ponto de abertura (ponto de abertura consiste na pressão mínima necessária para que comece a aparecer contraste na escopia durante a infiltração discal) e não apresentar dor durante infiltração de disco controle adjacente (com pressão de infiltração até 15 psi do ponto de abertura).

Quando a resposta for positiva, com uma pressão entre 15 psi e 50 psi acima do ponto de abertura, ela poderá ser considerada positiva, caso reproduza exatamente a sensação de dor do paciente combinada a uma resposta negativa do disco controle (com pressão de infiltração de até 15 psi acima ponto de abertura).

Será considerado falso positiva a resposta de dor não concordante com a dor diária do paciente, a dor ocasionada com pressão de infiltração maior que 50 psi acima do ponto de abertura, quando disco o adjacente apresentar reação álgica à infiltração e intensidade de dor ocasionada pela infiltração for < 7 na VAS (Figura 19-2).

DESCRIÇÃO DO MÉTODO

A discografia provocativa será realizada conforme técnica minimamente invasiva, com controle de pressão e velocidade de infusão. Todos os pacientes com indicação para

Nível do disco L5/S1

Dor	Concordante
Pré-procedimento VAS	8
VAS	8
Pressão máx. (PSI)	76,
Volume (ml)	4
Morfologia	
Calibre da agulha	22
Comprimento da agulha	200

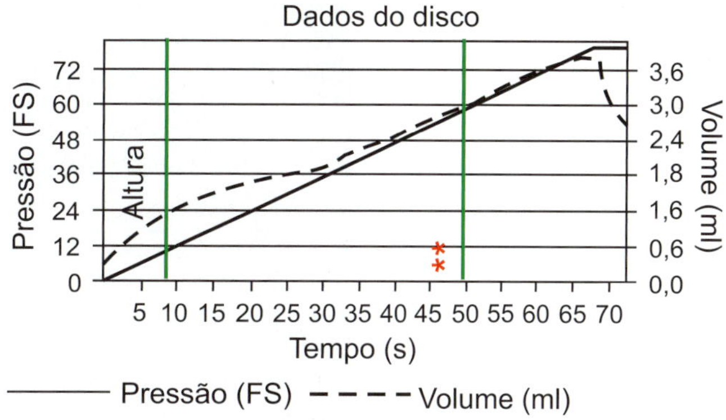

FIGURA 19-2 • Relatório de avaliação da discografia provocativa, mensuração do ponto de abertura, início da dor, reprodutibilidade da dor diária do paciente e escala de dor.

a realização de discografia provocativa são orientados a suspender o uso de medicação analgésica no dia anterior ao procedimento. Todos os pacientes devem receber dose de antibioticoterapia endovenosa no preparo pré-operatório como medida de profilaxia contra discite. Todos permanecerão conscientes e orientados, a fim de permitir a comunicação durante todo o procedimento, e receberão anestesia local no trajeto da infiltração com xilocaína diluída a 1%.

Na região L1-L4, posiciona-se o paciente em decúbito ventral na mesa transparente e com fluoroscopia, com inclinação suficiente para obter-se imagem oblíqua da coluna (cachorro Terrier). Anestesiam-se pele e trajeto da agulha com xilocaína. Posiciona-se a agulha paralelamente ao braço da escopia. A ponta da agulha deve ficar ventrolateral à faceta superior da vértebra, abaixo do nível a ser estudado, no ponto médio entre os platôs vertebrais. Desta forma a chance de lesar a raiz emergente é mínima. Com este trajeto a agulha será introduzida diretamente no centro do disco. O contato da agulha na região posterolateral do disco geralmente causa dor ao penetrar as fibras de Sharpey. Haverá resistência firme ao passar pelo ânulo e depois perda da resistência ao chegar no núcleo. Deve-se confirmar o posicionamento adequado da agulha antes de introduzir contraste (iodado não iônico) com raios X nas incidências anteroposterior (AP) e perfil (P) para verificar se a agulha se encontra no núcleo pulposo, terço médio, tanto no AP quanto P. Posicionar agulhas no disco. Pelo menos um disco normal deve ser realizado antes como controle e verificação da reação do paciente ao procedimento. Volume injetado com controle de pressão e lentamente, sem o paciente saber qual nível está sendo testado, o suficiente para distender o ânulo fibroso. Se houver dor antes de terminar 3 ml, deve-se interromper o procedimento. Caso haja alta resistência no começo da injeção, deve-se suspeitar de mau posicionamento da agulha (ânulo), evitando-se falso positivo. Durante o procedimento questiona-se se o paciente está sentindo dor ou pressão, onde está sentindo a dor e se é essa dor que ele normalmente sente, Verifica-se, então, se há um *end point* firme determinando a integridade do ânulo (Figura 19-3).

No nível L5-S1: inclinação cranial da escopia (Ferguson). Rotação do braço da escopia como nos outros níveis. Visualização do triângulo formado pelo platô inferior de L5, faceta superior de S1 e crista ilíaca (Figuras 19-4 a 19-7).

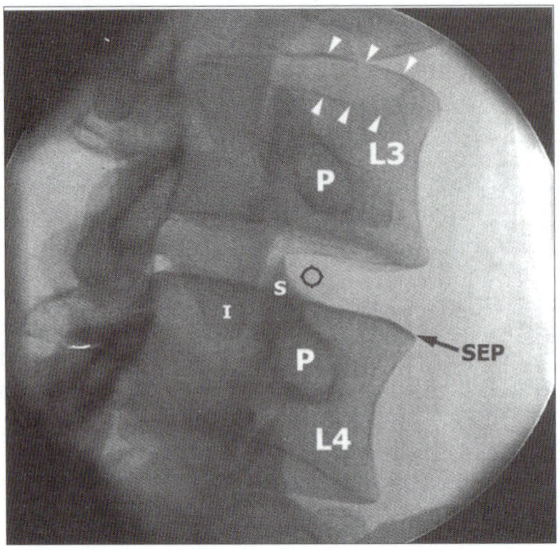

FIGURA 19-3 • Discografia L1-4.

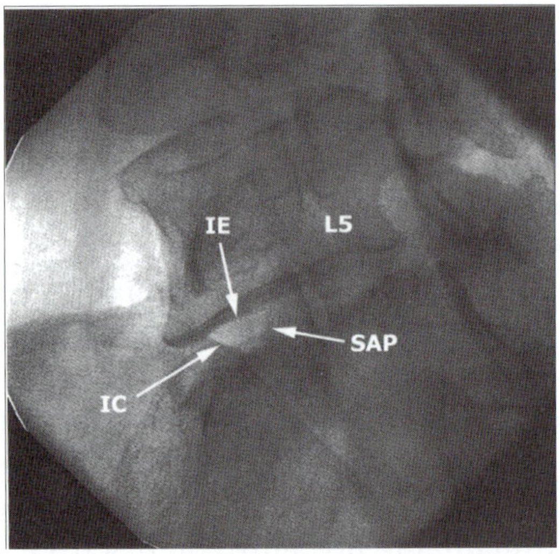

FIGURA 19-4 • Discografia L5-S1.

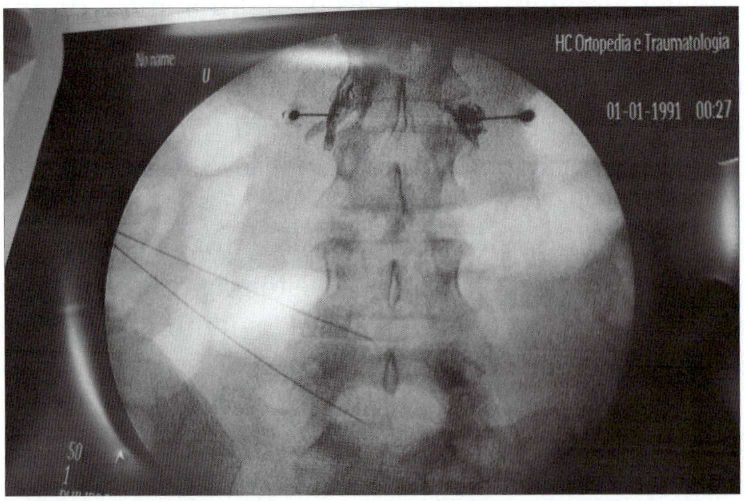

FIGURA 19-5 • Posicionamento agulhas para discografia L4-5 e L5-S1, observa-se mapeamento foraminal de L2 bilateral para posterior bloqueio sensitivo do gânglio dorsal.

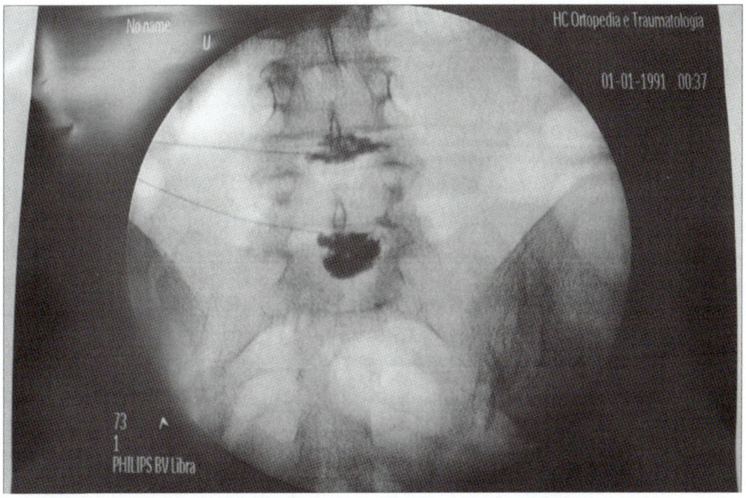

FIGURA 19-6 • Contraste discografia L4-5 e L5-S1. Imagem AP.

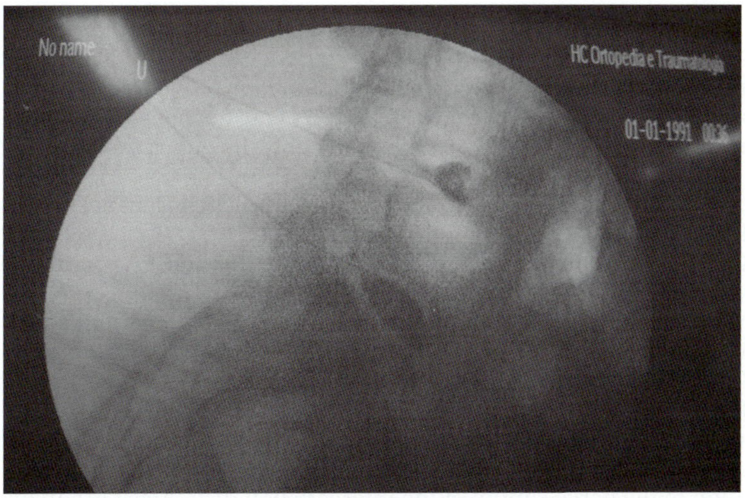

FIGURA 19-7 • Contraste disco L4-5 e L5-S1 discografia. Imagem perfil.

Referências

Akahashi Y, Nakajima Y, Sakamoto T, Moriya H, Takahashi K. Capsaicin applied to rat lumbar intervertebral disc causes extravasation in the groin skin: a possible mechanism of referred pain of the intervertebral disc. Neurosci Lett. 1993; 161: 1-3.

Aprill C, Bogduk N. High-intensity zone: a diagnostic sign of painful lumbar disc on magnetic resonance imaging. Br JRadiol. 1992; 65: 361-369.

Bogduk B. Proposed discography standards. ISIS Newsletter, Volume 2, Number 1. Daly City, California: International Spinal Injection Society, 1994. p. 10-13.

Bogduk N, Tynan W, Wilson AS. The nerve supply to the human lumbar intervertebral discs. J Anat .1981; 132: 39-56.

Bogduk N. The innervation of the lumbar spine. Spine. 1983; 8: 286-293.

Carragee EJ, Tanner CM, Khurana S, Hayward C, Welsh J, Date E, et al. The rates of false- positive lumbar discography in select patients without low back symptoms. Spine. 2000; 25: 1373-1381.

Carragee EJ, Tanner CM, Yang B, Brito JL, Truong T. False-positive findings on lumbar discography: reliability of subjective concordance assessment during provocative disc injection. Spine. 1999; 24: 2542-2547.

Cavanaugh JM. Innervation of the rabbit lumbar intervertebral disc. Journals Iww. 1995; 20(19).

Colhoun E, McCall IW, Williams L, Cassar Pullicino VN. Provocation discography as a guide to planning operations on the spine. J Bone Joint Surg. 1988; 70B: 267-271.

Derby R. A second proposal for discography standards. ISIS Newsletter, V olume 2, Number 2. Daly City, California, International Spinal Injection Society, 1994. p. 108-122.

Guyer RD, Ohnmeiss DD. Lumbar discography. The Spine Journal. 2003; 3: 11s-27s.

Hirsch C, Ingelmark BE, Miller M. The anatomical basis for low back pain. Acta Orthop Scandinav. 1963; 33: 1-17.

Hirsch C. An attempt to diagnose the level of a disc lesion clinically by disc puncture. Acta Orthop Scandinav. 1949; 18: 132-140.

Holt EP. The question of lumbar diskography. J Bone Joint Surg. 1968; 50A: 720-725.

Jensen MC, Brant-Zawadzki MN, Obuchowski N, Modic MT, Malkasian D, Ross JS: Magnetic resonance imaging of the lumbar spine in people without back pain. N Engl J Med 1994; 331: 69-73.

Kokkonen S-M, Kurunlahti M, Tervonen O, et al. Endplate degeneration observed on magnetic resonance imaging of the lumbar spine: correlation with pain provocation and disc changes observed on computed tomography diskography. Spine. 2002; 27: 2274-8.

Lam KS, Carlin D, Mulholland RC. Lumbar disc highintensity zone: the value and significance of provocative discography in the determination of the discogenic pain source. EurJ. 2000; 9: 36-41.

Lindblom K. Technique and results in myelography and disc puncture. Acta Radiol. 1950; 34: 321-330.

Lindblom K. Diagnostic disc puncture of intervertebral disks in sciatica. Acta Orthop Scandinav. 1948; 17: 231-239.

Merskey H, Bogduk N (eds.). Classification of chronic pain. descriptions of chronic pain syndromes and definition of pain terms. 2.ed. Seattle, WA: IASP Press, 1994. p. 180-181.

Morinaga T, Takahashi K, Yamagata M, et al. Sensory innervation to the anterior portion of lumbar intervertebral disc. Spine, 1996. In press.

Nakamura S, Takahashi K, Takahashi Y, et al. Origin of nerves supplying the posterior portion of lumbar intervertebral discs in rats. Spine. 1996; 21: 917-24.

Ness TJ, Gebhart GF. Visceral pain: a review of experimental studies. Pain. 1990; 41: 167-234.

Roger Chou, Amir Qaseem, PhD, MHA, Vincenza Snow. Diagnosis and treatment of low back pain: a Joint Clinical Practice Guideline from the American College of Physicians and the American Pain Society. Ann Intern Med. 2007; 147: 478-491.

Saifuddin A, Braithwaite I, White J, et al. The value of lumbar spine magnetic resonance imaging in the demonstration of anular tears. Spine. 1998; 23: 453-457.

Valkenburg HA, Haanen HCM. The epidemiology of low back pain. In: III White AA, Gordon SL (eds.). Symposium on Idiopathic Low Back Pain. St. Louis: VC Mosby Company, 1982. p. 9-22.

van Tulder MW, Assendelft WJ, Koes BW, Bouter LM. Spinal radiographic findings and nonspecific low back pain. A systematic review of observational studies. Spine. 1997; 22: 427-34.

Walsh TR, Weinstein JN, Spratt KF, Lehman TR, Aprill C, Sayre H.: Lumbar discography in normal subjects. J Bone Joint Surg. 1990; 72A: 1081-1088.

Weishaupt D, Zanetti M, Hodler J, et al. Painful lumbar disk derangement: relevance of endplate abnormalities at MR imaging. Radiology. 2001; 218: 420-427.

Wiberg G. Back pain in relation to the nerve supply of the intervertebral disc. Acta Orthop Scand. 1949; 19: 211-21.

Yoshida H, Fujiwara A, Tamai K, et al. Diagnosis of symptomatic disc by magnetic resonance imaging: T2-weighted and gadolinium-DTPA-enhanced T1-weighted magnetic resonance imaging. J Spinal Disord Tech. 2002; 15: 193-198.

Yoshizawa H, O'Brien JP, Thomas-Smith W, Trumper M. The neuropathology of intervertebral discs removed for low-back pain. Journal of Pathology. 1980; 132: 95-104.

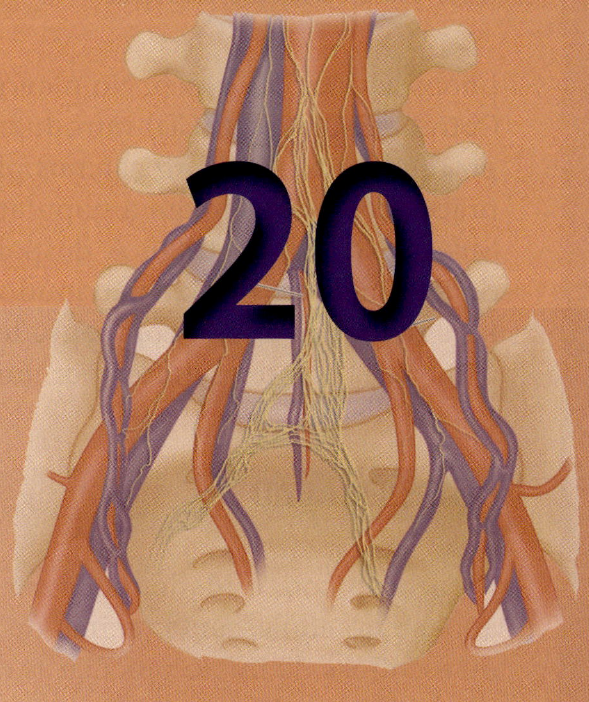

20

Escoliose idiopática do adolescente

Robert Meves

INTRODUÇÃO

A escoliose idiopática do adolescente (EIA) é a forma mais comum de deformidade da coluna. Por definição, é uma curvatura lateral da coluna vertebral associada à rotação das vértebras e das articulações costotranversais, ocorrendo em criança saudável e sem etiologia definida. Em geral, o adolescente é assintomático, com queixa estética relacionada com a giba costal. Quanto à etiologia, a EIA tem diversas hipóteses, como poliomielites subclinicas, déficits nutricionais, genética, alterações estruturais e biomecânicas nos discos intervertebrais e na musculatura, bem como alterações no sistema nervoso central (SNC). A herança genética é multifatorial, podendo ser autossômica dominante ou ligada ao sexo e com penetrância incompleta. A prevalência entre os sexos é a mesma, porém as deformidades que requerem tratamento cirúrgico são mais frequentes no sexo feminino. A idade do crescimento também é importante, ocorrendo piora próxima ao estirão do crescimento (12 anos nas meninas, 13-14 anos nos meninos). A história natural da EIA e os benefícios em longo prazo da artrodese estão bem documentados na literatura.

Até a década de 1960, tanto a correção da curva quanto a sua manutenção após artrodese eram obtidas externamente por meio de colete gessado. Em 1962 surgiu o instrumental de Harrington. Mediante distração da concavidade da curva, obtinha-se correção considerável da deformidade no plano coronal, porém com correção ineficaz no plano axial e à custa de retificação das curvas sagitais fisiológicas. Na década de 1980, Luque introduziu o conceito de instrumentação segmentar. Associando-se fios sublaminares a uma haste de Harrington (técnica de Harri-Luque), podia-se obter uma fixação rígida, com correção da escoliose torácica nos planos coronal e sagital, sem a necessidade de imobilização com gesso. No plano axial, porém, a correção ainda era ineficaz. Em 1984, Cotrel e Dubousset (CD) introduziram um novo tipo de instrumentação segmentar, que propunha não só a correção nos planos coronal e sagital, como também no axial, que na prática foi possível com a popularização dos parafusos pediculares, como proposto por Suk na década de 1990. A despeito do avanço tecnológico dos implantes, o princípio do tratamento cirúrgico não mudou: correção parcial das curvas principais estruturadas para obter um tronco compensado, ombros nivelados e acomodação das curvas não estruturadas compensatórias por meio de artrodese vertebral.

CLASSIFICAÇÃO

De acordo com a idade, pode ser classificada como infantil (até 3 anos), juvenil (3-10 anos) e do adolescente (acima de 10 anos). Atualmente descrevem-se como portadoras de escoliose de início precoce as crianças com curvas estruturadas abaixo dos 5 anos de idade. O foco de discussão será a EIA. A prevalência desta deformidade, quando considerada apenas a partir de 10°, é de 1,5% a 3% da população, com variações em relação aos estudos. Historicamente, a classificação de King e, hoje, a de Lenke definem melhor o padrão das curvas. A definição da fusão da curva mais grave (maior valor angular), rígida (valor angular ≥ 25° nas inclinações) e com vértebras transladas da linha estável de Harrington é considerada para a artrodese.

DIAGNÓSTICO

Como rotina nas escolas americanas, é realizado um *screening* para escoliose por médicos generalistas, enfermeiras ou mesmo professores de educação física. O teste realizado é o de Adams, em que o paciente flete o tronco para frente, com os pés juntos, o examinador posiciona-se à frente do paciente e busca assimetrias (gibosidades) (Figura 20-1). Se positivo, a criança é encaminhada para o médico da família. O exame físico ortopédico deve ser detalhado, com o paciente preferencialmente despido, e devem-se notar assimetria de escápulas, da cintura, da altura dos ombros e a distância dos braços para o tronco (trígono de talhe). O teste de Adams é realizado como descrito, além de realizarem-se também os testes de flexão lateral. Tufos pilosos na região posterior podem denotar diastematomielia. Contratura dos isquiotibiais pode indicar espondilolistese. O estágio de maturidade sexual pode ser tangido pela graduação de Tanner.

Exames complementares

Devido aos riscos inerentes ao uso da radiação, apenas radiografias essenciais devem ser realizadas na rotina. A incidência posteroanterior (PA) deve ser preferida em relação à anteroposterior (AP) devido ao menor uso de radiação. Escudos de chumbo devem proteger gônadas e mamas. O PA em posição ortostática deve ser a única incidência solici-

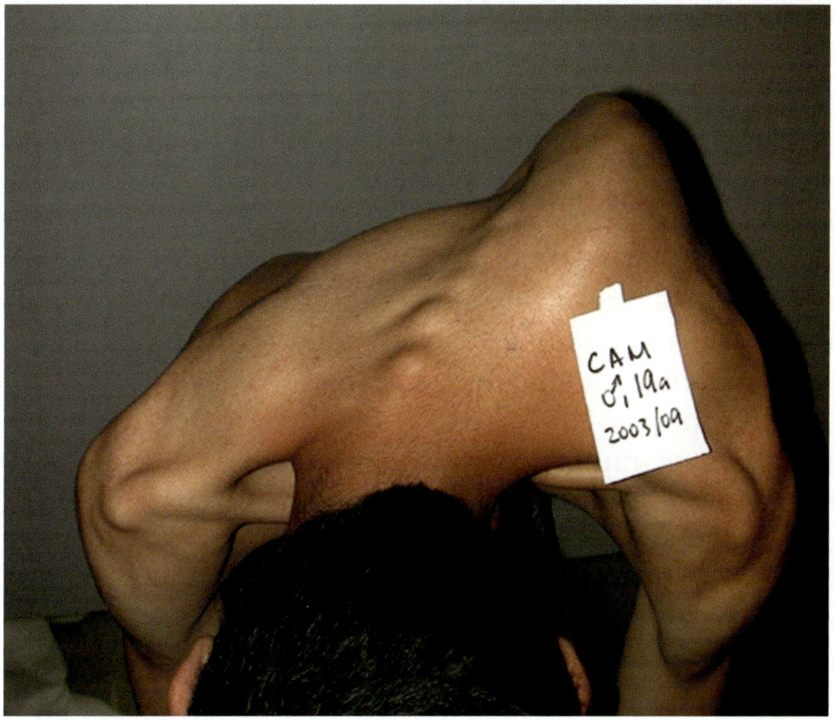

FIGURA 20-1 • Manobra de Adams.

tada na rotina, sendo as outras (posição supina, perfil, inclinações e tração) solicitadas apenas para instituição de tratamento.

As angulações encontradas podem ser avaliadas quanto à metodologia de Cobb, em que as vértebras terminais (últimas vértebras que se inclinam para a concavidade) são aferidas e seu ângulo é calculado. No caso de duas vértebras paralelas, a mais distante do ápice é considerada. A rotação pode ser aferida pelo método de Nash e Moe e classificada de I a IV ou, dependendo da gravidade da rotação, pelo método de Perdriolle.

A ressonância em geral é recomendada para os pacientes com curvas atípicas (curva torácica com convexidade para a esquerda), afrodescendentes ou do sexo masculino com curvas progressivas em função do maior risco de disfunções secundárias da medula espinal.

TRATAMENTO

As opções de tratamento são: observação, colete e cirurgia. De modo geral, as curvas acima de 45°-50° e com potencial de crescimento (sinal de Risser ≤ 3) são tratadas de maneira cirúrgica.

A avaliação radiográfica pré-operatória deve ter também radiografias na posição supina com inclinação lateral e o perfil, para que a coluna seja interpretada de maneira tridimensional. Nas curvas acima de 60° a radiografia com tração tem maior acurácia para determinar a flexibilidade.

SELEÇÃO DA ÁREA A SER ARTRODESADA

Os erros mais comuns são: (1) falência em reconhecer uma curva principal com uma curva compensatória, cometendo o engano de chamá-la de dupla curva principal e (2) falência em reconhecer uma curva dupla torácica.

A escolha dos níveis se baseia na rotação vertebral pelo método de Nash e Moe, sendo a área de artrodese situada entre as duas vértebras não rodadas (neutras). Assim, todas as vértebras da curva principal devem ser submetidas à artrodese da vértebra neutra, sendo que a vértebra inferior deve ficar na linha média (vértebra estável).

Os modernos instrumentais de terceira geração são efetivos no sentido de que não necessitam de órtese pós-operatória. Esses instrumentais, apesar de promoverem derrotação da curva em três planos, muitas vezes são incapazes de "retirar" a gibosidade, sendo necessárias ressecções costais múltiplas em casos graves (costoplastia).

Em curvas rígidas e grandes, uma melhor correção pode ser alcançada por discectomia por via anterior e uso associado de fusão intersomática (Figura 20-2). Hoje esta necessidade é rara em função da maior potência de correção dos implantes metálicos.

Para curvas simples lombares, pequenas cirurgias podem ser realizadas por via anterior, que se constitui em hastes que conectam parafusos por via anterior. Como efeitos adversos descrevem-se a produção de cifose local e pseudoartrose. Vale lembrar que a instrumentação posterior é a preferida pela maioria dos cirurgiões. A complicação mais temida é a lesão neurológica, causando paraplegia. Isso ocorre por lesão direta, distrativa ou isquêmica vascular. Devem ser evitadas grandes dissecções e grandes distrações. Duas formas de monitoramento surgiram: o teste do despertar, de Stagnara, e o monitoramento eletrônico por potencial evocado somatossensorial (SSEP) e vias eferentes

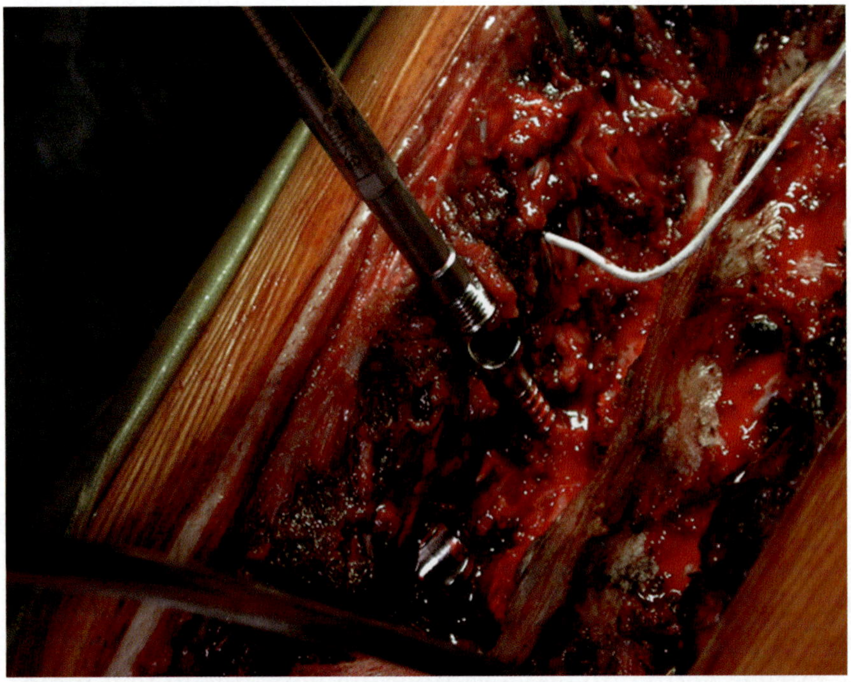

FIGURA 20-2 • Posicionamento de parafuso pedicular torácico com eletrodo da monitoração neurofisiológica.

motoras (PEM). O enxerto, geralmente autólogo, é utilizado, apesar de alguns cirurgiões optarem pelo enxerto apenas local em função da rigidez do material de terceira geração. Complicações incluem pseudartrose, infecção de ferida operatória e disfunção neurológica. Se a monitoração for verdadeiramente positiva (teste de Stagnara com o paciente sem movimentar as pernas), o instrumental deve ser retirado. Deve ser verificada a presença de hematomas compressivos ou fraturas nas proximidades dos implantes (Figuras 20-3 a 20-9).

A artrodese e a instrumentação metálica são realizadas em geral com abordagem por via posterior e com montagem de implantes sobre duas hastes e dois conectores entre elas. A fixação pode ser realizada por intermédio de armarrilho sublaminar, ganchos de lâmina, ganchos de pedículo, ganchos de processos transversos e parafusos pediculares. Hoje enfatiza-se o uso de parafusos pediculares. A artrodese tipo Hibbs-Moe e a colocação de enxerto de ilíaco no local da cruentização das articulações interapofisárias e do tecido ósseo cruentizado do arco vertebral posterior são realizadas antes da colocação de implantes e manobra de correção que pode ser simples ou combinada: translação, distensão, derrotação e/ou *cantelever*. Dissectomia na convexidade como primeira etapa do procedimento é rara em razão da potência de correção dos implantes mais modernos. É considerada fusão mínima ou seletiva quando todas as vértebras da curva primária são incluídas. A fusão ampla tem sido tradicionalmente descrita como a área que incluiu uma ou mais curvas estruturadas até a vértebra final, sendo a vértebra final (proximal e distal) definida como paralela às outras vértebras e seus processos transversos em relação ao eixo longo do tronco. A rotação vertebral deve ser analisada e considerada, tendo como princípio que a fusão deve se estender de uma vértebra neutra à outra.

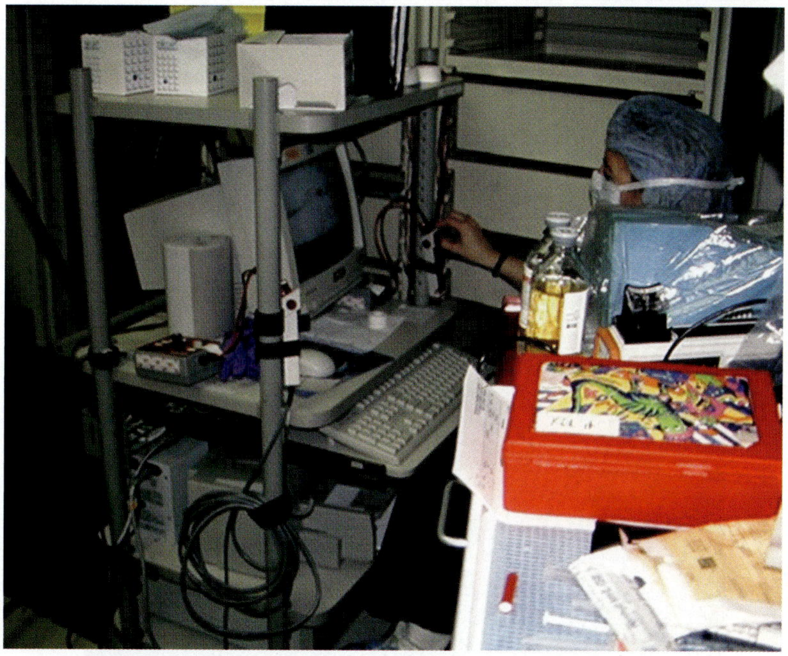

FIGURA 20-3 • Mesa de trabalho do médico neurofisiologista.

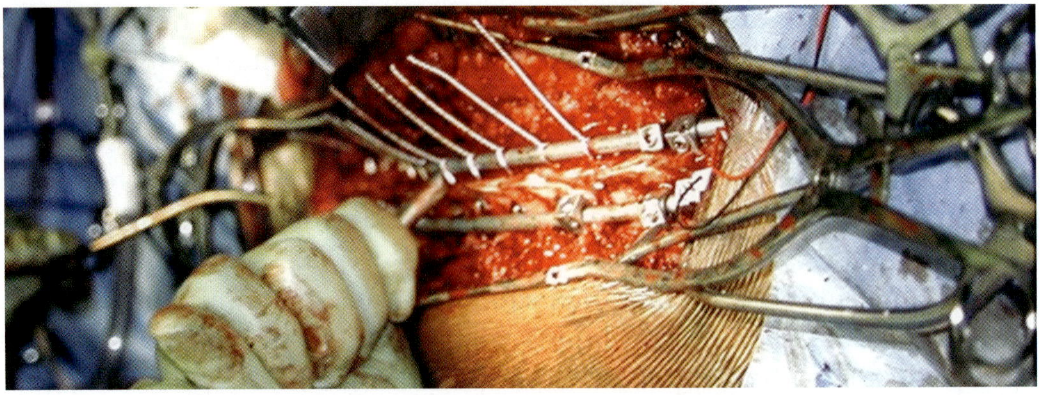

FIGURA 20-4 • Instrumentação posterior e cruentização dos elementos ósseos posteriores com broca cortante de alta rotação.

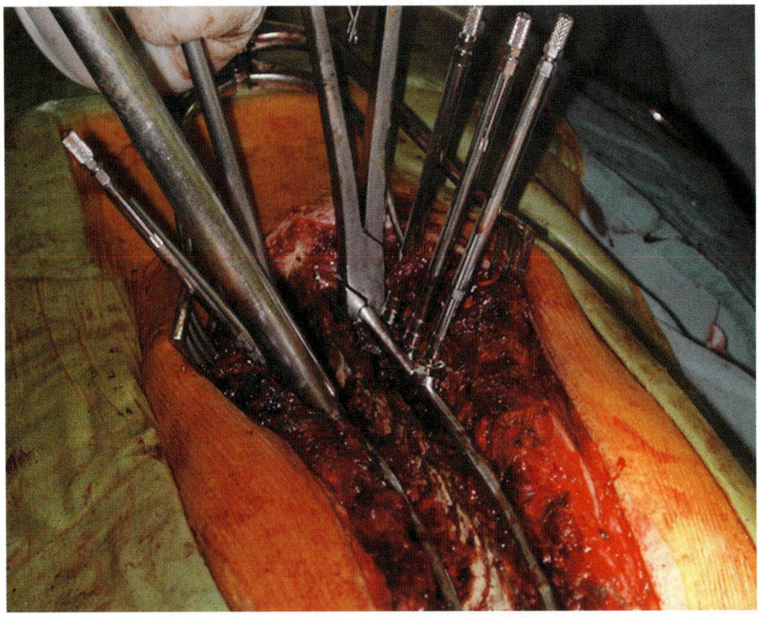

FIGURA 20-5 • Manobra de correção do *cantelever.* As hastes pré-moldadas corrigem a deformidade.

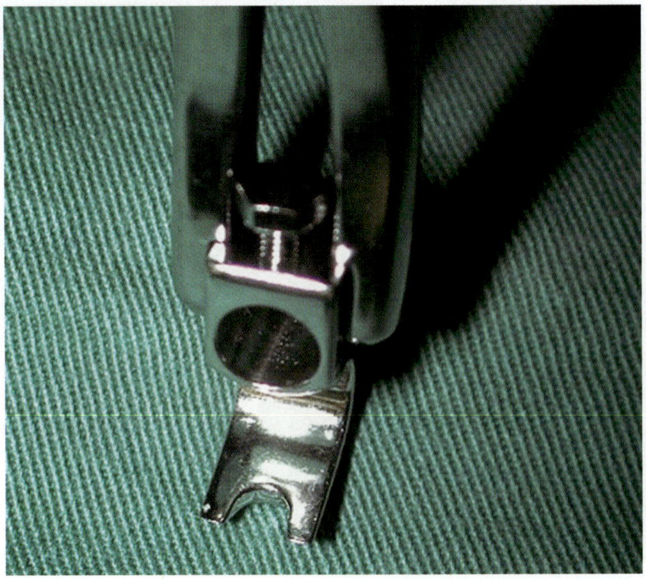

FIGURA 20-6 • Gancho de pedículo (bifurcado).

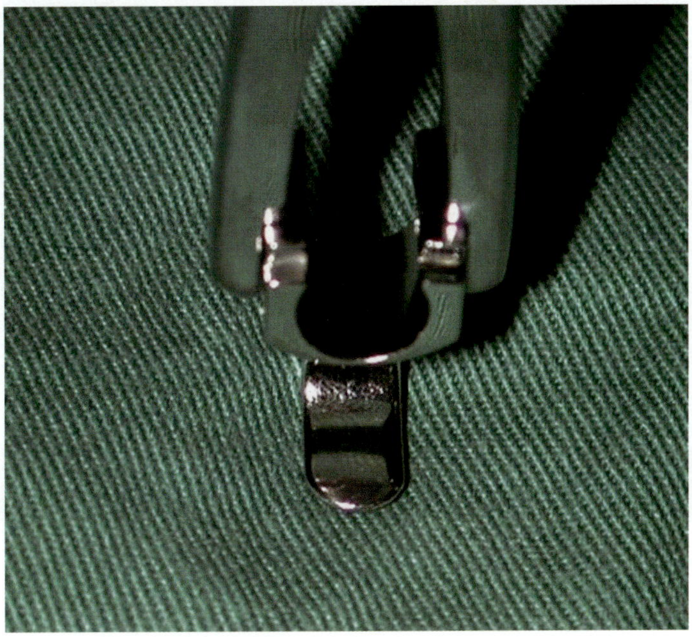

FIGURA 20-7 • Gancho de lâmina e de transverso não é bifurcado.

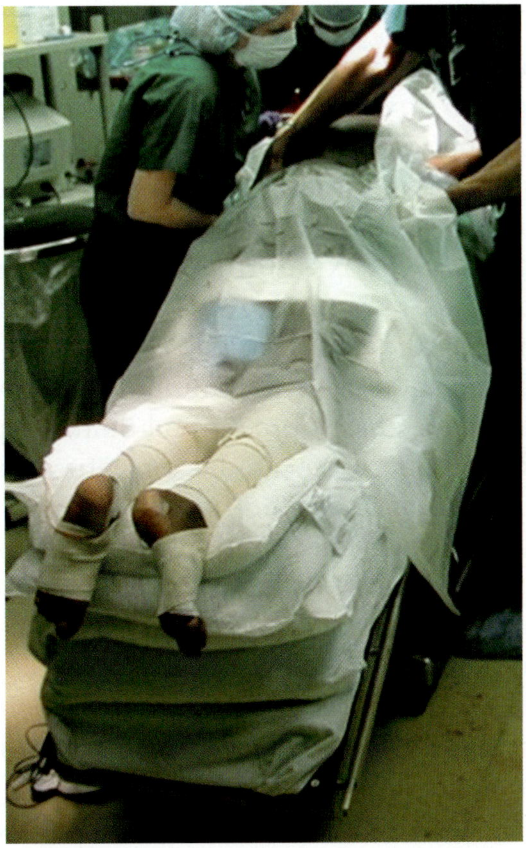

FIGURA 20-8 • Posicionamento em coxins e com eletrodos da monitoração neurofisiológica.

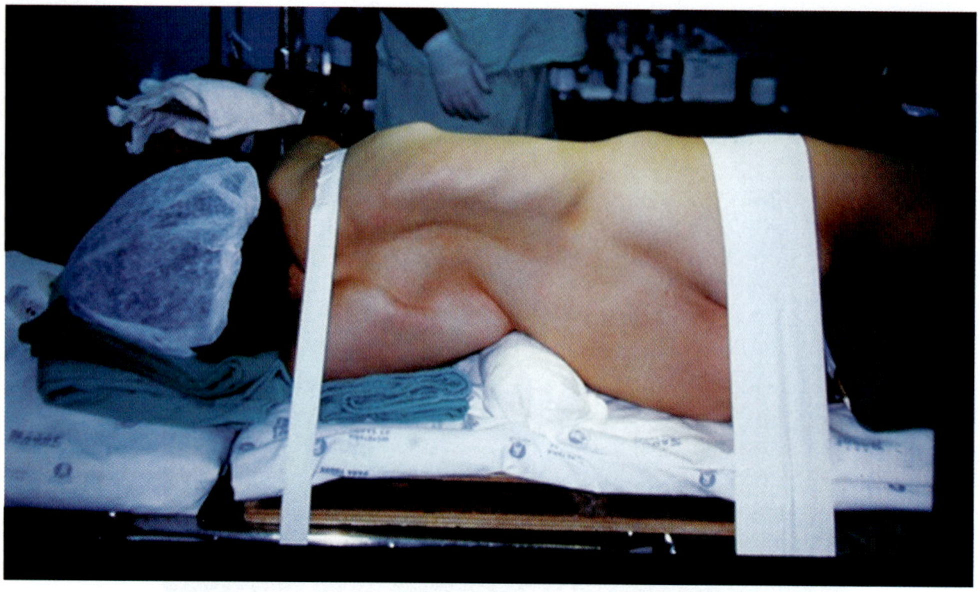

FIGURA 20-9 • Posicionamento para a toracotomia necessário para a discectomia na convexidade.

Técnica cirúrgica

Após indução anestésica e sondagem, o paciente é posto em decúbito dorsal para ventral em uma armação de quatro coxins. Esta é projetada para permitir que o abdome se pendure livremente e, assim, não impeça o retorno venoso para o coração. Com o retorno venoso incólume, a pressão intra-abdominal é baixa e, desta maneira, a pressão na vértebra e nas veias posteriormente será baixa. O apoio se faz no tórax, lateral para as mamas e nas espinhas ilíacas anteriores. O coxim proximal deve ser cuidadosamente colocado para evitar pressão contra o plexo braquial. Após a incisão cirúrgica, identificam-se os níveis vertebrais antes de se realizar a cirurgia. É imperioso lembrar que o processo espinhoso se direciona inferiormente, principalmente no nível torácico. Uma incisão vertical é feita a partir de uma vértebra sobre o nível de fusão proximal até uma vértebra abaixo do nível de fusão distal. Com exceção das curvaturas extremamente graves, uma incisão reta é recomendada. A incisão é estendida ao nível da fáscia profunda nas extremidades dos processos espinhosos. Então, com um elevador de periósteo, são dissecadas as faces laterais dos processos espinhosos em nível subperiósteo. Quando todos os processos espinhosos e ligamentos interespinhosos são identificados, a dissecção é levada até a lâmina. Na coluna torácica, a dissecção deve ser, então, prolongada lateralmente às extremidades dos processos transversos. Ao fazer isto, o cirurgião encontrará um pequeno sangramento arterial significativo: 1 mm lateral à capsula da articulação da faceta. Atenção meticulosa na hemostasia reduz a perda sanguínea para menos de 1.000 ml. Os processos transversos são facilmente cruentizados, com exceção de suas superfícies craniais, nas quais pequenos tendões se inserem, devendo ser agudamente separados do osso. Os campos dos tecidos capsulares nas áreas das cápsulas da articulação da faceta devem ser ressecados com uma rugina ou refletidos com a massa muscular para permitir uma visão plena dos processos articulares superior e inferior e da área da porção articular da vértebra inferior. A cartilagem da articulação da faceta deve ser removida em todos os níveis, quer côncavos, quer convexos. Na coluna lombar, isto é feito por meio de duas incisões com um osteótomo fino exatamente além do osso subcondral, removendo o osso subcondral e a cartilagem com uma rugina ou cureta, ou com uma pequena broca. Na coluna torácica, a faceta articular inferior é cortada com um osteótomo e a cartilagem da faceta articular superior, removida com cureta. Foram descritas muitas técnicas para fusão de faceta. Todas possuem fatores em comum: remoção completa da articulação, remoção da cartilagem até a presença de sangramento ósseo e colocação de enxerto ósseo na área. Na técnica de Moe para fusão de faceta na coluna torácica, um cinzel afilado é usado para decorticar a lâmina. Esse corte é realizado na base do processo transverso, que permanece fixado, sendo que, em seguida, o fragmento ósseo é empurrado para baixo no sentido do processo transverso inferior. Um segundo corte é feito para remover o osso subcondral profundo e a cartilagem da faceta inferior, sendo que este pedaço é removido e descartado. Um terceiro corte é feito na vértebra inferior seguinte, começando no processo transverso e prosseguindo medialmente e, depois, superiormente para dentro da faceta. A técnica de Moe consiste na clássica técnica de Hibbs, porém com a modificação de fusionar a articulação lateral.

Caso clínico

Adolescente com curva toracolombar esquerda de 65° e curva torácica direita de 25° representada clinicamente por giba toracolombar e deformidade estética. A opção foi instrumentação híbrida (ganchos na coluna torácica e parafusos pediculares na lombar). O resultado pós-operatório mostrou tronco compensado, ombros nivelados e resultado estético satisfatório.

Referências

Andersen MO, Christensen SB, Thomsen K. Outcome at 10 years after treatment for adolescent idiopathic scoliosis. Spine. 2006; 31(3): 350-4.

Crenhshaw AH. Scoliosis. In: Crenhshaw AH. Campbell Operative Orthopaedics, vol. 5. St. Louis: Mosby, 1992.

Haefeli M, Elfering A, Kilian R, MinK, Boos N. Nonoperative treatment for adolescent idiopathic scoliosis: a10- to 60-year follow-up with special reference to health-related quality of life. Spine. 2006; 31(3): 355-66.

Kostuik JP. Operative treatment of idiopathic scoliosis. J Bone Joint Surg Am. 1990; 72(7):1108-13.

Lonstein JE. Scoliosis: surgical versus non surgical treatment. Clin Orthop Relat Res. 2006; 443: 248-59.

Mielke CH, Lonstein JE, Denis F, Vandenbrink K, Winter RB. Surgical treatment of adolescent idiopathic scoliosis. A comparative analysis. J Bone Joint Surg Am. 1989;71(8):1170-7.

Moe JH. Methods of correction and surgical techniques in scoliosis. Orthop Clin North Am. 1972; 3(1):17-48.

Moskowitz A, Moe JH, Winter RB, Binner H. Long-term follow-up of scoliosis fusion. J Bone Joint Surg Am. 1980; 62(3): 364-76.

Tones M, Moss N, Polly DW Jr. A review of quality of life and psychosocial issues in scoliosis. Spine.2006; 31(26): 3027-38.

Winter BR. Atlas de cirurgia da coluna vertebral. 1ª ed . Rio de Janeiro: Revinter.

Winter RB, Moe JH. Idiopathic scoliosis. Current concepts in the treatment. MinnMed.1972; 55(6):529-35.

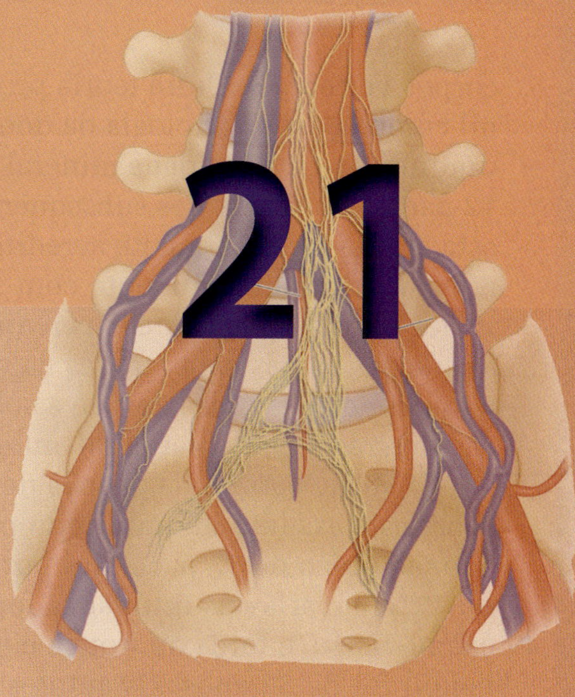

21

Cifose do adolescente

Fernando Antonio Mendes Façanha

INTRODUÇÃO

A doença de Scheuermann ou cifose juvenil foi descrita em 1920 como uma hipercifose torácica ou toracolombar rígida associada a encunhamentos dos corpos vertebrais durante a adolescência. Esta condição teve grande interesse na época, pois, além da deformidade torácica, que muitas vezes era progressiva, era acompanhada de dor. Dois padrões de curvas foram descritos. O tipo I, torácico, é o mais comum e tende a ser estável e indolor após a maturidade óssea, principalmente quando a hipercifose é menor que 75°. O tipo II, toracolombar, é menos frequente, porém tende a ser doloroso, progredir na idade adulta, levando com frequência ao desequilíbrio sagital.

A incidência na população em geral varia entre 1% e 8%, porém é provável que esta incidência seja menor que a real, pois muitos pacientes com cifose juvenil são diagnosticados como portadores de alterações posturais. Sua prevalência é semelhante nos sexos masculino e feminino.

Sorensen, em 1964, definiu critérios para o diagnóstico da doença de Scheuermann. Segundo este autor, a presença de três vértebras subsequentes com encunhamento maior que 5° é necessária para o diagnóstico. Outros achados radiográficos comuns na doença de Scheuermann são a diminuição do espaço discal no ápice da cifose, a irregularidade dos platôs vertebrais e a presença dos nódulos de Schmorl.

Sua etiologia ainda é desconhecida. Várias teorias propostas no passado foram refutadas por trabalhos subsequentes. Estas teorias defendiam como etiologia da cifose juvenil a necrose avascular da apófise anular do corpo vertebral, inibição da ossificação encondral dos platôs vertebrais e a persistência de alterações vasculares na porção anterior dos corpos vertebrais. Outra teoria proposta por Bradford *et al.* defendia a osteoporose juvenil como possível etiologia da doença de Scheuermann. Esses autores encontraram uma diminuição da densidade mineral óssea utilizando o índice de Singh nas radiografias de 12 pacientes. Trabalhos subsequentes utilizando a densitometria óssea não confirmaram esta etiologia. Atualmente acredita-se que a etiologia da doença de Scheuermann esteja relacionada principalmente com fatores genéticos e mecânicos, porém é provável que vários outros fatores estejam envolvidos na sua patogênese. Segundo Hensinger *et al.*, as alterações ósseas encontradas na doença de Scheuermann são decorrentes de distúrbios da remodelação óssea devido à sobrecarga mecânica. Estes distúrbios causariam a inibição do crescimento vertebral anterior, levando a uma acentuação da cifose vertebral.

A história natural da doença de Scheuermann não é bem definida. O principal estudo sobre este assunto foi publicado por Murray *et al.* Esses autores avaliaram os resultados a longo prazo de 67 pacientes portadores de doença de Scheuermann com cifose média de 72°. As variáveis estudadas foram as medidas radiográficas, a função respiratória, o exame físico, a força do tronco e a resposta a um detalhado questionário. O seguimento médio foi de 32 anos. Os autores encontraram 38% dos pacientes com limitações funcionais importantes para as atividades de vida diária, sendo que as mesmas limitações foram encontradas em apenas 21% no grupo controle. As complicações neurológicas são raras. Os poucos relatos existentes referem a cifose vertebral grave ou hérnia de disco torácica como causa nos pacientes portadores de doença de Scheuermann não tratada.

CLASSIFICAÇÃO

A doença de Scheuermann deve ser inicialmente diferenciada da cifose postural. Esta última apresenta uma hipercifose torácica com a curvatura de aspecto suave que é flexível na manobras de correção. Isto é verificado tanto clinicamente como radiograficamente por ocasião da realização da radiografia de perfil da coluna vertebral com a colocação de coxim no ápice da cifose vertebral.

A doença de Scheuermann é classificada em dois tipos. O tipo I, torácico, é o mais comum e tende a ser estável e indolor após a maturidade óssea. O tipo II, toracolombar, é menos frequente, porém tende a progredir após a maturidade óssea. Dor incapacitante e desequilíbrio sagital são frequentes nestes pacientes na fase tardia de suas vidas.

DIAGNÓSTICO

O aparecimento da doença de Scheuermann geralmente ocorre ao redor da puberdade, quando é percebido um aumento das cifoses torácica e toracolombar. A dor é comum e é agravada com a realização de atividades que necessitem de esforço físico. Geralmente localiza-se na região próxima ao ápice da cifose, mas pode estar presente também na região lombar, principalmente quando o aumento da lordose é necessário para compensar a hipercifose torácica.

O exame físico é característico. O paciente apresenta um aumento da cifose torácica ou toracolombar com uma hiperlordose lombar compensatória. A cifose tem no seu ápice um aspecto pontiagudo que não se corrige com a manobra de hiperextensão. Este aspecto diferencia a doença de Scheuermann da cifose postural, que tem aspecto suave e se corrige completamente com a manobra de hiperextensão.

É comum a presença de encurtamento dos músculos isquiotibiais, flexores dos quadris e peitorais, e este último leva a um desvio anterior dos ombros.

Exames complementares

O exame radiográfico panorâmico da coluna vertebral, nas incidência de frente e lateral, é essencial para o diagnóstico da doença de Scheuermann. A Scoliosis Research Society (SRS) definiu como cifose torácica normal a curva com valor que varia entre 20° e 40° na radiografia lateral. A medição, pelo método de Cobb, deve ser feita entre a vértebra mais proximal e T12. A maior dificuldade é a identificação da vértebra proximal, pois muitas vezes a visualização de T1-T4 é dificultada pela sobreposição dos ombros.

Para se estabelecer o diagnóstico é necessária, segundo Sorensen, a presença de cifose torácica maior que 45° e de três vértebras subsequentes com encunhamento maior que 5°. Outros achados radiográficos encontrados são a diminuição do espaço discal no ápice da cifose, a irregularidade dos platôs vertebrais e a presença dos nódulos de Schmorl.

Os pacientes com alterações no exame neurológico ou com malformações vertebrais necessitam de melhor avaliação do canal neural. A ressonância magnética (RM) e a mielografia são muitas vezes necessárias e eventualmente a arteriografia é realizada para avaliação do suprimento sanguíneo medular. Foi relatada por alguns autores a presença de cistos durais e hérnia de disco torácica associados ao aumento da cifose torácica.

TRATAMENTO

O tratamento da doença de Scheuermann baseia-se no grau da deformidade, na presença de dor e na idade do paciente, sendo, na maioria das vezes, conservador.

É amplamente aceito que o tratamento da doença de Scheuermann com o uso de órtese corretiva é eficiente nos pacientes esqueleticamente imaturos.

Os requisitos clássicos para o tratamento com órtese da doença de Scheuermann são deformidades torácicas com cifose entre 45° e 65° que apresentam algum grau de flexibilidade e pacientes esqueleticamente imaturos. Nos pacientes com cifose maior que 75° foi observada elevada prevalência de maus resultados. O colete de Milwaukee é a órtese mais utilizada e deve ter almofadas corretivas posicionadas posteriormente. Seu uso deve ser contínuo, 23 horas por dia, durante um ou dois anos, de acordo com a evolução de cada paciente.

Bradford *et al.* apresentaram o primeiro estudo sobre o uso do colete de Milwaukee no tratamento da doença de Scheuermann. Os autores apresentaram os resultados de 75 pacientes tratados com o uso desta órtese. Após o uso contínuo do colete por um período médio de 34 meses, os pacientes apresentaram diminuição de 40% da cifose torácica e 35% da lordose lombar.

Montgomery e Erwin revisaram o resultado de 39 pacientes esqueleticamente imaturos portadores de doença de Scheuermann e tratados com colete de Milwaukee por um período de 18 meses. A cifose média antes do tratamento era de 62°. Ao final do tratamento a cifose média era de 41°. O encunhamento vertebral apresentou uma correção média de 1° nos segmentos envolvidos. Os autores concluíram que o tratamento da doença de Scheuermann com o uso do colete de Milwaukee apresenta bons resultados mesmo em deformidades maiores que 75°.

Sachs *et al.* apresentaram o resultado em longo prazo de 120 pacientes portadores de doença de Scheuermann tratados com o colete de Milwaukee. A idade média dos pacientes no início do tratamento era 12 anos e 5 meses. Ao final do tratamento a idade média era de 16 anos e 1 mês e todos foram reavaliados após um período mínimo de cinco anos. Neste momento a idade média era de 24 anos. O tratamento regular com o uso do colete foi realizado por 110 pacientes. Destes, 76 apresentaram melhora da cifose; 24, piora da deformidade; e 10 não apresentaram qualquer diferença em relação à radiografia inicial. Dos 10 pacientes que realizaram o uso do colete de forma irregular, oito apresentaram piora da deformidade e dois, melhora em relação à radiografia inicial. Quando os pacientes foram agrupados de acordo com a magnitude da deformidade, aqueles com cifose entre 55° e 64° apresentaram uma melhora média de 7° em relação à radiografia inicial. Naqueles com cifose entre 65° e 74° a melhora foi de 13°, e naqueles com cifose maior que 74°, a melhora foi de 19°.

O tratamento cirúrgico da doença de Scheuermann apresentou grande modificação desde a primeira publicação feita por Bradford *et al.* em 1975. Estas modificações ocorreram devido a mudança nos critérios de indicação e melhora dos implantes que acrescentaram maior poder de correção e aumento na estabilidade da instrumentação.

A decisão para a correção cirúrgica deve ser individual e levar em conta a presença de dor, limitação funcional, deformidade e aspectos psicológicos relacionados com esta última. A indicação mais aceita atualmente é a presença de deformidade maior que 75° ou a presença de deformidade maior que 65° associada a dor persistente e incapacitante. A indicação cirúrgica apenas por queixa estética é defendida por pouco autores. Os objetivos do tratamento cirúrgico são a correção segura da hipercifose vertebral e o restabelecimento do equilíbrio sagital.

O tratamento cirúrgico pode ser dividido em dois grandes grupos: as técnicas de abordagem apenas pela via posterior e as técnicas de liberação anterior associadas à instrumentação posterior.

A liberação anterior seguida da instrumentação posterior tem como princípios o alongamento e o suporte da coluna anterior e encurtamento e estabilização da coluna posterior. Esta técnica tem sido proposta por vários autores, principalmente aos pacientes esqueleticamente maduros e com grande rigidez da deformidade. A liberação e o suporte anterior devem ser feitos nos níveis fixos do ápice da deformidade. A instrumentação posterior se estende da vértebra mais proximal incluída na cifose até a vértebra abaixo do primeiro disco que se encontra em lordose. Em cifoses torácicas este limite geralmente é em L1 ou L2, e em cifose toracolombar, geralmente em L3.

Lowe avaliou os resultados de 24 pacientes portadores de doença Scheuermann tratados com a liberação anterior seguida de instrumentação posterior com o instrumental de Luque. A redução significativa da dor foi verificada em 18 pacientes.

Lowe e Kasten apresentaram os resultados de uma série de 32 pacientes portadores da doença de Scheuermann tratados com liberação anterior seguida da instrumentação posterior híbrida. A cifose pré-operatória média era de 85°. A média de correção foi de 43° com uma perda de correção de 4° no último seguimento. A cifose juncional proximal ocorreu em cinco pacientes e estava relacionada com a hipercorreção (> 50%) e a instrumentação proximal curta. A cifose juncional distal ocorreu em dois pacientes e foi devida à não inclusão do primeiro seguimento lordótico. O questionário de Roland-Morris foi aplicado a 28 pacientes. Em 27 pacientes a dor era incapacitante antes da cirurgia. O mesmo questionário foi aplicado após a cirurgia e, em apenas 18 pacientes, a dor era leve e estava relacionada com os esforços.

O tratamento cirúrgico apenas por abordagem posterior é baseado no encurtamento da coluna posterior. Inicialmente era usado apenas nos pacientes esqueleticamente imaturos devido à maior flexibilidade das curvas. Nos pacientes adultos, esta técnica estava associada a perda de correção e pseudartrose. Com o advento das instrumentações segmentares baseadas na fixação pedicular e o consequente aumento da estabilidade, estas complicações puderam ser prevenidas.

A extensão da instrumentação posterior deve ser igual à associada a liberação anterior, ou seja, da vértebra mais proximal incluída na cifose até a vértebra imediatamente abaixo do primeiro disco que se encontra em lordose.

A técnica de encurtamento da coluna posterior com compressão segmentar em todos os níveis foi descrita inicialmente por Alberto Ponte. Segundo o autor, a correção obtida é mais harmônica sem a concentração de forças em pontos isolados de fixação. A coluna anterior mantém-se íntegra, deslocando o centro de rotação da correção mais anteriormente, e tanto o ligamento longitudinal anterior quanto a porção anterior do disco agem como uma banda de tensão que determinam uma vantagem biomecânica à montagem. Mais informações e detalhes desta técnica serão apresentados posteriormente neste capítulo.

Geck *et al.*, em 2007, apresentaram estudo prospectivo de 17 pacientes consecutivos portadores da doença de Scheuermann tratados cirurgicamente pelo método preconizado por Ponte. A idade média era de 16 anos. Radiografias nas incidências de frente e lateral foram avaliadas antes e após o procedimento cirúrgico. Os parâmetros utilizados para avaliação foram a correção global obtida e a correção obtida nas vértebras mais encunhadas. Todos os pacientes foram acompanhados por um período mínimo de dois anos. Nesta última avaliação, a correção global obtida foi de 61% e a correção nos níveis mais deformados foi de 49%. Um paciente apresentou cifose juncional proximal, porém encontrava-se assintomático. Outro paciente apresentou cifose juncional distal, o qual também se encontrava assintomático mesmo durante a realização de atividades físicas. Nenhum paciente necessitou de revisão da cirurgia por perda de correção ou pseudartrose.

Em nosso meio, Herrero *et al.* avaliaram o resultado do tratamento cirúrgico da hipercifose dorsal pela técnica de Ponte. Foram avaliados 10 pacientes, sendo oito portadores de doença de Scheuermann. Todos apresentavam hipercifose maior que 70°. Os pacientes foram seguidos por um período médio de 65 meses. O valor médio da cifose pré-operatória era de 78,8° e de 47,5° no último seguimento. A cifose juncional foi observada em um paciente, porém sem repercussão clínica. A cifose juncional distal não foi observada. Em um paciente foi necessária a revisão da cirurgia por pseudartrose e outro paciente apresentou infecção pós-operatória tardia. Os autores concluíram que a abordagem posterior isolada associada a múltiplas osteotomias e fixação com parafusos pediculares mostrou-se uma boa opção no tratamento cirúrgico da doença de Scheuermann. Alguns estudos compararam as duas formas de tratamento cirúrgico.

Lee *et al.* compararam os resultados obtidos pelas técnicas de abordagem posterior isolada e instrumentação segmentar com parafusos pediculares e aqueles impetrados pela técnica de abordagem anterior para liberação e fixação posterior com instrumentação híbrida. Em grupos com características semelhantes e com a mesma indicação, o valor angular médio conseguido na via posterior isolada foi de 38°, e na via anterior/posterior, de 52°. Neste último grupo, dois pacientes apresentaram cifose juncional proximal e um, cifose juncional distal. Um paciente desenvolveu paraplegia permanente e três, infecção profunda. No grupo tratado pela via posterior isolada não foram encontradas complicações. Os autores concluíram que a abordagem posterior isolada com instrumentação segmentar baseada nos pedículos promove melhor correção e maior estabilidade sem o aumento no risco de complicações pós-operatórias.

Em nosso meio, Temponi *et al.* compararam os resultados do tratamento cirúrgico da doença de Scheuermann utilizando a abordagem posterior isolada associada a osteotomias múltiplas de Smith-Petersen (VP) e a abordagem anterior seguida da instrumentação posterior (VA+VP). A idade média dos pacientes era de 19 anos. A técnica VA+VP foi utilizada em 19 pacientes e a VP, em nove. O primeiro grupo apresentou correção média de 53% e o segundo grupo, 39%. A satisfação com o tratamento foi observada em 94% dos pacientes tratados pela VA+VP e 100% pela VP. Na avaliação da dor no pós-operatório tardio por meio da escala visual analógica (EVA), o grupo VA+VP apresentou dor residual pouco superior ao grupo VP. Autores concluíram que as duas técnicas são satisfatórias no tratamento da doença de Scheuermann. A maior correção foi obtida com a técnica de dupla abordagem, porém com maior prevalência de dor residual.

OSTEOTOMIA DE ENCURTAMENTO DA COLUNA POSTERIOR (OSTEOTOMIA DE PONTE)

A osteotomia de encurtamento posterior (osteotomia de Ponte) consiste no fechamento de ressecções ósseas (osteotomias) realizadas em vários níveis da deformidade vertebral. A fixação posterior é realizada com ancoragem de todos os níveis envolvidos na deformidade. Isto produz uma correção harmônica sem a concentração de forças em pontos isolados de fixação. Este procedimento produz maior momento de força posterior e, consequentemente, menor solicitação dos pontos de ancoragem dos implantes. A coluna anterior mantém-se íntegra, deslocando o centro de rotação da correção mais anteriormente, e tanto o ligamento longitudinal anterior quanto a porção anterior do disco agem como uma banda de tensão que determina uma vantagem biomecânica da montagem.

Este procedimento traz algumas vantagens. É realizado apenas pela via posterior, que é universal para os procedimentos na coluna vertebral, evita os riscos da abordagem anterior tanto por toracotomia como por toracoscopia e não interfere no suprimento sanguíneo da medula.

Indicações

A osteotomia de encurtamento posterior (osteotomia de Ponte) está indicada aos pacientes portadores de cifose juvenil (doença de Scheuermann) que atingiram a maturidade óssea ou estão próximos a ela. Não existe um parâmetro numérico rígido, como na escoliose idiopática do adolescente, e a indicação deve ser individualizada para cada paciente, devendo-se levar em conta presença de dor, limitação funcional, progressão da deformidade após a maturidade esquelética e comprometimento estético e psicológico do paciente.

Pode ser indicada também aos pacientes com má qualidade óssea.

Contraindicações

Este procedimento não deve ser realizado nos pacientes esqueleticamente imaturos, pois, neles, o tratamento conservador proporciona bons resultados com o uso de órtese e/ou gessos corretivos.

Nos pacientes que tenham sido submetidos à discectomias prévias, este procedimento não irá proporcionar as vantagens biomecânicas propostas.

Os indivíduos com alterações neurológicas ou malformações vertebrais necessitam de uma melhor avaliação da coluna vertebral com a realização de RM, mielografia e, eventualmente, arteriografia para avaliação do suprimento sanguíneo medular. Esta avaliação é necessária para se evitar o risco de dano medular no momento de correção da deformidade.

Anatomia relacionada

A via de acesso posterior é universal e bastante familiar para o cirurgião de coluna. Atenção maior deve ser dada à ressecção das facetas articulares e à abertura do canal neural.

É um achado constante a presença de uma artéria a 1 mm lateral à faceta articular. Este sangramento deve ser evitado com a cauterização prévia destes vasos.

A abertura do canal neural deve ser feita de forma cuidadosa. A utilização de instrumentos cirúrgicos dentro do canal neural no momento da ressecção do ligamento amarelo pode ocasionar, além de trauma medular, a lesão de veias epidurais. O sangramento decorrente de lesões destes vasos é de difícil controle e está relacionado com complicações neurológicas por compressão medular pelo hematoma epidural.

Técnica cirúrgica

Os níveis de artrodese devem ser determinados antes do procedimento cirúrgico. A utilização de radiografias panorâmicas da coluna é essencial para a correta definição dos limites da artrodese. O limite cranial da instrumentação deve ser a vértebra mais proximal incluída na deformidade. A artrodese em níveis inferiores leva a um aumento no risco de desenvolvimento de cifose juncional. O limite inferior é determinado utilizando-se a radiografia lateral da coluna. A artrodese deve incluir a vértebra imediatamente abaixo do primeiro disco que se encontra em lordose. Em cifoses torácicas este limite geralmente é em L1 ou L2 e em cifose toracolombar o limite geralmente é L3. A presença de deformidade no plano coronal pode determinar a extensão da artrodese para um nível mais caudal.

Os pacientes são posicionados em decúbito ventral e todos os cuidados devem ser tomados para se evitarem os risco relacionados com o posicionamento. É realizada uma incisão longitudinal sobre a coluna vertebral que se estende de T2 até o nível vertebral determinado antes do procedimento. A coluna é exposta de forma subperiosteal, um nível acima e abaixo dos limites propostos inicialmente.

Após a exposição completa da coluna, as facetas articulares torácica e lombar são completamente excisadas juntamente com a porção inferior da lâmina superior e a porção superior da lâmina inferior. Os ligamentos interespinhosos e supraespinhosos são removidos em cada nível. Os processos espinhosos são ressecados e devem ser utilizados mais tarde como enxerto ósseo. O ligamento amarelo é então excisado, começando-se na linha média e progredindo-se em direção lateral até o limite do forame neural em cada nível. Esta ampla ressecção proporciona uma falha óssea de 4-6 mm que será utilizada para a correção segmentar. Esta ressecção deve ser uniforme em cada nível, pois a presença de qualquer assimetria pode levar a uma deformidade no plano coronal (Figura 21-1).

Os parafusos pediculares são colocados bilateralmente em todas as vértebras incluídas na artrodese sob o controle de radioscopia (Figura 21-2). O tamanho da haste é obtido subtraindo-se 2 cm da medida linear da vértebra cranial até a vértebra caudal da instrumentação. Estes 2 cm representam a quantidade de encurtamento obtido na coluna posterior com as ressecções osteoligamentares. A modelagem da haste deve respeitar as curvaturas fisiológicas da coluna vertebral.

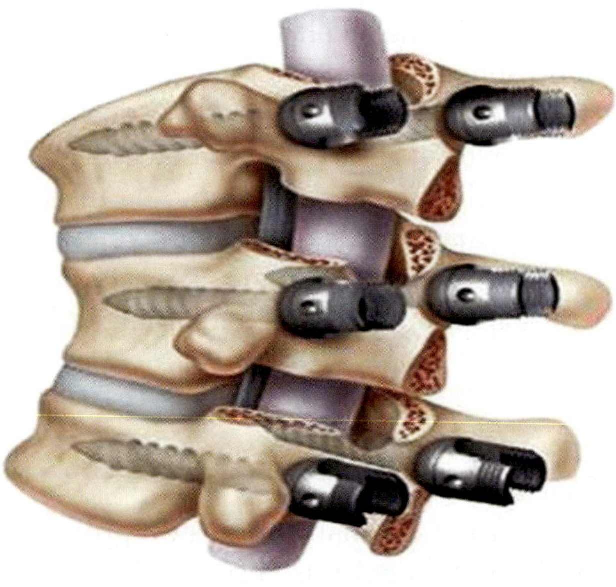

FIGURA 21-1 • Desenho esquemático da osteotomia de Ponte.

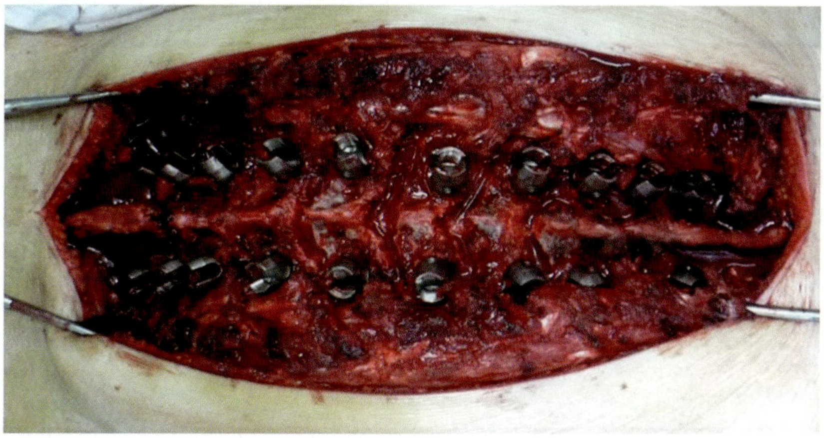

FIGURA 21-2 • Aspecto cirúrgico da osteotomia de Ponte após a colocação dos parafusos pediculares.

As hastes são colocadas bilateralmente, começando na extremidade proximal. Os parafusos pediculares são comprimidos inicialmente em cada nível até a metade superior da cifose. O restante da correção é obtido pela compressão dos parafusos da metade inferior da cifose (Figura 21-3). Após a correção e a completa fixação da haste aos parafusos são realizadas a decorticação dos elementos posteriores restantes e a enxertia óssea em todo o leito de artrodese. O enxerto ósseo pode ser obtido da ressecção óssea das osteotomias realizadas ou, se este não for suficiente, o enxerto ósseo autólogo deve ser obtido da crista ilíaca. É colocado um dreno de sucção e o fechamento da ferida operatória é feito por planos até a pele.

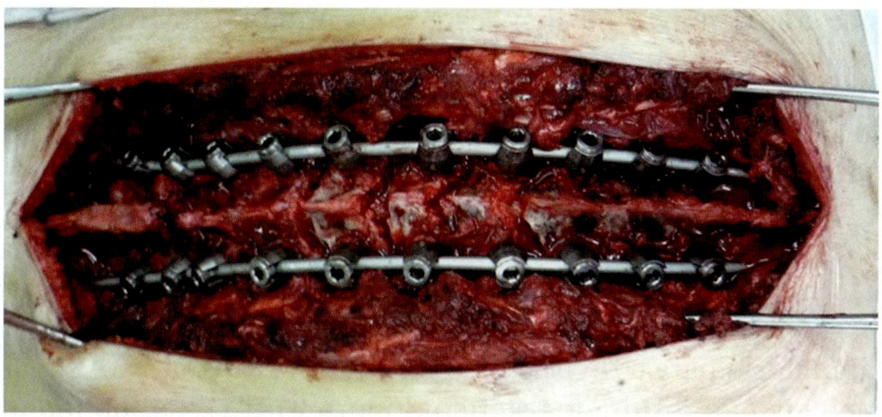

FIGURA 21-3 • Aspecto cirúrgico após o fechamento das osteotomias de Ponte e correção da cifose torácica.

Pós-operatório

O pós-operatório é o mesmo realizado para as cirurgias de correção de qualquer deformidade vertebral. O dreno de sucção é retirado nas primeiras 48 horas, de acordo com o seu débito. A deambulação deve ser iniciada no primeiro ou segundo dia após a cirurgia. Não é necessária a utilização de órtese externa. O acompanhamento deve ser mensal, com a realização de radiografias de controle até a verificação da consolidação da artrodese vertebral, quando o paciente deve ser liberado para a realização de atividades físicas.

Complicações

Uma das principais complicações observadas é a cifose juncional, que pode ser proximal ou distal. Alguns cuidados devem ser tomados para a sua prevenção. A escolha dos limites da artrodese deve ser feita antes do procedimento e obedecer aos critérios descritos anteriormente. As forças de correção devem ser distribuídas de forma uniforme em todos os segmentos vertebrais, evitando, assim, a concentração de forças nas extremidades da instrumentação. Outro aspecto importante é a preservação dos ligamentos na transição entre a instrumentação e os segmentos adjacentes. A flexibilidade da haste tem sido considerada possível causa de cifose juncional. Acredita-se que a utilização de hastes mais rígidas aumente o risco desta complicação.

A correção cirúrgica de qualquer deformidade vertebral é associada à possibilidade de dano medular imediato ou tardio. Esta complicação é decorrente de trauma cirúrgico e, mais frequentemente, da isquemia medular. A realização de potencial evocado motor e somatossensitivo, além do teste do despertar, deve ser uma rotina para a detecção precoce desta complicação.

Caso clínico

Paciente de 18 anos de idade, sexo feminino, apresentou-se ao ambulatório com queixa de dorsalgia antiga e, mais recentemente, lombalgia sem irradiação para os membros inferiores. Queixava-se também da deformidade no tronco. Até o momento não havia sido submetida a qualquer tratamento anterior. A dor tornara-se mais intensa no último ano e havia limitado as atividades da vida diária.

O exame físico apresentava, na inspeção, deformidade do tronco com aumento da cifose torácica e da lordose lombar. No exame dinâmico, apresentava encurtamento dos músculos isquiotibiais. Seu exame neurológico era normal, sem a presença de qualquer déficit motor ou sensitivo (Figura 21-4A).

O exame com radiografias panorâmicas da coluna nas incidências de frente e lateral revelou a presença de hipercifose torácica com o valor angular de 78° (Figura 21-4B).

Foi orientado o tratamento cirúrgico e proposta a realização de múltiplas osteotomias seguidas de instrumentação posterior baseada na fixação pedicular. A paciente submeteu-se à cirurgia proposta, que transcorreu sem qualquer intercorrência ou complicação. Retornou ao ambulatório para a revisão de dois anos pós-operatórios sem queixas de dor e bastante satisfeita com o resultado estético (Figura 21-5A). Foi obtida uma radiografia de controle que revelou a presença de cifose vertebral de 45° (Figura 21-5B).

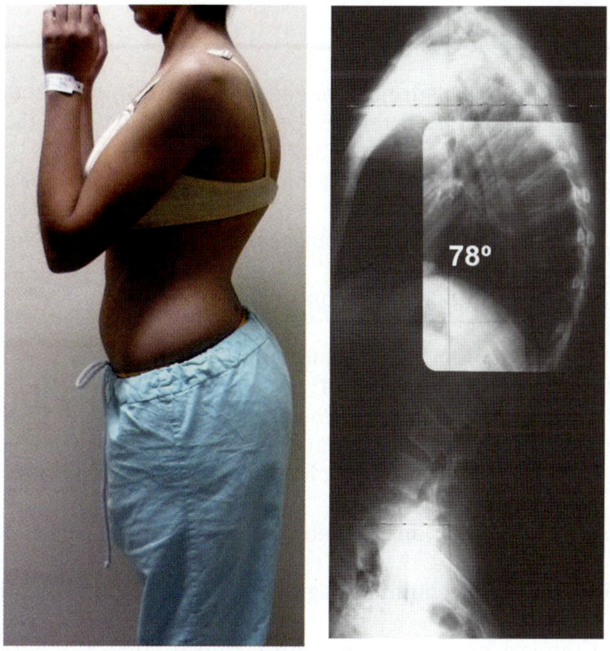

FIGURA 21-4 • A. Aspecto clínico da paciente mostrando hipercifose torácica e hiperlordose lombar. B. Radiografia na incidência lateral mostrando a hipercifose de 78°. (Cortesia do Prof. Helton Defino, Universidade de São Paulo, Ribeirão Preto, São Paulo.)

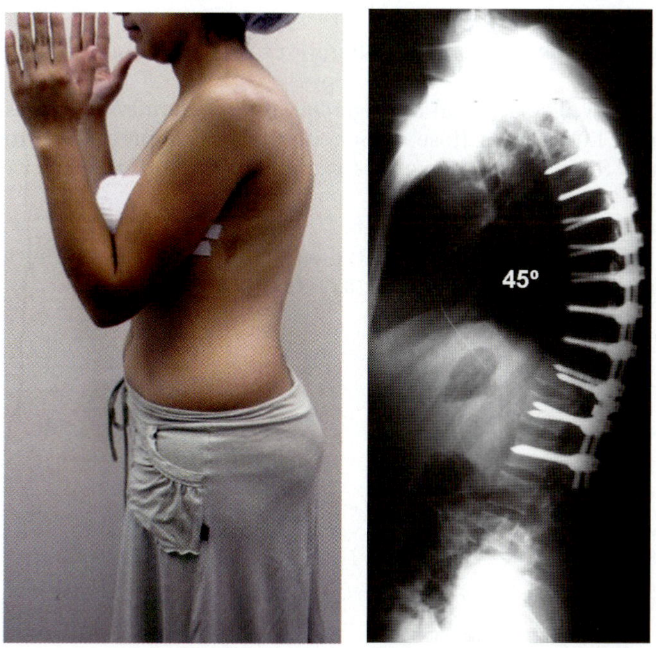

FIGURA 21-5 • A. Aspecto clínico da paciente no pós-operatório de dois anos mostrando a boa correção obtida. B. Radiografia na incidência lateral mostrando a cifose de 45°. (Cortesia do Prof. Helton Defino, Universidade de São Paulo, Ribeirão Preto, São Paulo.)

Referências

Arlet V, Schlenzka D. Scheuermannn's Kyphosis: surgical management. Eur Spine J. 2005; 14: 817-827.

Bradford DS. Juvenile kyphosis. In: Bradford DS, Lonstein JE, Ogilvie JW, Winter RB (eds.). Moe's Text Book of Scoliosis and Other Spinal Deformities. WB Sauders; 1987. p. 347-68.

Bradford DS, Brown DM, Moe JH. Scheuerman kyphosis, a form of juvenile osteoporosis? Clin Orthop. 1976; 118: 10.

Bradford DS, Garcia A. Neurological complications in Scheuermann's disease: a case report and review of the literature. J Bone Joint Surg Am. 1969; 51: 567-72.

Bradford DS, Moe JH, Montalvo FJ, Winter RB. Scheuermann kyphosis and roundback deformity, results of Milwaukee brace treatment. J Bone Joint Surg. 1974; 56A: 749.

Coe JD, Smith JS. Complications of Spinal Fusion for Scheuermann Kyphosis. A Report of the Scoliosis Research Society Morbidity and Mortality Committee. Spine. 2009; 1: 99-103.

Geck MJ, Macagno A, Ponte A, et al. The Ponte procedure. Posterior only treatment of Scheuermann's Kyphosis using segmental posterior shortening and pedicle screw intrumentation. J Spinal Disord Tech. 2007; 20: 586-593.

Grevitt M, Kamath V, Avadhani A, et al. Correction of thoracic kyphosis with Ponte osteotomy. Eur Spine J. 2010; 19: 351-52.

Hensinger RN, Greene TL, Hunter TL. Back pain and vertebral changes simulating Scheuermann kyphosis. Spine. 1982; 6: 341-2.

Herrero CFPS, Porto MA, Defino HLA et al. Osteotomias segmentares múltiplas para a correção da cifose. Rev Bras Ortop. 2009; 44: 513-18.

Lee SS, Lenke LG, Kuklo TR, et al. Comparison of Scheuermann kyphosis correction by posterior-only thoracic pedicle screw fixation versus anterior/posterior fusion. Spine. 2006; 31: 2316-21.

Lim M, Green DW, Billinghurst JE, et al. Scheuermann kyphosis: safe and effective surgical treatment using multisegmental instrumentation. Spine. 2004; 29: 1789-94.

Lowe TG. Current concepts review: Scheuermann's disease. J Bone Joint Surg Am. 1990; 72: 940-5.

Lowe TG, Line BG. Evidence based medicine. Analysis of Sheuermann Kyphosis. Spine. 2007; 32: 115-19.

Montgomery SP, Erwin WE. Long-term results of Milwaukee brace treatment. Spine. 1981; 6: 5-8.

Murray PM, Weinstein SL, Spratt KF. The natural history and long-term follow-up of Scheuermann's kyphosis. J Bone Joint Surg Am. 1993; 75: 236-48.

Papagelopoulos PJ, Klassen RA, Peterson HA, et al. Surgical treatment of Scheuermann's disease with segmental compression instrumentation.Clin Orthop. 2001; 139-49.

Ponte A, Siccardi GL. Scheuermann's Kyphosis: posterior shortening procedure by segmental closing wedge ressections. J Pediatr Orthop. 1995; 15: 404.

Sachs B, Bradford D, Winter R, et al. Scheuermann's kyphosis: follow-up of Milwaukee brace treatment. J Bone Joint Surg Am. 1987; 69: 50-7.

Scoles PV, Latimer BM, Digiovanni BF, et al. Vertebral alterations in Scheuermann's kyphosis. Spine. 1991; 16: 509-15.

Sturm PF, Dobson JC, Armstrong GW. The surgical management of Scheuermann's disease. Spine. 1993; 18: 685-91.

Temponi EF, Macedo RD, Pedrosa LOG, et al.Cifose de Scheuermann: Comparação entre a abordagem por via posterior associada à osteotomia de Smith-Petersen e a fusão combinada anterior e posterior. Rev Bras Ortop. 2011; 46: 709-17.

Wenger DR, Frick SL, MD. Scheuermann Kyphosis. Spine. 1999; 24: 2630-39.

Winter RB, Lonstein JE, Denis F. Sagittal spinal alignment: the true measurement, norms and description of correction for thoracic kyphosis. J Spinal Disord Tech. 2009; 22: 311-14.

22

Osteotomia da coluna vertebral (na cifose de Scheuermann)

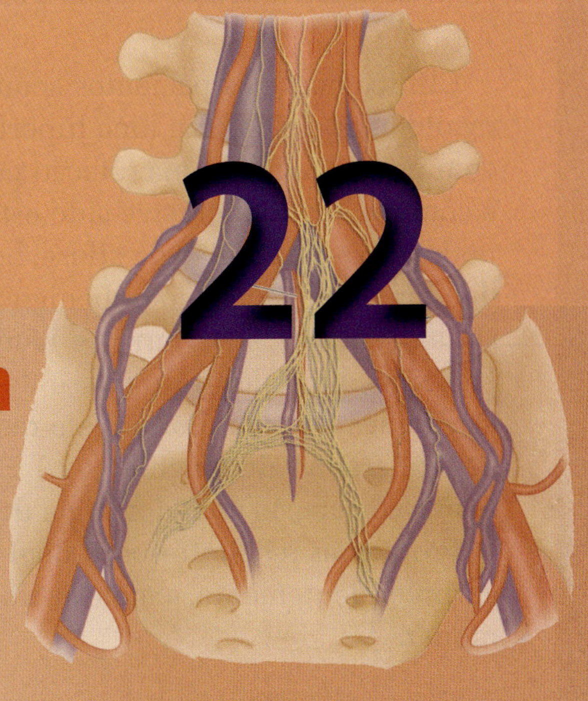

Raphael Martus Marcon
Ivan Dias da Rocha
Leonardo Franco Pinheiro Gaia
Romero Pinto de Oliveira Bilhar

INTRODUÇÃO

A cifose de Scheuermann foi descrita pela primeira vez em 1920, por Holger Werfel Scheuermann, como uma cifose torácica rígida, e sua causa permanece indefinida. A etiologia parece decorrer de um erro na agregação do colágeno, levando a um distúrbio na ossificação das placas vertebrais terminais, similar à doença de Blount. Hipóteses multifatoriais com componentes genéticos, hormonais e mecânicos têm sido mencionadas, existindo um padrão de herança autossômico dominante já aceito. Além disso, gêmeos univitelinos apresentam uma chance duas a três vezes maior de ambos desenvolverem cifose em relação aos bivitelinos, reforçando a influência genética da patologia.

A incidência na população geral varia, na literatura, entre 0,4% e 10%. A despeito de Bradford *et al.* apontarem uma alta incidência em meninas e outras literaturas sugerirem uma equivalência entre os sexos, há várias evidências literárias que concordam com a descrição original de Scheuermann, em sendo predominante no sexo masculino em uma relação que varia de 2 a 7:1.

A cifose torácica normal classicamente varia entre 10° e 40°, porém valores de até 50° podem ser considerados variações normais.

APRESENTAÇÃO CLÍNICA

A cifose de Scheuermann usualmente se manifesta no início da adolescência, sendo a deformidade irredutível ao teste da hiperextensão do tronco. O ápice da cifose pode ser torácico ou toracolombar.

Clinicamente os pacientes acometidos apresentam-se com uma cifose torácica ou toracolombar rígida com uma hiperlordose compensatória cervical e/ou lombar. Escoliose com pouca ou nenhuma rotação pode estar presente. Tensão da musculatura isquiotibial é comum, tendo inclusive sido estudada como uma das possíveis causas da doença. Dor pode ocorrer na região da cifose, bem como nas áreas hiperlordóticas adjacentes. Trata-se de uma doença de caráter benigno em que raramente há acometimento neurológico. Na série divulgada por Murray e Wenstein se evidencia maior prevalência de dorsalgia em pacientes portadores de cifose de Scheuermann, porém cuja intensidade não limita as atividades de vida diária. Vale ressaltar que, neste estudo, as curvas apresentam média de moderado valor angular (71°). Em outras séries com valores mais severos (> 75°) existe maior correlação com dorsalgia de maior intensidade.

Problemas respiratórios podem ocorrer em casos de alto valor angular (> 100°), porém, surpreendentemente, a maioria dos pacientes apresenta aumento da sua capacidade pulmonar.

DIAGNÓSTICO DIFERENCIAL

O principal diagnóstico diferencial da cifose de Scheuermann é a cifose postural, sendo o principal fator de diferenciação a redutibilidade da deformidade vista tanto clinicamente quanto radiograficamente. Portanto, um cuidadoso exame físico e uma atenta análise de imagens devem ser feitos para que a patologia em questão não seja subdiagnosticada.

Outras causas de cifose que entram no diagnóstico diferencial são: síndromes pós-laminectomias, tumores, fraturas e condições congênitas e neurológicas.

Exames complementares

A cifose medida entre T2 e T12 é considerada normal entre 10° e 40°. A região toracolombar (entre T10 e L2) geralmente é reta (0°). Esses segmentos são balanceados pela lordose lombar, que mede cerca de 50°.

Classicamente, Sorensen descreveu o encunhamento maior que 5° em três vértebras adjacentes, irregularidades das placas terminais, perda da altura do disco e nódulos de Schmorl como achados diagnósticos da cifose de Scheuermann. No entanto alguns autores têm considerado qualquer encunhamento vertebral como sinal da doença.

Há dois padrões distintos de curva na cifose de Scheuermann: o torácico, mais comum, com ápice em T8 ou T9, e o toracolombar, menos comum, com ápice entre T10 e T11. Estas últimas geralmente são mais flexíveis que as curvas com ápice torácico.

Nos pacientes que recebem indicação cirúrgica, a ressonância nuclear magnética deve ser solicitada tanto para avaliar a qualidade dos discos (sobretudo o do nível mais baixo da intenção da artrodese) quanto para buscar anormalidades que podem ser responsáveis pelos sintomas ou que podem piorar devido à correção da curva, como hérnia discal, estenose de canal, cistos epidurais e espondilólise.

TRATAMENTO

Conservador

O tratamento da cifose de Scheuermann é iminentemente conservador. Curvas assintomáticas geralmente não requerem tratamento. Curvas acima de 40°-45° em pacientes ainda no período de crescimento têm indicação de tratamento com colete associado a um programa de exercícios. No entanto curvas acima de 75° revelaram um alto índice de falha com o uso do colete. Assim como na escoliose, um uso mínimo de 18 horas/dia deve ser orientado. Apesar de, no passado, o colete de Milwaukee ter sido amplamente usado, uma órtese toracolombossacral (OTLS) é suficiente na maioria das curvas, exceto aquelas com ápice torácico alto. O uso de órteses após a maturidade esquelética não mostrou benefícios, não sendo, portanto, indicado.

Cirúrgico

A indicação absoluta de tratamento cirúrgico é o aparecimento de déficit neurológico no contexto da doença de Scheuermann, excluindo-se outras causas. Trata-se de uma indicação incomum. As outras situações em que o tratamento cirúrgico deve ser cogitado são curvas acima de 75° com dor e/ou dificuldade respiratória secundária à deformidade (usualmente acima dos 100°), além de estética inaceitável.

Técnica cirúrgica

Existem duas vertentes para o tratamento cirúrgico da cifose. Grandes curvas podem necessitar de abordagens anterior e posterior.

No acesso anterior são feitas secção do ligamento longitudinal anterior e discectomias para facilitar a correção e ajudar a restaurar o alinhamento sagital na transição toracolombar. O *release* anterior geralmente inclui cinco a oito níveis intervertebrais centrados no ápice da cifose; alguns vasos segmentares podem ser ligados. Esta abordagem pode ser feita por toracoscopia, o que minimiza a morbidade e a dor e acelera a recuperação em relação à toracotomia aberta.

O encurtamento da coluna posterior pode, por uma única abordagem, estabilizar e corrigir grandes cifoses. Osteotomias posteriores em múltiplos níveis são realizadas, o que pode evitar a necessidade de um acesso anterior. Estas podem ser tipo Ponte (Smith-Petersen) ou de subtração pedicular.

No caso das osteotomias de Ponte, são feitas três a oito osteotomias por paciente, uma média de cinco por caso. São retiradas as facetas inferiores da vértebra superior, parte da faceta superior da vértebra inferior, um terço das lâminas bilateralmente, processos espinhosos e ligamentos interespinhosos. Conseguem-se, aproximadamente, 10° de correção por nível osteotomizado. Esta correção depende, em parte, da elasticidade do ligamento longitudinal anterior, que não pode estar calcificado, sendo o fulcro feito no disco intervertebral do intervalo abordado.

Os processos espinhosos dos níveis inclusos na artrodese são ressecados, e o restante das lâminas, facetas e transversos, cruentado para uma maior área de artrodese.

O uso de múltiplos pontos de fixação acima e abaixo do ápice da curva, associados a osteotomias com compressão e manobra de *cantilever* com a barra moldada anatomicamente e colocada de proximal para distal, pode seguramente corrigir e estabilizar a curva. As barras também podem ser fixadas proximalmente em um lado e distalmente do contralateral, sendo abaixadas simultaneamente para se realizar a correção.

A escolha dos níveis da artrodese e instrumentação deve se basear na vértebra sagital estável, a qual corresponde à primeira vértebra rostral intersectada pela linha sacral vertical posterior (linha vertical que passa pela borda posterior de S1), que geralmente está correlacionada com o primeiro disco intervertebral lordótico. O ápice da cifose é identificado e as vértebras localizadas distalmente entre o ápice da cifose e a vértebra estável sagital são artrodesadas. Na parte proximal da artrodese deve ser adicionada uma vértebra ao número de vértebras distais artrodesadas. Os desvios rotacionais e do plano frontal devem também ser corrigidos.

Estudos recentes demonstraram que a técnica de instrumentação em todos os níveis da artrodese, com parafusos pediculares, permite uma correção satisfatória e rígida, com menor tempo cirúrgico, perda sanguínea diminuída, uma internação hospitalar mais breve, além de não ser preciso um acesso anterior.

O uso do potencial evocado, se possível, deve ser feito para detectar qualquer comprometimento neurológico. Uma meticulosa facetectomia e decorticação é feita, com o intuito de se evitar pseudartrose.

Não se faz necessário o uso de órtese ou gesso pós-operatório em adolescentes ou adultos com boa qualidade óssea.

Caso clínico

Paciente do sexo masculino, 13 anos de idade, com história de deformidade dorsal torácica há dois anos foi inicialmente atendido em serviço básico de saúde, tendo sido proposto o acompanhamento clínico. Como houve progressão da deformidade, recebeu, há três meses, a indicação de tratamento cirúrgico.

Ao exame físico, o paciente apresentava hipercifose torácica (Figura 22-1).

Os exames complementares confirmaram a hipótese diagnóstica de cifose de Scheuermann (Figuras 22-2 e 22-3).

O planejamento para o paciente foi o tratamento cirúrgico: artrodese por via posterior de T3-L3, instrumentação com parafusos pediculares nos quatro níveis proximais e quatro distais e parafusos espaçados nos níveis intermediários, osteotomia de Ponte nos seis níveis intermediários e técnica de redução por *cantilever* com duas barras (Figura 22-4).

A radiografia pós-operatória evidenciou uma redução do ângulo da cifose de 102° para 68° (Figura 22-5) e o resultado clínico foi bastante satisfatório (Figura 22-6).

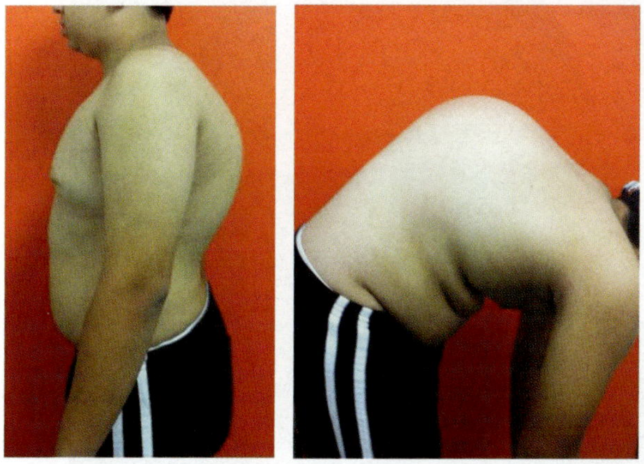

FIGURA 22-1 • A. Fotografia lateral do paciente com cifose de Scheuermann. B. Em flexão do tronco (teste de Adams).

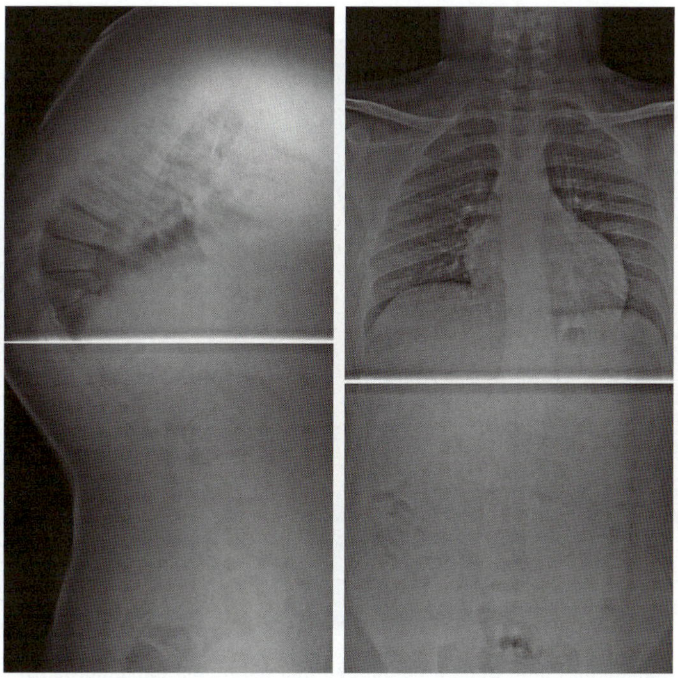

FIGURA 22-2 • A. Radiografia panorâmica da coluna vertebral em perfil mostrando um ângulo de Cobb de 102°. B. Em anteroposterior, evidenciando escoliose de pequeno valor angular.

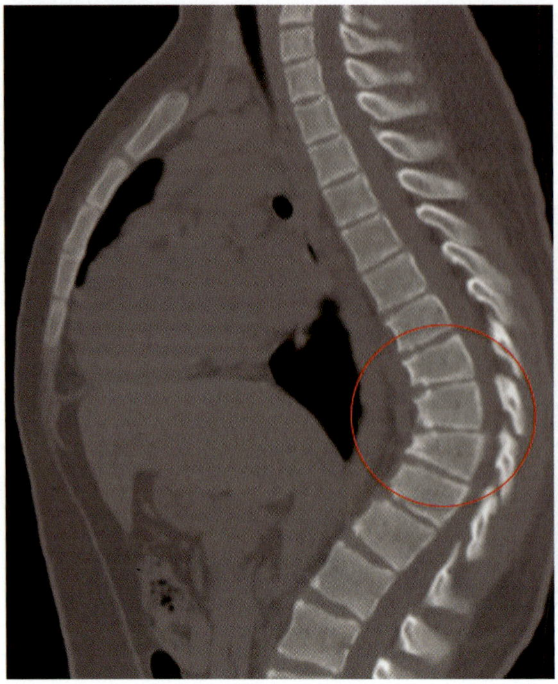

FIGURA 22-3 • TC em corte sagital evidenciando o encunhamento maior que 5° em três vértebras adjacentes.

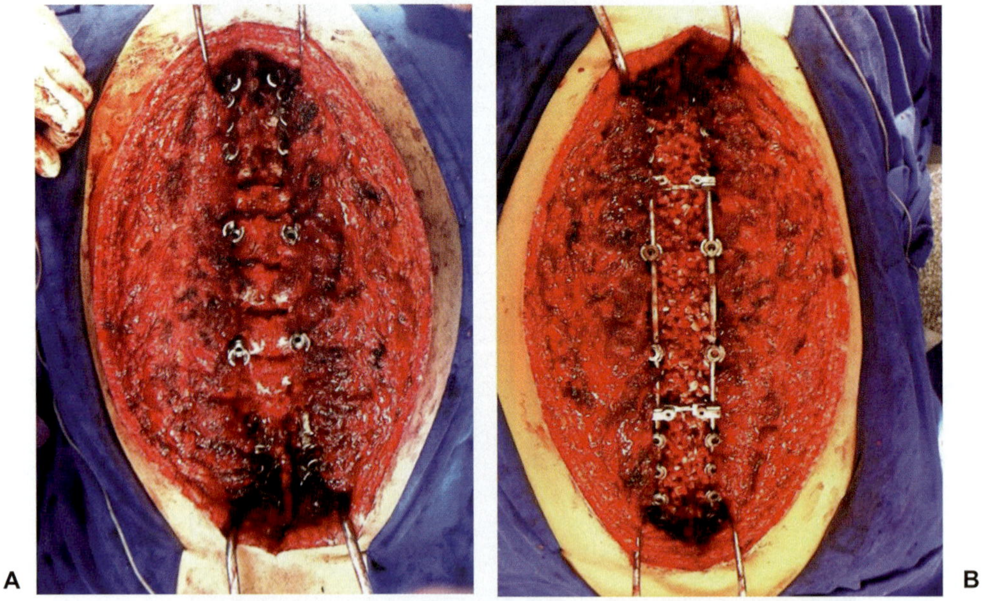

FIGURA 22-4 • A. Múltiplas osteotomias de Ponte após a colocação dos parafusos pediculares. B. Enxertia óssea após redução e instrumentação.

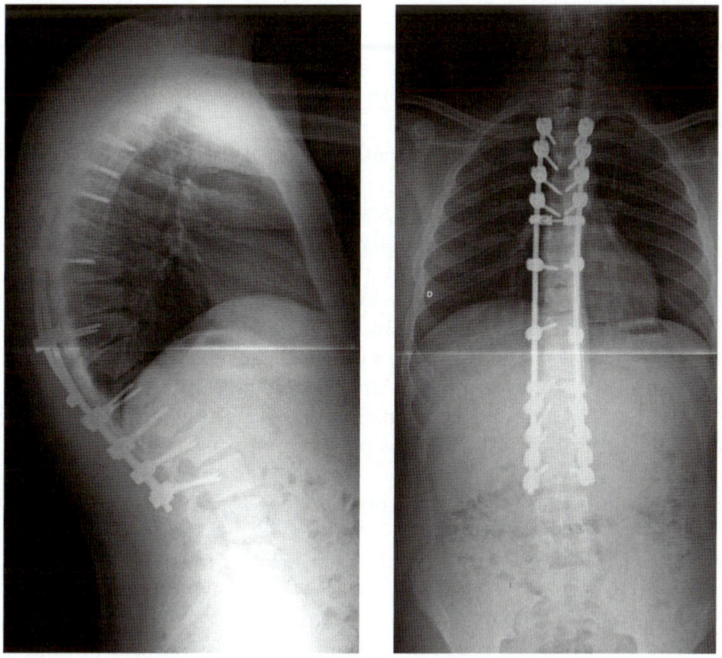

A B

FIGURA 22-5 • A. Radiografia panorâmica em perfil mostrando uma redução do ângulo da cifose após o tratamento cirúrgico. B. Radiografia em anteroposterior evidenciando correção da escoliose.

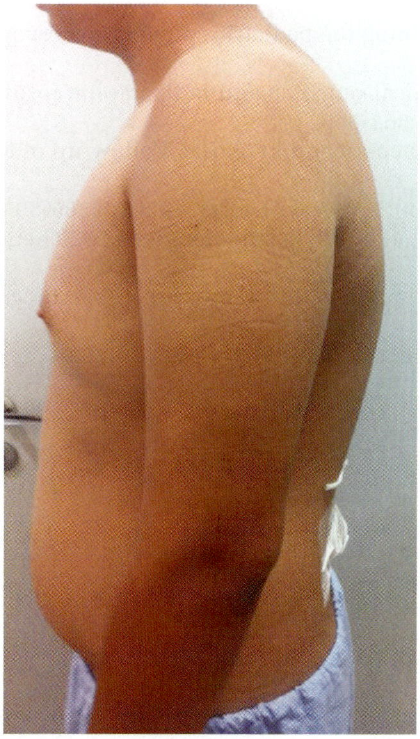

FIGURA 22-6 • Aspecto clínico do paciente após a correção cirúrgica.

Referências

Ascani E, LaRosa G. Scheuermann' kyphosis. In: Weinstein SL (Ed) The pediatric spine. Principles and practice. Raven Press. New York, 1994. p. 557-585.

Aufdenmaur E. Juvenile Kyphosis (Scheuermann's disease) Radiography, histology and pathogenesis. Clin Orthop. 1981;154:166-174.

Bhojraj SY, Dandawate AV. Progressive cord compression secondary to thoracic disc lesions in Scheuermann's kyphosis managed by posterolateral decompression, interbody fusion and pedicular fixation. A new approach to management of a rare clinical entity. Eur Spine J. 1994;3:66-69.

Bradford DS, Moe JH, Montalvo FJ, et al. Sheuermann's kyphosis and roundback deformity: results of Milwaukee brace treatment. J Bone Joint Surg Am. 1974;56:740-758.

Bradford DS, Moe JH, Montalvo FJ, et. al. Scheuermann kyphosis. Results of surgical treatment by posterior spine arthrodesis in twenty-two patients. J Bone Joint Surg Am. 1975;57:439-448.

Bradford DS, Ahmed KB, Moe JH, et al. The surgical management of patients with Scheuermann's disease: a review of twenty-four cases manged by combined anterior and posterior spine fusion. J Bone Joint Surg Am. 1980;62:705-712.

Bruns I, Heise U. Spastic paraparesis in Sheuermann disease: a case report. Z Orthop Ihre Grenzgeb. 1994;132:390-393.

Chiu KY, Luk KD. Cord compression caused by multiple disc herniations and intraspinal cyst in Scheuermann's disease. Spine. 1995;20:1075-1079.

Cobb J. Outline for the study of scoliosis. Instr Course Lect. 1948;5:261-275.

Damborg F, Engell V, Andersen M, et al. Prevalence, concordance, and heritability of Scheuermann's kyphosis based on a study of twins. J Bone Joint Surg Am. 2006;88(10):2133-2136.

Lowe TG. Double L-rod instrumentation in the treatment of severe kyphosis secondary to Scheuermann's disease. Spine. 1987;12:336-341.

Lowe TG. Scheuermann's disease Orthop Clin North Am. 1999;30:475-487.

Lowe TG, Kasten MD. An analysis of sagittal curves and balance after Cotrel-Dubosset instrumentation for kyphosis secondary to Scheuermann's disease. A review of 32 patients. Spine. 1994;19:1680-1685.

McKenzie L, Sillence D. Familial Scheuermann disease: a genetic and linkage study. J Med Genet. 1992;29:41-45.

Montgomery SP, Erwin WE. Scheuermann kyphosis – long-term results of Milwaukee braces treatment. Spine. 1981;6:5-8.

Newton PO, Shea KG, Granlund KF. Defining the pediatric spinal thoracoscopy learning curve: sixty-five consecutive cases. Spine. 2000;25:1028-1035.

Poolman RW, Been HD, Ubags LH. Clinical outcome and radiographic results after operative treatment of Scheuermann's disease. Eur Spine J. 2002;11:561-569.

Sachs B, Bradford D, Winter R, et al. Scheuermann kyphosis. Follow-up of Milwaukee-brace treatment. J Bone Joint Surg Am. 1987;69:50-57.

Scheuermann H. Kyphosis dorsalis juvenilis. Ugeskr Laeger. 1920;82:385-393.

Scoles PV, Latimer BM, Di Giovanni BF, et al. Vertebral alterations in Scheuermann's kyphosis. Spine. 1991;16:509-515.

Sorensen KH. Scheuermann's juvenile kyphosis:clinical appearences, radiography, etiology, and prognosis. Compenhagen: Munksgaard. 1964:214-222.

Wenger DR, Frick SL. Scheuermann kyphosis. Spine. 1999;24:2630-2639.

23

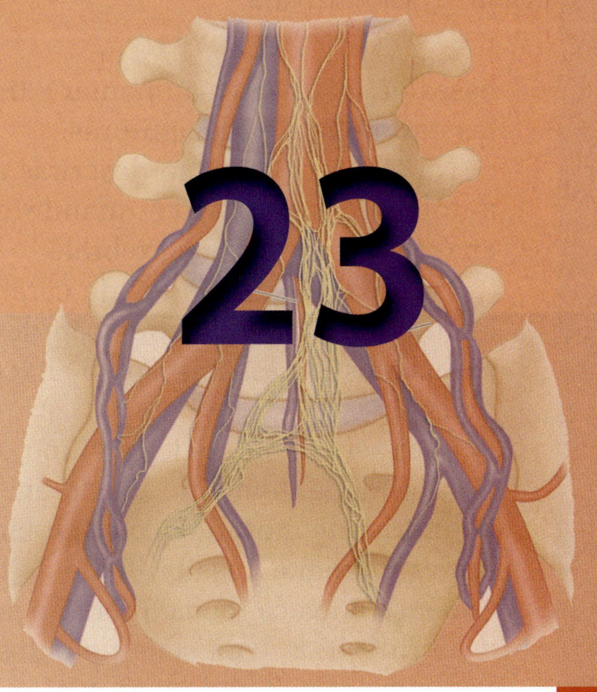

Retirada de enxerto

Waldemar de Souza Junior

INTRODUÇÃO

O uso do enxerto ósseo é parte fundamental no sucesso na artrodese vertebral. Diversos aspectos estão relacionados com o sucesso da fusão, desde o correto emprego do enxerto ósseo até fatores locais e sistêmicos. Estes fatores vão ter influência positiva ou negativa sobre o seu enxerto, permitindo o sucesso ou não da fusão vertebral.

A taxa de pseudartrose varia de 3% a 30%, dependendo de diversos fatores, como a qualidade, a quantidade e o tipo de enxerto empregado, o preparo do sítio de artrodese e as condições locais e sistêmicas.

Diversos substitutivos de enxerto ósseo têm sido lançados no mercado nos últimos anos com o objetivo de aumentar a taxa de fusão vertebral e diminuir os riscos relacionados com a retirada do enxerto autólogo, como dor na área doadora, menor tempo cirúrgico e menor risco de infecção. Porém os resultados devem ainda ser mais bem avaliados, já que complicações descritas em publicações recentes, principalmente relacionadas com o emprego de rhBMP-2, forçam-nos a ser mais criteriosos no emprego destes substitutivos.

O enxerto ideal deve ter potencial osteogênico (células progenitoras), ser osteoindutor e osteocondutor.

A capacidade osteoindutora se refere à capacidade de algumas proteínas de estimular a cascata de eventos para a formação óssea, permitindo que células progenitoras se movam para a diferenciação osteoblástica. É a regeneração óssea desencadeada pela ação das proteínas morfogenéticas do osso (BMPs). Osteocondução é a capacidade da matriz óssea de facilitar ou aumentar a ligação, migração, proliferação e diferenciação das células endoteliais e progenitoras.

Na tabela 23-1 estão descritas as propriedades clínicas de diversos enxertos. O osso autólogo é mais efetivo quando comparamos a características e a efetividade de cada enxerto para a fusão vertebral.

Os enxertos derivados de cerâmicas, entre eles o trifosfato de cálcio (TCP), a hidroapatita (HA) ou a combinação destes, têm característica apenas osteoindutoras, devem ser usados em associação ao enxerto autólogo e não possuem função se usados isoladamente.

O enxerto liofilizado bovino (xenoenxerto), em razão da fácil obtenção e grande disponibilidade, tem sido usado em grande escala, principalmente na odontologia. A sua similaridade morfológica e seu tamanho e comportamento biológico são fatores estimulantes, porém a possibilidade de transmissão de encefalite espongiforme bovina (EEB – "doença da vaca louca") torna o seu uso não confiável.

O rhBMP-2, com seus potentes efeitos osteocondutor e osteoindutor, tem sido cada vez mais relacionado com maior ocorrência de osteólise e de ossificação heterotópica. Em decorrência do risco de penetração inadvertida no canal medular o seu uso deve ser evitado na coluna cervical.

A utilização de enxerto ósseo autólogo é considerado o padrão ouro na fusão vertebral por causa de suas propriedades osteogênica, osteoindutora e osteocondutora, e, sendo não imunogênico, é a melhor escolha para o sucesso da cirurgia de artrodese na coluna vertebral.

ENXERTO ÓSSEO AUTÓLOGO

É utilizado com grande frequência nas artrodeses vertebrais, tanto por via anterior, quanto por via posterior e em qualquer nível (cervical, torácica, lombar, sacral).

Vários locais podem ser a opção para retirada de enxerto, como costelas, fêmur proximal, tíbia proximal e fíbula. Porém o local mais utilizado é a crista ilíaca (anterior ou posterior). podendo ser utilizado apenas o osso esponjoso ou corticoesponjoso (uni ou

TABELA 23-1 Propriedades do enxerto

Material	Potencial osteogênico	Potencial osteoindutor	Potencial osteocondutor
Osso autólogo	X	X	X
Aloenxerto		+/-	X
Xenoenxerto		+/-	X
Cerâmicas			X
DBM		X	X
PRP			X
Aspirado cél. medula (ilíaco)	X	+/-	X
rhBMP-2		X	X

Aloenxerto: osso de banco de osso (doador cadáver); xenoenxerto: enxerto bovino; cerâmica: trifosfato de cálcio, hidroxiapatita, sulfato de cálcio, carbonato de cálcio; DBM: matriz óssea desmineralizada; PRP: plasma rico em plaquetas; rhBMP-2: proteína morfogênica do osso.

bicortical). Nas substituições de corpo vertebral pode-se optar pelo uso de enxerto estruturado isolado ou corticoesponjoso triturado associado a *cages* ou gaiolas.

A compreensão da anatomia e o conhecimento das estruturas associadas à asa do ilíaco permitirão ao cirurgião acessar uma zona de enxerto com menos risco de lesão e menor possibilidade de complicações.

Retirada do enxerto do ilíaco por via anterior

O enxerto de crista ilíaca por via anterior é utilizado para uma grande variedade de indicações na coluna vertebral. É principalmente indicado nas artrodeses cervicais por via anterior, quando se necessita de enxerto esponjoso ou bicortical/tricortical e quando o paciente já se encontra na posição supina.

Para a maioria das cirurgias optamos por uma incisão de 2 cm a 5 cm, dependendo da quantidade e do tipo de enxerto necessário. Desta forma temos acesso ao ilíaco, podendo fazer a retirada de osso esponjoso por cureta, monocortical, utilizando a cortical medial ou bicortical (da crista ou subcrista). Para a artrodese cervical intersomática anterior (ACIF), com o uso de *cage*, podemos optar pela retirada do enxerto com uso de trefina, com incisão mínima e menor taxa de complicações.

Os pontos de referência são a crista ilíaca e a espinha ilíaca anterossuperior. A incisão ao longo da crista ilíaca deve iniciar 2 cm acima da espinha ilíaca superior para evitar lesão do nervo cutâneo femoral lateral (ramo anormal), do ligamento inguinal e do músculo sartório, que se insere na crista ilíaca anterior (Figura 23-1).

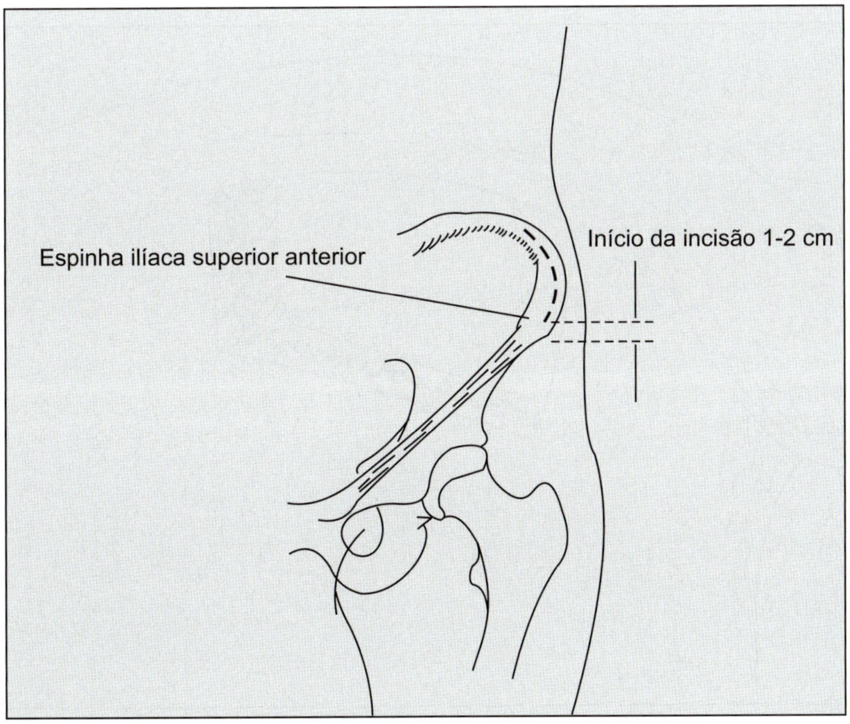

FIGURA 23-1 • Pelve ou hemipelve com n. femoral/inserção sartório e ligamento inguinal.

Seguimos fazendo a abertura sobre a pele e o tecido subcutâneo, e a incisão sobre o periósteo. Deve-se evitar o descolamento excessivo, medial ou lateral, da borda da crista ilíaca para evitar desinserção da musculatura abdominal, o que dificultará o fechamento, e fazer a dissecção o mais subperiosteal possível.

A retirada do enxerto pode ser feita usando-se uma trefina tipo Capner para a retirada de osso tricortical ou, com o uso de osteótomo, fazer uma abertura na crista ilíaca (*open door*) e retirar o enxerto com o uso de uma cureta larga.

A técnica de retirada subcrista utiliza uma incisão sobre a crista ilíaca anterior, preferencialmente próximo ao tubérculo do ilíaco. É feita a dissecção subperiosteal do ilíaco, e com uso de osteótomo ou *drill* é feita a retirada em bloco de uma janela de osso bicortical, permanecendo a crista ilíaca intacta (Figura 23-2).

O método menos invasivo, porém com quantidade de enxerto ósseo mais limitada, utiliza uma trefina para a retirada do enxerto, muito usada quando queremos uma artrodese cervical intersomática associada a *cage* cervical (Figura 23-3).

Retirada do enxerto de ilíaco por via posterior

O conhecimento da anatomia da região posterior do ilíaco e das suas estruturas vitais é necessário antes de realizarmos a retirada do enxerto ósseo. A referência superior e posterior é a palpação da crista ilíaca posterior. O limite inferior é a incisura ciática e, anteriormente, temos a margem anterior da articulação sacroilíaca.

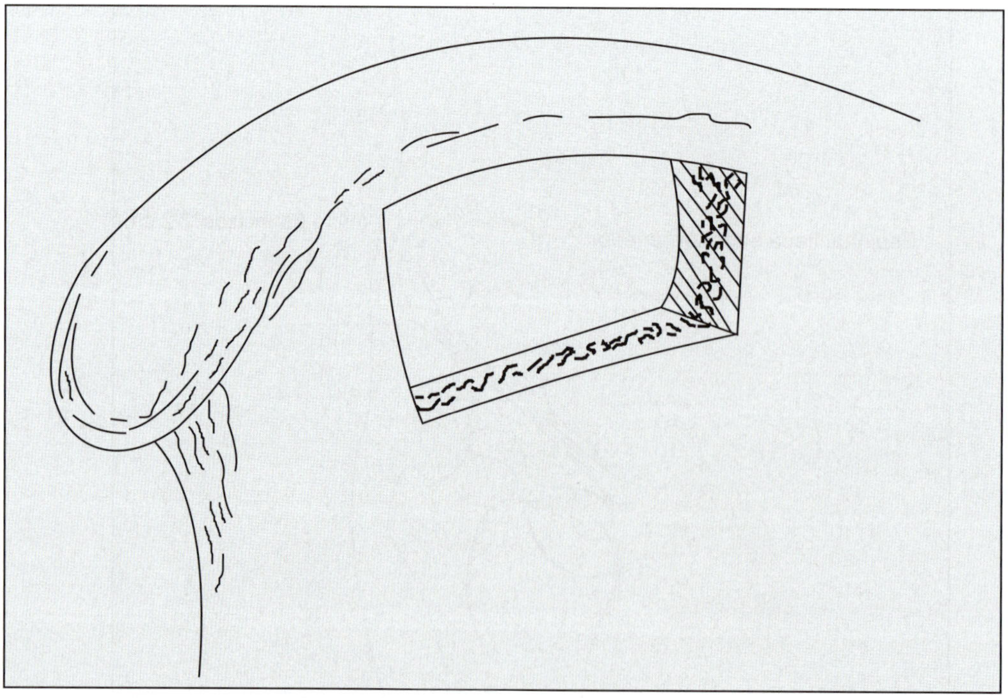

FIGURA 23-2 • Técnica de retirada da subcrista do ilíaco.

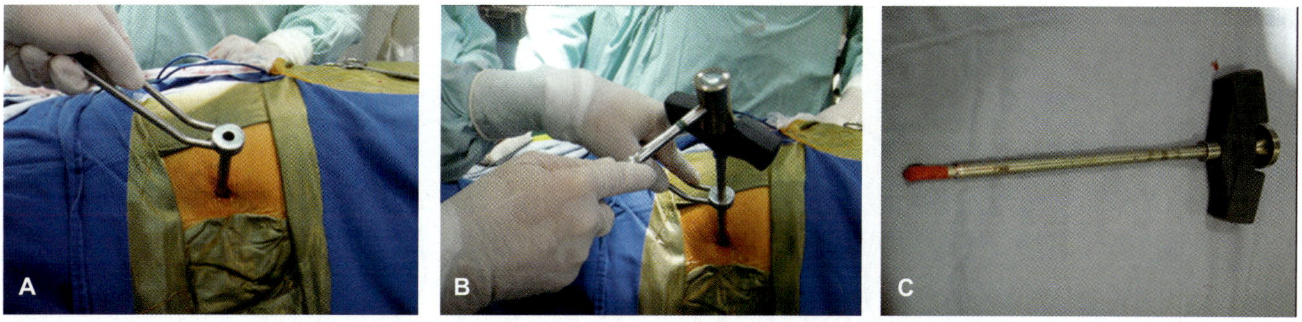

FIGURA 23-3 • Técnica de retirada com trefina. A. Guia. B. Trefina da retirada. C. Osso autólogo.

As estruturas mais importantes são o nervo cluneal superior, a artéria glútea superior e a articulação sacroilíaca, que podem ser lesadas se não for realizada uma dissecção criteriosa (Figura 23-4).

A incisão na pele e no tecido subcutâneo é feita sobre a crista ilíaca posterior, ligeiramente oblíqua de superolateral para inferomedial. Devemos respeitar o limite lateral de 8 cm, a partir do qual os nervos cluneais superiores cruzam o ilíaco em direção ao glúteo para inervar esta região cutânea superior (Figura 23-5).

Se estiver sendo realizada uma cirurgia na coluna lombossacra, com incisão baixa até L5-S1, pode-se optar por descolamento interno e exposição da crista ilíaca posterior pelo mesmo acesso. Desta forma se evita uma segunda excisão. Deve-se fazer a dissecção da fáscia para acessar a crista ilíaca, com menor descolamento de tecido e sangramento (Figura 23-6).

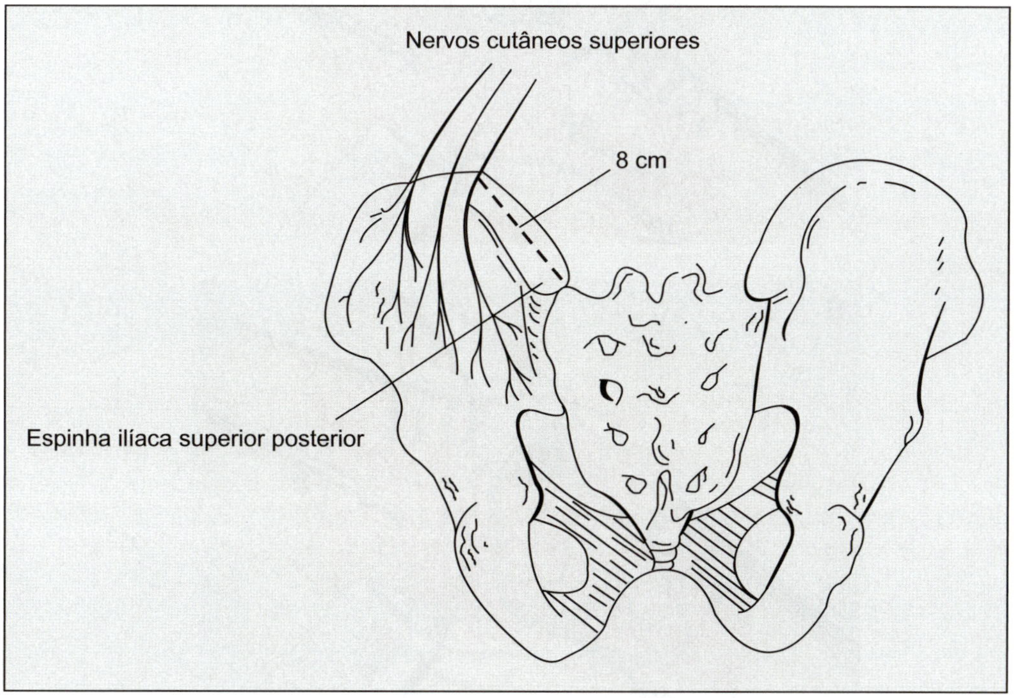

FIGURA 23-4 • Anatomia da pelve e estruturas (via posterior).

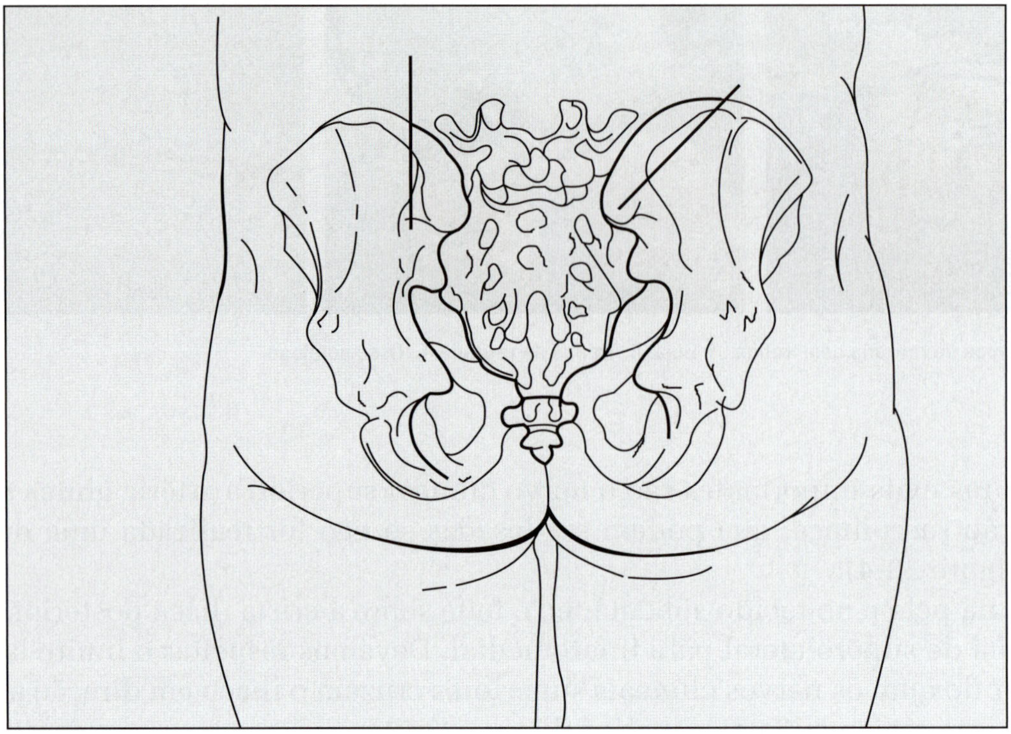

FIGURA 23-5 • Incisão na pele.

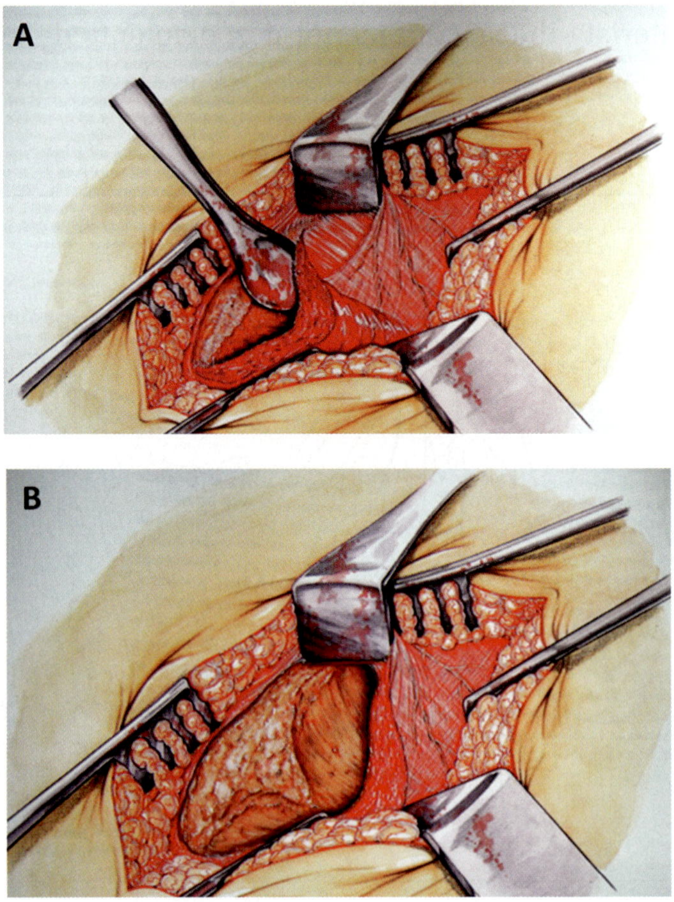

FIGURA 23-6 • Exposição da crista ilíaca.

Após a exposição da crista ilíaca posterior, faz-se o descolamento lateral e subperiosteal com o uso de descolador Cobb. Coloca-se um afastador de Taylor, bem vertical, para evitar a lesão do nervo ciático na incisura (Figura 23-7).

Usa-se uma atadura de crepom para manter o afastador de Taylor na posição. Desta forma liberamos a mão completamente para a retirada do enxerto.

Com o uso de um osteótomo de Capner (20 mm) realizamos um corte na cortical lateral, fazendo uma janela inferior e nas laterais para delimitar a retirada do osso cortical. Desta forma evitamos uma retirada excessiva inferior, com risco de lesão da artéria glútea superior. Com uso do osteótomo de Capner fazemos o corte superior e retiramos a cortical lateral. Com curetas grandes (10 a 15 mm) retiramos o osso esponjoso. Encerramos usando cera óssea para hemostasia.

Geralmente um dreno Hemovac é mantido por 24-48 horas para evitar a formação de hematomas.

Retirada do enxerto da fíbula

É uma excelente opção quando necessitamos usar um enxerto ósseo estruturado (corticoesponjoso), principalmente nas artrodeses associadas à corpectomia. A retirada do enxerto deve iniciar com a colocação de manguito pneumático para diminuir o sangramento durante a exposição e retirada do enxerto.

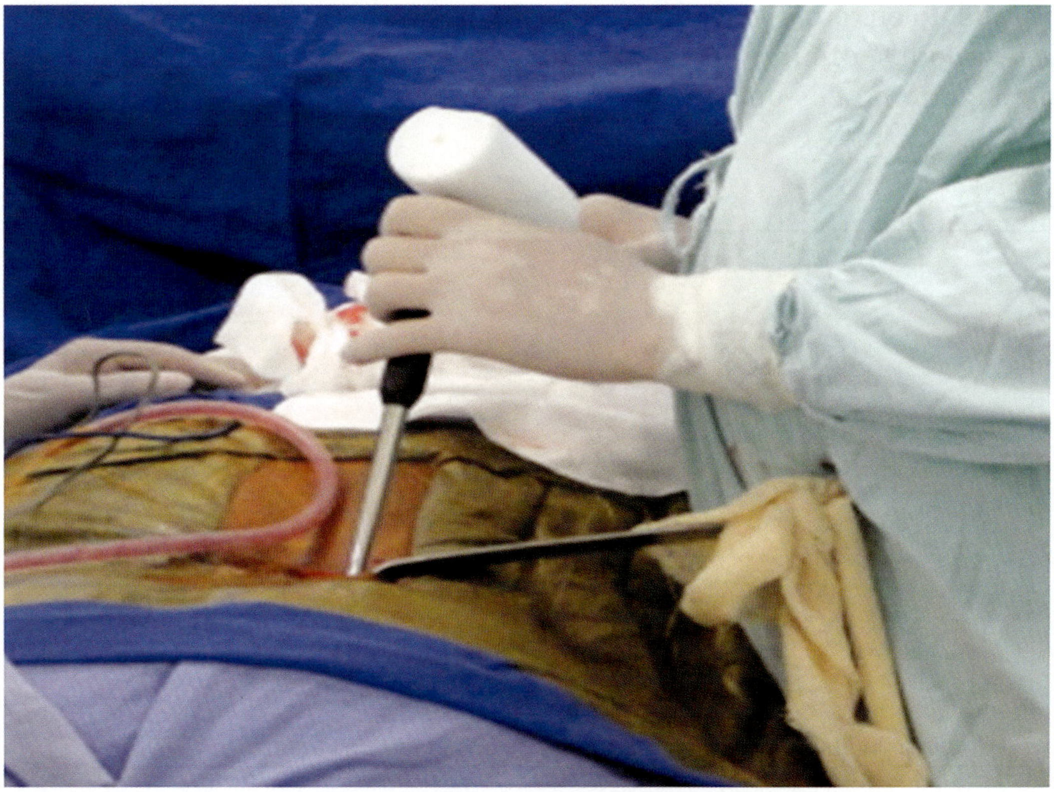

FIGURA 23-7 • Cobb descolando, Taylor colocado e uso de atadura crepom para auxílio no afastamento.

A incisão é realizada sobre o bordo lateral da fíbula, na altura do terço médio. Fazem-se a dissecção e o afastamento da musculatura (fibular, extensor longo dos dedos, tibial posterior e sóleo) com auxílio de descolador tipo Cobb.

Após descolamento rigoroso subperiosteal, a retirada do enxerto é feita com o uso de uma serra de Gigli ou serra oscilante (Figura 23-8).

COMPLICAÇÕES

Existem algumas desvantagens e limitações ao uso de enxerto autólogo, como o aumento no tempo cirúrgico e na perda sanguínea. As seguintes complicações são relatadas em 10%-39% dos pacientes: dor, infecção, hematoma, lesão nervosa, lesão arterial e distúrbios da marcha. As outras complicações estão relacionadas com o sítio de retirada do enxerto e são descritas na Tabela 23-2.

A complicação mais comum é a dor persistente na área doadora do enxerto (3%-50%). A maioria dos casos melhora até o terceiro mês. Têm sido encontrados números similares, relacionados com a retirada do enxerto por via anterior ou posterior. Na maioria dos casos a causa é desconhecida, estando talvez associada a fatores vasculares ou ao descolamento excessivo periosteal.

O hematoma (10%) geralmente está associado à pouca hemostasia óssea realizada e ao não uso do dreno Hemovac no pós-operatório. É mais frequente na retirada do enxerto do ilíaco por via anterior que posterior, talvez relacionada com a hemostasia na via posterior por causa da posição supina do paciente no pós-operatório. Geralmente o uso de cera óssea, infiltração de marcaína com vasoconstritor e esponja hemostática de rotina após a retirada do enxerto, bem como o uso de dreno Hemovac por um ou dois dias, tem tido bons resultados, diminuindo a porcentagem de complicações com hematomas e dor na área do enxerto no pós-operatório.

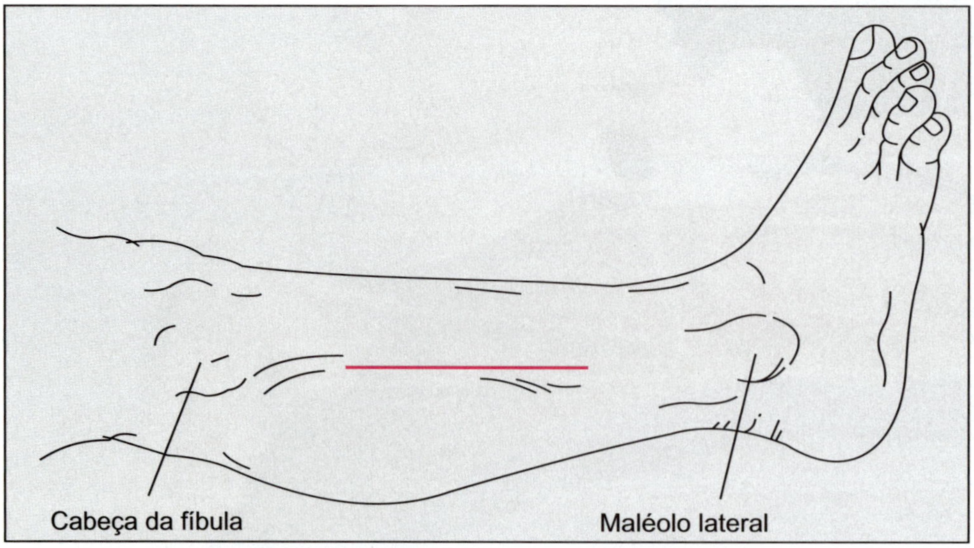

FIGURA 23-8 • Anatomia da fíbula e retirada do enxerto.

TABELA 23-2 Complicações na retirada de enxerto ósseo no ilíaco

Complicação	Anterior	Posterior
Dor	X	X
Infecção	X	X
Hematoma	X	X
Lesão n. cutâneo femoral lateral	X	
Instabilidade da pelve	X	
Fratura da asa do ilíaco	X	
Perfuração de peritônio	X	
Herniação do intestino	X	
Avulsão da espinha anterior	X	
Disestesia		X
Lesão n. cluneal superior		X
Lesão da artéria glútea superior		X
Lesão do n. ciático		X
Lesão da artéria sacroilíaca		X

As lesões nervosas mais comuns são: nervo ciático, glúteo superior, cloneal superior, cutâneo femoral lateral, ilioinguinal, ilio-hipogástrico e femoral. A lesão dos nervos cluneais provoca disestesia nas faces posterior e superior do glúteo. A lesão ocorre quando da retirada por via posterior, já que estes cruzam o ilíaco 8 cm laterais à crista ilíaca posterior. Geralmente os pacientes se queixam de parestesia, mas em alguns casos vemos sintomas mais intensos de dor neuropática, com necessidade de cirurgia de revisão e excisão. A lesão do nervo cutâneo femoral lateral provoca parestesia (meralgia parestésica) na região lateral da coxa. Geralmente a sua localização é inferior à crista ilíaca anterior, passando junto à inserção do sartório e do ligamento inguinal, mas em 10% dos casos há um ramo anormal, passando 2 cm acima da crista ilíaca anterossuperior, que pode ser lesada quando não respeitamos a distância de 2 cm para a retirada do enxerto de ilíaco por via anterior. Nestes casos a lesão e as queixas serão permanentes. Quando temos uma neuropraxia resultante de estiramento e afastamento local, a queixa é temporária, geralmente melhorando até o terceiro mês.

A lesão da artéria glútea superior, ramo da artéria aorta, pode ocorrer durante a retirada de enxerto por via posterior, bem como a formação de um aneurisma. Se o sangramento não puder ser contido por compressão, pode ser necessária a remoção de osso ilíaco próximo à incisura ciática para ligadura da artéria glútea.

RESUMO

O uso de enxerto autólogo ainda é o padrão ouro quando queremos uma fusão vertebral, com as menores taxas de pseudartrose. O conhecimento da anatomia e das técnicas de retirada, principalmente do ilíaco anterior e posterior, diminui a ocorrência de complicações.

Referências

Albert T, Balderston R, Northrup B. Surgical Approaches to the Spine. Saunders; 1997

Anderson JE. Grant's Atlas of Anatomy. 8th ed. Baltimore: Williams & Wilkins, 1983

Arrington ED, Smith WJ, Chambers HG, Bucknell AL, Davino NA (1996) Complications of iliac crest bone graft harvesting. Clin Orthop Relat Res 329:300–309

Banwart JC, Asher MA, Hassanein RS. Iliac crest bone graft donor site morbidity: A statistical evaluation. Spine 1995; 20:1055–60

Chapman MW. Bone Grafting: Operative Orthopaedics. Philadelphia: JB Lippincott Co; 1989: 97–106

Goulet JA, Senunas LE, et al. Autogenous iliac crest bone graft: complications and functional assessment. Clin Orthop 1997; 339: 76–81

Harry N. Herkowitz, MD, Steven R. Garfin, MD, Frank J. Eismont, et al. Rothman Simeone The Spine, 6th Edition. Saunders; 2011

Kurtz LT, Garfin SR, Booth RE. Harvesting autogenous iliac bone grafts: a review of complications and techniques. Spine 1989;14:1324-31

Lim EV, Lavadia WT, et al. Superior gluteal artery injury during iliac crest bone grafting for spinal fusion: a case report and literature review. Spine 1996; 21: 2376–8

Sawin PD, Traynelis VC, Menezes AH. A comparative analysis of fusion rates and donor-site morbidity for autogenous rib and iliac crest bone grafts in posterior cervical fusions. J Neurosurg 1998; 88: 255–65

Shin, Alexander Y. MD; Moran, Mark E. MD; Wenger, Dennis R. MD. Superior Gluteal Artery Injury Secondary to Posterior Iliac Crest Bone Graft Harvesting: A Surgical Technique to Control Hemorrhage Spine. Volume 21(11), 1 June 1996, pp 1371-1374

Skaggs, David L. MD; Samuelson, Michael A. MD; Hale, Julie M. PAC, et al. Complications of Posterior Iliac Crest Bone Grafting in Spine Surgery in Children SpineVolume 25(18), 15 September 2000, pp 2400-2402

Younger EM, Chapman MW. Morbidity at bone grafts donor sites. J Orthop Trauma 1989; 3: 192–5

Índice

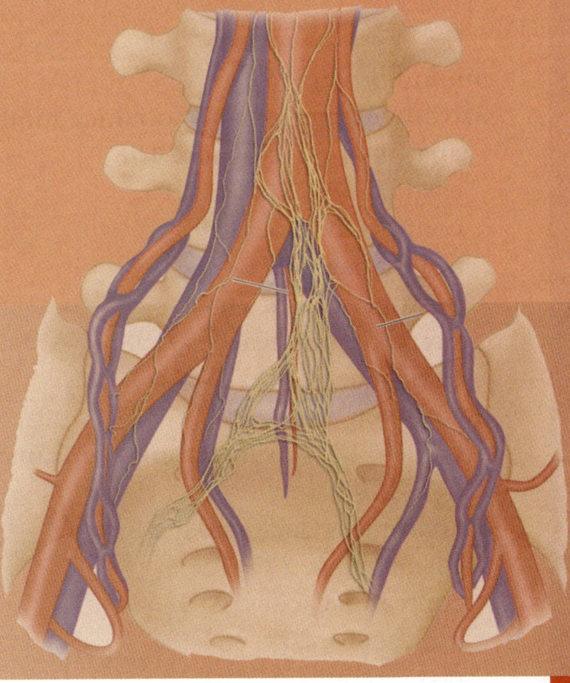

A

B

C

D

E

F

H

I

L

M

N

O

P

Q

R

S

T

U

V

Impressão e Acabamento:
Geográfica editora